Praxis des Intensivtransports

Uwe Hecker
Christoph Schramm
Hrsg.

Praxis des Intensivtransports

2. Auflage

Mit 58 Abbildungen

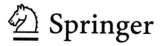 Springer

Herausgeber
Uwe Hecker
Universitätsklinikum Heidelberg
Heidelberg, Deutschland

Christoph Schramm
Universitätsklinikum Heidelberg
Heidelberg, Deutschland

ISBN 978-3-662-54378-8   ISBN 978-3-662-54379-5 (eBook)
https://doi.org/10.1007/978-3-662-54379-5

Die Deutsche Nationalbibliothek verzeichnet diese Publikation in der Deutschen Nationalbibliografie;
detaillierte bibliografische Daten sind im Internet über ▶ http://dnb.d-nb.de abrufbar.

Springer
© Springer-Verlag GmbH Deutschland 2012, 2018

Umschlaggestaltung: deblik Berlin
Fotonachweis Umschlag: ©pattilabelle/Adobe Stock

Gedruckt auf säurefreiem und chlorfrei gebleichtem Papier

Springer ist ein Imprint der eingetragenen Gesellschaft Springer-Verlag GmbH Deutschland und ist Teil von
Springer Nature
Die Anschrift der Gesellschaft ist: Heidelberger Platz 3, 14197 Berlin, Germany

Meinen Kindern Paula Henriette, Johannes Leonhard und Katharina Elisabeth gewidmet.
Uwe Hecker

Für meine Frau Margit und meine Kinder Pauline Luise und Jonathan Frederic
Christoph Schramm

Geleitwort zur 1. Auflage

Das vorliegende Buch beschreibt umfassend und ausführlich alle wichtigen Aspekte des Intensivtransports.

Zunächst werden Organisations- und Einsatztaktik besprochen, wobei hier vor allem die rechtlichen Bestimmungen sehr ausführlich dargestellt sind. Das nächste Kapitel befasst sich eingehend mit den Anforderungen der Intensivtransportmittel und deren Vorbereitung, wobei hier speziell die aktuellen Vorschriften ausführlich dargestellt werden. Außerdem gehen die Autoren noch auf wichtige Besonderheiten ein, u. a. werden auch die Themen Transporttrauma sowie die Lagerung des Patienten sehr anschaulich vermittelt. Ein weiteres wichtiges Kapitel bezieht sich auf den luftgestützten Intensivtransport und seine speziellen Besonderheiten. Das Kapitel Atemwegs- und Beatmungsmanagement sowohl bei Erwachsenen als auch bei Kindern macht deutlich, unter welchen Rahmenbedingungen Intensivtransporte stattfinden und welche Maßnahmen getroffen werden müssen, um die Sicherheit dieser Patienten zu gewährleisten. Ein weiteres, sehr wichtiges Kapitel beschreibt die intensivmedizinische Ausrüstung sowie die zusätzlichen Medikamente, die bei dem Transport kritisch kranker Patienten notwendig sind.

Von besonderer Bedeutung ist das Kapitel, in dem die pflegerischen Aspekte im Intensivtransport ausführlich beschrieben werden. Die anschließenden ausgewählten Krankheitsbilder und deren Behandlungsmöglichkeiten – wie Schädel-Hirn-Trauma, akutes Koronarsyndrom, maligne Herzrhythmusstörungen, Aneurysmen und Dissektionen, Lungenembolie, ARDS und schwere Brandverletzungen – verdeutlichen, wie anspruchsvoll ein Intensivtransport zu gestalten ist, um die Patienten sicher transportieren zu können. Ein weiteres bedeutsames Kapitel befasst sich mit den Früh- und Neugeborenen auf dem Intensivtransport sowie mit Organspendern – hirntoten Patientinnen und Patienten, die sich in der Hypothermie befinden. Auch das Vorgehen bei Patienten mit therapieresistenten Erregern wird beschrieben. Das letzte Kapitel geht auf die hygienischen Maßnahmen ein, die zu treffen sind – sowohl zum Eigenschutz als auch aus Arbeitssicherheitsgründen, dazu gehört auch die wichtige Aufgabe der Aufbereitung und Wiederinbetriebnahme des Einsatzfahrzeuges.

Die Herausgeber U. Hecker und C. Schramm haben sich mit dem Thema Intensivtransport eingehend auseinandergesetzt. Mit diesem Buch ist es ihnen gelungen, die Komplexität des Themengebiets zu verdeutlichen, andererseits aber auch klarzumachen, dass sich der Zustand der Patienten nach einem Intensivtransport nicht zwangsläufig verschlechtern muss. Das Buch soll Hilfestellung leisten für alle am Intensivtransport Beteiligten, indem es ihnen Möglichkeiten und Mittel aufzeigt, ihre Patienten mit mindestens derselben Qualität zu versorgen, wie sie vor- und nachher selbstverständlich ist.

Ich gratuliere den Herausgebern zu diesem Buch, möge es eine weite Verbreitung finden.

Heidelberg, im November 2011
Eike O. Martin

Vorwort zur 2. Auflage

Knapp 5 Jahre seit des Erscheinens der 1. Auflage sind vergangen, da haben sich die Herausgeber nochmal zusammengesetzt, um Ihnen die vorliegende 2. Auflage von „Praxis des Intensivtransports" zu präsentieren. Es waren aber auch 5 Jahre zahlreicher Veränderungen, die auf gesellschaftlicher und politischer Ebene Einfluss auf die Tätigkeit im Rettungsdienst und in der Klinik nehmen.

Als positivstes Beispiel sei das Inkrafttreten des Notfallsanitätergesetz genannt, das nun auch den Kolleginnen und Kollegen im Rettungsdienst eine 3-jährige fundierte Ausbildung ermöglicht und das Thema Intensivtransport von Ausbildungsbeginn an als Pflicht und notwendige Basics, anstatt als Kür behandelt. Auch die Fachweiterbildungen in der Anästhesie und Intensivpflege haben den Themenkomplex Intensivtransport für sich erkannt und die Notwendigkeit gesehen, diese Materie zunehmend in die 2-jährige Weiterbildung als Unterrichtsthema aufzunehmen.

Ein Blick in die Klinik zeigt aber auch, dass wir noch vor großen Anstrengungen stehen. So hat es der Gesetzgeber bis heute nicht geschafft, dem Personalmangel in den Kliniken, insbesondere im ärztlichen und pflegerischen Bereich, wirksam entgegenzutreten. Dies bedeutet, dass wir in Zukunft noch enger und effektiver unsere personellen Kapazitäten bündeln müssen und dass bestimmte Aufgaben und Tätigkeiten neu zugeordnet werden müssen. Dies zeigt sich auch in der Anzahl zunehmender Intermediate-Care-Stationen, deren Patienten sich häufig kaum von „richtigen" Intensivpatienten unterscheiden, deren Personalausstattung aber eine erheblich andere ist. Die Teams in der Patientenversorgung müssen daher enger zusammenarbeiten, effektiver kommunizieren und nahezu mit der Präzision eines Schweizer Uhrwerks laufen, wenn die Patientenversorgung nicht gefährdet werden soll.

Ein Grund mehr, warum wir die Themen wie CRM – Crisis Resource Management (Medizin) bzw. Crew Resource Management (Luftfahrt) – und Kommunikation mit aufgenommen haben. Dem Wunsch vieler Teilnehmer der DIVI-Kurse Intensivtransport entsprechen wir sicher auch mit den Themen Herzkinder und Transport von Kunstherzpatienten.

In der vorliegenden 2. aktualisierten und erweiterten Auflage haben die Herausgeber und Autoren versucht, diesen veränderten Ansprüchen gerecht zu werden. Ursprünglich für die nichtärztlichen Berufsgruppen im Rettungsdienst und der Pflege konzipiert, hat sich das Buch aber auch unter den im Intensivtransport tätigen Ärzten unterschiedlicher Fachdisziplinen einen Namen gemacht.

Auch dieses Mal durften wir die tatkräftige Unterstützung des Springer-Verlags für unser Vorhaben erfahren, insbesondere danken wir Frau Dr. Anna Krätz und Herrn Axel Treiber. Außerdem unterstütze uns Frau Michaela Mallwitz tatkräftig mit der Übernahme des Lektorates.

Uwe Hecker
Dr. Christoph Schramm

Autorenportraits

Uwe Hecker ist Gesundheits- und Krankenpfleger für Intensivpflege und Anästhesie. Seine Weiterbildung hierzu absolvierte der 43-Jährige von 2004–2006 am Universitätsklinikum Heidelberg. Die Ausbildung zum Rettungsassistenten erwarb er am damaligen Heilbronner Fachinstitut für notfallmedizinische Aus- und Fortbildung. Darüber hinaus engagierte er sich viele Jahre im Rettungsdienst des DRK Kreisverband Rhein-Neckar/Heidelberg e. V. Neben seiner eigentlichen klinischen Tätigkeit ist er als Praxisanleiter und Lehrrettungsassistent sowie als Autor diverser Fachzeitschriftartikel und Bücher tätig.

» Mein Ziel war es, ein Buch zu der Thematik zu schaffen, was die besonderen Bedürfnisse des nichtärztlichen Personals berücksichtigt. Dass es nun auch von so vielen ärztlichen Kollegen Zuspruch erfährt, freut mich in ganz besonderem Maße.

Dr. med. Christoph Schramm war seit 2007 in der Luftrettung bei der Deutschen Flugrettung (DRF) tätig. Er ist seit 2009 Oberarzt in der Klinik für Anästhesiologie der Universität Heidelberg und leitet seit 2014 den Bereich Neuroanästhesie. Er besitzt u. a. die Zusatzbezeichnungen Notfallmedizin, Spezielle Intensivmedizin und Spezielle Kinderanästhesie. Dr. Schramm arbeitet regelmäßig als Dozent für Medizinstudenten und Intensivpflegekräfte. Der Schwerpunkt seiner Forschungsarbeit liegt auf dem nichtinvasiven Monitoring.

Andreas Tremmel hat 2004 seine Ausbildung zum Gesundheits- und Krankenpfleger am Klinikum des Landkreises Deggendorf abgeschlossen und ist seitdem auf der Intensivstation der Klinik für Herzchirurgie am Universitätsklinikum Heidelberg tätig. Von 2008–2010 hat er dort die Weiterbildung zum Fachkrankenpfleger für Anästhesie und Intensivmedizin absolviert. Neben seiner hauptberuflichen Tätigkeit ist er als Lehrrettungsassistent und Dozent im Rettungsdienst sowie als Fachdozent für Notfallmedizin, Anatomie und Physiologie sowie Krankheitslehre an der Akademie für Gesundheitsberufe Heidelberg gGmbH tätig. Zudem hat er als Autor mehrere Buchbeiträge und Artikel in Fachzeitschriften verfasst. Seit 2012 studiert er Humanmedizin an der Universität Regensburg und ist Doktorand an der Klinik für Anästhesiologie am Universitätsklinikum Heidelberg. Sein klinischer und wissenschaftlicher Schwerpunkt ist das akute Lungenversagen.

Bernd Spengler ist Rechtsanwalt und Fachanwalt für Arbeitsrecht. Bis zu seiner Zulassung als Rechtsanwalt war er über 10 Jahre im Rettungsdienst seiner Heimatstadt Würzburg tätig. Seit über 20 Jahren ist sein Name eng mit dem Rechtsgebiet Rettungsdienstrecht verbunden. Bernd Spengler veröffentlichte eine Vielzahl von Artikeln, besaß Lehraufträge an Rettungsdienstschulen und war Verbandsrat im Rettungszweckverband. Er führte u. a. das Verfahren vor dem Europäischen Gerichtshof zur 48-Stunden-Woche im Rettungsdienst und vertrat die gekündigten nordbayerischen Rettungsassistenten.

Prof. Dr. med. Erik Popp ist Facharzt für Anästhesie und Oberarzt an der Klinik für Anästhesiologie des Universitätsklinikums Heidelberg. Er leitet dort die Sektion Notfallmedizin, in deren Bereich auch der innerklinische Intensivtransport angesiedelt ist. Als ärztlicher Leiter des ITH CH 53 in Mannheim ist er auch als beratender Arzt für die Zentrale

Koordinierungsstelle für Sekundärtransporte in Baden-Württemberg tätig. Er
wurde 2011 zum Leitenden Notarzt
(LNA) berufen und organisiert Kurse
zur Erlangung der Zusatzqualifikationen
Notarzt und LNA sowie zu invasiven
Notfalltechniken. Er ist EPLS-, PHTLS-
und ATLS-Provider.

Johannes Treutlein ist Rechtsanwalt in
der Kanzlei Spengler & Kollegen in Würzburg. Er schloss 2014 erfolgreich den
Fachanwaltslehrgang zum Arbeitsrecht ab
und betreut seither insbesondere das Res-
sort Rettungsdienstrecht der Kanzlei
Spengler & Kollegen. Zuvor war er als
Rechtsreferendar in der Landesgeschäfts-
stelle des Bayerischen Roten Kreuzes,
Stabsstelle Recht & Steuern, tätig. Neben
seiner anwaltlichen Tätigkeit veröffentlichte er mehrere Artikel in Fachzeitschriften und referiert regelmäßig zu arbeits- und
rettungsdienstrechtlichen Themen. Bereits
seit 2007 ist er Mitglied des Bayerischen
Roten Kreuzes KV Würzburg und dort bis
heute als Rettungssanitäter im Rettungsdienst und Katastrophenschutz aktiv.

Dr. med. Dipl.-Med. Wolfgang Springer
ist Verantwortlicher Oberarzt der Kinder-
kardiologischen Intensivstation der Klinik
für Kinderkardiologie/Angeborene Herzfehler des Universitätsklinikums Heidelberg. Sein Studium der Humanmedizin
absolvierte er von 1969–1974 an der Universität Leipzig. Von 1974–1977 war er als
Regimentsarzt tätig. Danach war er von
1977–1991 als Assistenzarzt an der Universitäts-Kinderklinik Leipzig beschäftigt.
Seit 1991 ist Wolfgang Springer Oberarzt
in der Abteilung Kinderintensivmedizin
Heidelberg. Er ist Facharzt für Kinder-
und Jugendmedizin, Neonatologe, Pädiatrische Intensivmedizin und Infektiologie.

Inhaltsverzeichnis

Abkürzungen

4Hs	Hypoxie, Hypovoläme, Hypo-/Hyperkaliämie, Hypothermie
A.	Arteria (Arterie)
a.-p.	anterior-posterior
AA	Aortenaneurysma
AAA	abdominelles Aortenaneurysma
ABCDE-Schema	Airway, Breathing, Circulation, Disability, Environment
ABP	Arterial Blood Pressure (arterieller Blutdruck)
ACB	aortokoronarer Bypass
ACLS	Advanced Cardiac Life Support
ACRM	Anesthesia Crisis Resource Management
ACS	„acute coronary syndrome" (akutes Koronarsyndrom)
ACT	„activated clotting-time" (aktivierte Gerinnungszeit)
ACVB	aortokoronarer Venenbypass
ADAC	Allgemeiner Deutscher Automobilclub
ADP	Adenosindiphosphat
AF	Atemfrequenz
AGN	Arbeitsgemeinschaft Notfallmedizin (Österreich)
AIDS	„acquired immune deficiency syndrome" (erworbenes Immundefizienzsyndrom)
ALAT	Alanin-Aminotransferase (= GPT, Glutamat-Pyruvat-Transaminase)
ALI	Acute Lung Injury (akute Lungenschädigung)
ALS	Advanced Life Support
AMV	Atemminutenvolumen
AP	Angina pectoris *oder* Anus praeter *(je nach Zusammenhang)*
Apgar-Score	*Akronym (nach der amerikanischen Kinderärztin Viktoria Apgar):* Atmung – Puls – Grundtonus – Aussehen – Reflexe (bei Neugeborenen)
APRV	„airway pressure release ventilation"
ARDS	„acute respiratory distress syndrome" (akutes Lungenversagen)
ASAT	Aspartat-Aminotransferase (= GOT, Glutamat-Oxalacetat-Transaminase)
ASB	Arbeiter-Samariter-Bund oder „assisted spontaneous breathing", je nach Zusammenhang
ASD	Vorhofseptumdefekt
ATL	Aktivitäten des täglichen Lebens
AWR	Aufwachraum
AZV	Atemzugvolumen
BAA	Bauchaortenaneurysma
BAND	Bundesvereinigung der Arbeitsgemeinschaften der Notärzte Deutschlands
BE	„base excess" (Basenüberschuss)
BFD	Bundesfreiwilligendienst (Zivildienstersatz)
BGA	Blutgasanalyse
BGB	Bürgerliches Gesetzbuch
BGBl	Bundesgesundheitsblatt
BiPAP	„biphasic positive airway pressure" (biphasischer positiver Atemwegsdruck)

BIVAD	„biventricular assist device"
BTR	„bridge-to-recovery"
BTT	„bridge-to-transplant"
BURP-Manöver	„backward-upward-rightward pressure"
CCS	Canadian Cardiovascular Society
CCT	„cranial computertomography" (kraniale Computertomographie)
CH	Schweiz
Ch	Charrière (entspricht French)
CK	Kreatinkinase
CK-MB	Kreatinkinase Muskel-Hirn-Typ
CMV	„controlled mandatory ventilation" (kontrollierte Beatmung)
CNAP	„continuous non-invasive arterial pressure" (kontinuierliche nichtinvasive arterielle Blutdruckmessung)
CO-Hb	Carboxyhämoglobin
COPD	„chronic obstructive pulmonary disease" (chronisch-obstruktive Lungenerkrankung)
CPAP	„continuous positive airway pressure" (kontinuierlicher positiver Atemwegsdruck)
CPL(H)	Commercial Pilot License Helicopter
CPR	kardiopulmonale Reanimation
CRM	Crisis Resource Management (Medizin) bzw. Crew Resource Management (Luftfahrt)
CT	Computertomographie
cTnT	kardiales Troponin T
D	Deutschland
DGHM	Deutsche Gesellschaft für Hygiene und Mikrobiologie e. V.
DIN EN	Deutsche Institut für Normung – Europäische Norm
DIVI	Deutsche Interdisziplinäre Vereinigung für Intensiv- und Notfallmedizin
DMS	Durchblutung, Motorik, Sensorik der Extremitäten
DOPES-Schema	Akronym „Dislokation des Tubus, Obstruktion des Tubus, Pneumothorax, Equipmentversagen, Stomach"
DORV	„double outlet right ventricle"
DRF	Deutsche Rettungsflugwacht (heute DRF Luftrettung)
DRK	Deutsches Rotes Kreuz
DT	Destination-Therapie
DV-CPAP	Demand-Ventil-CPAP
EASA	European Aviation Safety Agency (Europäische Agentur für Flugsicherheit)
ECMO	„extra-corporal membrane oxygenation" (extrakorporale Membranoxygenierung)
EHEC	enterohämorrhagische Escherichia coli
EK	Erythrozytenkonzentrat
EKG	Elektrokardiogramm
ERC	European Resuscitation Counsil
ESBL	„extended spectrum β-lactamase" (meist resistente E. coli oder Klebsiellen)
ESC	European Society of Cardiology
etCO$_2$	endtidale Kohlendioxidkonzentratrion
EU	Europäische Union
EuGH	Europäischer Gerichtshof

EVD	externe Ventrikeldrainage
FCL	Flight Crew Licensing
FFP	„fresh-frozen plasma" (gefrorenes Frischplasma)
FFP1-3	„filtering face piece" (Feinstaubmaske Klasse 1, 2 oder 3)
F_iO_2	inspiratorische Sauerstofffraktion
FMH	Foederatio Medicorum Helveticorum
Fr	French (entspricht Charrière)
FRC	funktionelle Residualkapazität
FSJ	Freiwilliges Soziales Jahr
GBl.	Gesetzblatt
GCS	Glasgow Coma Scale
GG	Grundgesetz
GKW	Ganzkörperwaschung
GOT	Glutamat-Oxalacetat-Transminase (heute ASAT = Aspartat-Aminotransferase)
GPT	Glutamat-Pyruvat-Transaminase (heute ALAT = Alanin-Aminotransferase)
GVBl.	Gesetz- und Verordnungsblatt
GW	Gestationswoche
Hb	Hämoglobinkonzentration
HEMS	Helicopter Emercency Medical Services
HF	Herzfrequenz
HFOV	„high frequency oscillation ventilation" (Hochfrequenzventilation)
HITS	*Akronym:* Herzbeuteltamponade – Intoxikation – Thromboembolie – Spannungs-pneumothorax
HIV	humanes Immundefizienzvirus
Hk	Hämatokrit
HLM	Herz-Lungen-Maschine
HUS	hämolytisch-urämisches Syndrom
HWS	Halswirbelsäule
HWZ	Halbwertszeit
HZV	Herzzeitvolumen
i. d. F.	in der Fassung
IABP	intraaortale Ballonpumpe
ICD	implantierbarer Cardioverter-Defibrillator
ICU	Intensive Care Unit (Intensivstation)
ID	„inner diameter" (Innendurchmesser)
IKTW	Infektionskrankentransportwagen
ILCOR	International Liaison Committee on Resuscitation
IMA	Arteria mammaria interna
IMC	Intermediate Care (Wachstation)
IMCU	Intermediate Care Unit
iNO	inhalatives Stickstoffmonoxid
INR	International Normalized Ratio
IPPV	„intermittent positive pressure ventilation" (intermittierende Überdruckbeatmung)
IRTW	Infektionsrettungstransportwagen

ISTA	Aortenisthmusstenose
ITH	Intensivtransporthubschrauber
ITW	Intensivtransportwagen/Intensivmobil *(früher syn. für Infektionstransportwagen)*
JAA	Joint Aviation Authorities
JAR	Joint Aviation Requirements
JUH	Johanniter-Unfall-Hilfe
KG	Körpergewicht
KHK	koronare Herzkrankheit
KST	Koordinierungsstelle für Sekundärtransporte
KTW	Krankentransportwagen
LDH	Laktatdehydrogenase
LT	Larynxtubus
LVAD	„left ventricular assist device"
m. w. N.	mit weiteren Nachweisen
MAP	„mean arterial pressure" (mittlerer arterieller Blutdruck)
MAST	„medical/military anti-shock trouser"
mbar	Millibar
Met-Hb	Methämoglobin
MICU	Mobile Intensive Care Unit
MONA-Schema	Morphin, Oxygen, Nitroglycerin, Acetylsalicylsäure
MPBetrV	Medizinprodukte-Betreiberverordnung
MPG	Medizinproduktegesetz
MRE	multiresistenter Erreger
MRSA	Methicillin-resistente/multiresistente Staphylococcus aureus
MRT	Magnetresonanztomographie
MSU	Mobile Stroke Unit (Schlaganfallrettungswagen)
NA	Notarzt
NARK	Normenausschuss Rettungsdienst und Krankenhaus
NAW	Notarztwagen
NEC	nekrotisierende Enterokolitis
NEF	Notarzteinsatzfahrzeug
NIBP	„non-invasive blood-pressure" (nichtinvasiver Blutdruck)
NIV	„non-invasive ventilation" (nichtinvasive Beatmung)
NO	Stickstoffmonoxid
NotSan	Notfallsanitäter
NSTEMI	„Non-ST-segment elevation myocardial infarction" (Nicht-ST-Hebungs-Myokard-infarkt)
NYHA	New York Heart Association
Ö	Österreich
OD	„outer diameter" (Außendurchmesser)
OELM	„optimal external laryngeal manipulation"
ORSA	Oxacillin-resistente Staphylococcus aureus
p_aCO_2	arterieller Kohlendioxidpartialdruck
PAK	pulmonal-arterieller Katheter
PALS	Pediatric Advanced Life Support

p_aO_2	arterieller Sauerstoffpartialdruck
PCI	perkutane Koronarintervention
PCV	„pressure controlled ventilation" (druckkontrollierte Beatmung)
PDA	persistierender Ductus arteriosus
pECLA	„pumpless extra-corporal lung assist" (pumpenlose extrakorporale Lungenunterstützung)
PEEP	„positive end-expiratory pressure" (positiver endexspiratorischer Druck)
PEG	perkutane endoskopische Gastrostomie
PPS	„proportional pressure support" (proportionale Druckunterstützung)
PSV	„pressure support ventilation" (druckunterstützte Beatmung)
PTCA	perkutane transluminale Koronarangioplastie
rt-PA	rt-PA = "recombinant tissue-type plasminogen activator", Alteplase
RASS	Richmond Agitation and Sedation Scale
RettAss	Rettungsassistent
RettAssG	Rettungsassistentengesetz
RH	Rettungshelfer
Rh/rh	Rhesusfaktor
RKI	Robert Koch-Institut
ROP	Retinopathia praematorum
ROSC	„return of spontaneous circulation" (Spontankreislauf nach Reanimation)
RR	Blutdruck
RS	Rettungssanitäter
RSI	Rapid Sequence Induction
RTH	Rettungshubschrauber
RTW	Rettungswagen
RVAD	„right ventricular assist device"
SAMPLE-Schema	*Akronym:* „symptoms – allergies – medication – past medical history – last oral intake – event prior to incident"
S_pO_2	pulsoxymetrisch gemessene Sauerstoffsättigung
SAR	Search and Rescue (Such- und Rettungsdienst der Bundeswehr)
SARS	„severe acute respiratory syndrome" (schweres akutes respiratorisches Syndrom)
SBAR-Schema	*Akronym:* „situation – background – assessment – recommendation"
SGB	Sozialgesetzbuch
SGNOR	Schweizerische Gesellschaft für Notfall- und Rettungsmedizin
SHT	Schädel-Hirn-Trauma
SIMV	„synchronized intermittent mandatory ventilation" (synchronisierte intermittierende mandatorische Beatmung)
SIRS	„systemic inflammatory response syndrome"
SK	Streptokinase
SOCRATES	*Akronym:* „site – onset – character – radation – associations – time course – exacerbating – severity"
SOP	„standard operating procedure"
S_pCO	Carboxyhämoglobin-Sättigung
S_pMet	Methämoglobin-Sättigung
SRTW	Schwerlastrettungstransportwagen

STEMI	„ST-elevation myocardial infarction" (ST-Hebungs-Myokardinfarkt)
STEMO	Stroke-Einsatz-Mobil (Schlaganfall-Rettungswagen)
StGB	Strafgesetzbuch
TAA	thorakales Aortenaneurysma *oder* Tachyarrhythmia absoluta *(je nach Zusammenhang)*
TAAA	thorakoabdominales Aortenaneurysma
Tbc	Tuberkulose
TEE	transösophagale Echokardiographie
TGA	Transposition der großen Arterien
TK	Thrombozytenkonzentrat
TKW	Teilkörperwaschung
TRBA	Technische Regeln für biologische Arbeitsstoffe
TTP	thrombotisch-thrombozytopenische Purpura
TC HEMS	Helicopter Emergency Medical Service Technical Crew Member
V.	Vena (Vene)
VAD	„ventricular assist device"
VAS	visuelle Analogskala
VC	Vitalkapazität
VF	„ventricular fibrillation" (Kammerflimmern)
VRE	Vancomycin-resistente Enterokokken
VSD	Ventrikelseptumdefekt
V_T	Tidalvolumen
VW	Verbandswechsel
ZVD	zentraler Venendruck
ZVK	zentraler Venenkatheter

Einführung

Uwe Hecker und Christoph Schramm

© Springer-Verlag GmbH Deutschland 2018
U. Hecker, C. Schramm (Hrsg.), *Praxis des Intensivtransports*,
https://doi.org/10.1007/978-3-662-54379-5_1

Die Anforderungen des Intensivtransportes stellen schon immer eine der schwierigsten, komplexesten und spannendsten Aufgaben dar, die die Mitarbeiter des Rettungsdienstes wahrzunehmen haben. Zum einen ergibt sich für den Notfallsanitäter ein Blick weit „über den Tellerrand" hinaus, zum anderen gibt sich hier die Möglichkeit, Anwendungen, Verfahren und Therapieoptionen kennenzulernen, die sich in der Notfallmedizin vielleicht erst noch etablieren. Gleichwohl ist auch die Fahrzeug- und Medizintechnik besonderen Einflüssen und Belastungen ausgesetzt. Der Autor selbst erinnert sich an zum Teil abenteuerliche Transporte von Patienten in Spezialbetten (Sandwichbett/Rotationsbett) in einem herkömmlichen Rettungswagen (1991/92) oder an die Mitnahme eines „Transportservos", einem für den Bettentransport umgebauten Intensivbeatmungsgerät vom Typ Servo 900C, zu einer Zeit, als es noch keine geeigneten Transportrespiratoren gab (1998/99). Dennoch mussten damals Wege gefunden werden, Patienten unter intensivmedizinischer Beatmung zu transportieren.

Wann das Kapitel Intensivtransport genau begann, lässt sich heute nur schwer eruieren. Einzelne Berichte reichen bis in die Gründungszeit des SAR-Dienstes („Search and Rescue") der Bundeswehr im Jahre 1959. Hier wurde im Rahmen der sogenannten „dringenden Nothilfe" der medizinisch indizierte Transport von Zivilpersonen geregelt. Auch die Indienststellung des ersten Rettungshubschraubers „Christoph 1" am 1. November 1970 – in München durch den ADAC – ist eng mit der Entwicklung des „arztbegleiteten Sekundärtransportes" verbunden. Ebenso trug die Gründung der Deutschen Rettungsflugwacht am 6. September 1972 (heute DRF Luftrettung) zur Etablierung der medizinischen Versorgung aus der Luft bei. Damit war die Luftrettung in der damaligen Bundesrepublik Deutschland – mit Ausnahme der Standorte der Bundeswehr – von Anfang an in privater Hand.

Vor dem Hintergrund der zwischenzeitlich nachweisbaren Erfolge der Luftrettung wurden dann zahlreiche Ambulanzflugorganisationen gegründet, die meist aber kommerzielle Repatriierungsflüge für die Mitglieder von Versicherungen anboten.

Im Juni 1974 konnte dank der Unterstützung durch die Björn-Steiger-Stiftung der erste Baby-Notarztwagen, damals noch als „Rettungswagen für Frühgeborene" bezeichnet, in Deutschland seinen Dienst aufnehmen. Das ist in diesem Zusammenhang von Bedeutung, da hier von Anfang an sowohl speziell qualifiziertes Personal als auch spezielle Fahrzeugausbauten zum Einsatz kamen. Darüber hinaus handelte es sich nicht um einen klassischen Notarztdienst, der früher üblicherweise den Notarzt zum Einsatzort brachte, sondern um ein Transportsystem für den Verlegungsdienst zwischen Entbindungskliniken und speziellen Kinderzentren – ein Interhospitaltransfer von Intensivpatienten also, wenngleich diese Begriffe in heutiger Form noch nicht geprägt worden waren.

In den frühen 1980er Jahren konnten sich durch den steigenden Bedarf an „Ambulanzflügen" auch sogenannte Ambulanzhubschrauber etablieren, die Interhospitaltransporte übernahmen. Jedoch waren deren Leistungen und Ausstattung keineswegs mit den heutigen Intensivtransporthubschraubern vergleichbar.

Erst Mitte der 1980er Jahre wurden einzelne Feldversuche mit Intensivmobilen begonnen. Als erster unter den großen Hilfsorganisationen widmete sich der Arbeiter-Samariter-Bund 1987 der Thematik und ließ auf Basis eines Neoplanbus mit einem 340-PS-Dieselmotor ein „Intensivmobil" ausbauen. Für den Patienten stand ein 12 m² großer intensivmedizinischer Arbeitsplatz zur Verfügung, in welchem er in einem Intensivbett betreut werden konnte. Dadurch wurden spezielle Lagerungsarten ohne zusätzliche Gefährdung für den Patienten ermöglicht – ein Problem, welches heute leider häufig unterschätzt wird. Interessant ist in diesem Zusammenhang die Analogie zur Entwicklung der heutigen Rettungswagen, welche mit dem Heidelberger Clinomobil begann, einem ebenfalls auf einem Busfahrgestell eingerichteten rollenden Operationssaal aus dem Jahre 1957.

Obwohl das Konzept dieser Großfahrzeuge für die präklinische Versorgung wieder verlassen wurde, so bleibt die Entwicklung im Bereich des Intensivtransports gegenwärtig noch abzuwarten. Gründe hierfür sind eine Zunahme der Häufigkeit stark übergewichtiger Patienten und eine immer komplexer werdende medizinische Versorgung, die auch während der Transportphase aufrechterhalten werden muss und die die Mitnahme spezieller Geräte erfordert.

Mit Beginn der 1990er Jahre wuchs das Interesse an dem noch neuen Tätigkeitsfeld „Intensivtransport". So war diese Zeit geprägt von einer Versuchsphase unterschiedlicher Ideen und Konzepte, die zum Einsatz immer neuer Fahrzeugtypen führte. Neben den bereits genannten Busfahrgestellen kamen auch PKW-KTW-Fahrgestelle vom Typ „MB 250 hoch/lang" sowie Fahrzeuge nach US-amerikanischem Vorbild (Ford E-350) zum Einsatz. Durch die Einführung einer eigenen DIN-Norm für Intensivtransportwagen (DIN 75076), die weit über die des RTW Typ C hinausreicht, geht die aktuelle Entwicklung wieder zu größeren schwereren Fahrzeugen.

Außer dem Begriff „Intensivmobil" fand auch die Bezeichnung „Cardiomobil" häufig Verwendung, was auf die erste große Zielgruppe des Patientenklientels schließen lässt. Zunehmend etablierte sich jedoch der Begriff „Intensivtransportwagen" für das neue Rettungsmittel.

Als erstes Bundesland machte Bayern 1992 den Weg frei für die Schaffung einer integrierten Zentrale zur Weiterverlegung von Patienten (ZWV). Diese unterstand der Branddirektion der Berufsfeuerwehr München. Auch im Bereich der Luftrettung kam es zu einer Zunahme und Umstrukturierung des Intensivtransportes. Die Betreiber der bisherigen Ambulanzhubschrauber erkannten ebenfalls die Situation und rüsteten ihre Maschinen zu Intensivtransporthubschraubern auf.

Die fehlende Planung geeigneter Intensivtransportmittel – sowohl bodengebunden als auch im Rahmen der Luftrettung – verlangte von den Gesetzgebern vorgegebene Strukturen. So wurde seit Mitte/Ende der 1990er Jahre in nahezu allen Bundesländern an der koordinierten Planung der Stationen und Standorte gearbeitet.

Vor dem Hintergrund des steigenden Kostenbewusstseins wurde am 1. Juli 1997 der erste Dual-Use-Hubschrauber durch den ADAC stationiert (Christoph 77), eine sowohl als RTH als auch als ITH nutzbare Maschine. Damit wurde einerseits dem zunehmenden Bedarf an Intensivtransporten, andererseits auch dem Wunsch und der Notwendigkeit einer möglichst ökonomischen Nutzung der verfügbaren Transportmittel Rechnung getragen.

Und die Spezialisierung geht weiter. Am 17. November 2008 nahm an der Klinik für Neurologie des Universitätsklinikums des Saarlandes (UKS) ein spezieller Schlaganfall-Rettungswagen (Mobile Stroke Unit) seinen Dienst auf. Auf Basis eines MB 815D beherbergt er einen Computertomographen und Laborgeräte, die für die Diagnostik des Schlaganfalls unentbehrlich sind. Hierbei kommt auch die immer wieder diskutierte Telemetrie zum Einsatz, mit der die Bilddaten bereits während des Transportes in die Klinik geschickt werden können. Die mobile Stroke-Unit ermöglicht bereits vor Ort eine Diagnosestellung und eine adäquate Behandlung, um den Patienten bereits unterwegs bestmöglich zu versorgen.

> Der Intensivtransport ist eng mit der geschichtlichen Entwicklung des Rettungsdienstes verknüpft, da hier die logistischen Voraussetzungen geschaffen wurden.

Initiativen für einzelne Patientengruppen, wie z. B. den Neugeborenen-Notarztdienst, ließen das System wachsen und sich etablieren. Der heutige Bedarf ist geprägt von neuen Therapieoptionen, einer verbesserten Medizintechnik und der politischen Strukturveränderung in der Krankenhauslandschaft.

Daher kann die Entwicklung des Intensivtransportsystems zum gegenwärtigen Zeitpunkt noch keinesfalls als beendet angesehen werden. So ist zu erwarten, dass durch die Abnahme der zur Verfügung stehenden Kliniken, durch die

Bildung von Krankenhausverbünden unter einheitlicher Trägerschaft sowie letztlich auch durch die zunehmende Spezialisierung einzelner Gesundheitszentren ein zunehmender Transportbedarf entsteht.

Dies schlägt sich auch in der Ausbildung des nichtärztlichen Personals nieder. So ist zum einen festzustellen, dass das Lernfeld Intensivtransport sich auch im neuen Berufsbild Notfallsanitäter deutlich wiederfindet. Zum anderen findet die Thematik in der Anzahl der hierzu veröffentlichten Facharbeiten im Rahmen der pflegerischen Weiterbildungen der Anästhesie- und Intensivpflege deutliche Präsenz. Diese Entwicklung weckt den Wunsch nach engerer Zusammenarbeit in gemeinsamer Aus- und Fortbildung, zum Ziel hin zu einem verbesserten Crew-Ressource-Managment und einer Optimierung der Human-Factors zum Wohl unserer Patienten.

? Kontrollfragen zu Kap. 1

– **Frage 1.1:** Bis wann lassen sich die Spuren des Intensivtransportes in Deutschland zurückverfolgen?
– **Frage 1.2:** Wann startete in Deutschland erstmals ein Rettungshubschrauber?
– **Frage 1.3:** Wann fuhr in Deutschland erstmals ein spezieller Rettungswagen für Frühgeborene?

Organisation und Einsatztaktik

Uwe Hecker, Bernd Spengler und Johannes Treutlein

© Springer-Verlag GmbH Deutschland 2018
U. Hecker, C. Schramm (Hrsg.), *Praxis des Intensivtransports*,
https://doi.org/10.1007/978-3-662-54379-5_2

Zum Einstieg

Bei der Durchführung von Patiententransporten wird im Rettungsdienst zwischen Primär- und Sekundäreinsätzen unterschieden. Für beide Einsatztypen gelten die Rettungsdienstgesetze der jeweiligen Bundesländer (Adams et al. 2008). Sie können sowohl mit als auch ohne Arztbegleitung durchgeführt werden. Die Disposition erfolgt durch die zuständige Rettungsleitstelle, die Durchführung durch die beauftragten Leistungserbringer. Beim Primäreinsatz wird der Patient entsprechend der Aufgabenstellung nach rettungsdienstlicher Akutversorgung vom Notfallort unter fachgerechter Begleitung in ein geeignetes Krankenhaus befördert. Beim Sekundäreinsatz wird ein bereits klinisch versorgter Patient zwischen zwei Behandlungseinrichtungen transportiert.

Während Primäreinsätze der Notfallrettung grundsätzlich unter Vorgabe der Hilfsfristen als dringend gelten, wird beim Sekundäreinsatz zwischen dringenden und nichtdringenden Transporten (Krankentransport) unterschieden.

Intensivtransporte bilden hier eine Untergruppe, die umfassende organisatorische und einsatztaktische Vorbereitungen sowie in besonderen Fällen speziell geschultes Personal und spezielle Fahrzeuge erfordert. Die Entscheidung, ob ein Intensivtransport als dringend oder nichtdringend einzustufen ist, ist einzig und allein von der weiteren Versorgung und dem Zustand des Patienten abhängig. Ungeachtet der juristischen Komponente gibt dies auch den Ausschlag darüber, ob ein Arzt den Transport begleiten muss oder nicht.

2.1 Rechtliche Bestimmungen

B. Spengler und J. Treutlein

2.1.1 Definition „Intensivtransport"

In der Fachliteratur wird der Begriff Intensivtransport definiert als

» .. die Verlegung von intensivpflichtigen Patienten von einer Institution der Erst-, Grund- oder Regelversorgung zu einer

weiteren diagnostischen und therapeutischen Versorgung in eine Institution der Schwerpunkt- und/oder Maximalversorgung bzw. anderweitig spezialisierten Institution unter Aufrechterhaltung der bereits begonnenen intensivmedizinischen Therapie. (Koller 2007/2009, S. 4 m. w. N.)

Der Intensivtransport unterfällt daher den Regelungen des Rettungsdienstes, weil er „durch die Therapie, die Überwachung und den Transport von Patienten gekennzeichnet" ist (Koller 2007/2009, S. 3).

❯❯ Die rechtlichen Rahmenbedingungen für den Rettungsdienst, insbesondere die Rettungsdienstgesetze der Länder, sind auch auf den Intensivtransport anzuwenden.

2.1.2 Normenpyramide im Rettungsdienst

Das Grundgesetz hat als politische Organisationsform der Bundesrepublik Deutschland den Föderalismus festgeschrieben. Dies bedeutet u. a., dass die Länder über den Bundesrat gemäß Art. 60 GG bei der Gesetzgebung und Verwaltung des Bundes sowie in Angelegenheiten der Europäischen Union mitwirken. Darüber hinaus ist die Befugnis zur Gesetzgebung zwischen dem Bund und den Ländern aufgeteilt, und zwar gemäß Art. 70ff. GG.

Als Mitglied der Europäischen Union sind darüber hinaus in Deutschland die Verordnungen, Richtlinien und Entscheidungen des Europäischen Gerichtshofes zu beachten.

In der Hierarchie Europarecht – Bundesrecht – Landesrecht sind daher jeweils Vorschriften für den Intensivtransport zu beachten.

2.1.3 Europarechtliche Vorgaben

Bundes- und Landesrecht zum Intensivtransport und zum Rettungsdienst dürfen nicht gegen höherrangiges EU-Recht verstoßen.

Eine europaweite, einheitliche Regelung des Rettungsdienstes der europäischen Staaten besteht nicht. Lediglich für den Bereich der Luftrettung gibt es bereits europarechtliche Vorgaben, die von den Mitgliedstaaten in nationales Recht umgesetzt worden sind.

Von der Europäische Agentur für Flugsicherheit (EASA), die seit November 2004 am Standort Köln tätig ist, bzw deren Vorgängerorganisation „Joint Aviation Authorities" (JAA), einem Zusammenschluss mehrerer europäischer Luftfahrtbehörden, sind in den letzten Jahren europäische Standards und erarbeitet worden, um die einzelnen nationalen Vorschriften zu vereinheitlichen.

Die entwickelten Standards „Joint Aviation Requirements" (JAR) werden für die einzelnen Mitgliedstaaten gültig, indem sie in nationales Recht umgesetzt werden. Den eigentlichen Bereich des Flugbetriebes regelt der Standard „JAR-OPS", dessen Teilstandard „JAR-OPS3" die Voraussetzungen für den gewerblichen Transport von Personen oder Sachen festlegt. Ein spezielles Kapitel dieses Standards enthält Vorschriften für Noteinsätze mit Hubschraubern (Helicopter Emercency Medical Services, HEMS). Der Standard JAR-OPS 3 wurde durch Verordnung des Bundesministeriums für Verkehr, Bau- und Wohnungswesen mit Wirkung ab dem 01.10.1998 in bundesdeutsches Recht überführt.

Europarecht spielte im deutschen Intensivtransport/Rettungsdienst vor allem eine Rolle, wenn es um nationale Besonderheiten bei der Vergabe von öffentlichen Leistungen im Rettungsdienst geht, die an europäischen Vergaberegelungen zu messen sind. Des Weiteren prägte die europäische Arbeitszeitrichtlinie (2003/88/EG) nachhaltig das deutsche Verständnis von Arbeitszeit, Bereitschaftsdiensten und die Begrenzung auf durchschnittlich 48 Stunden pro Woche.

Beispiele
So hat der Europäische Gerichtshof beispielsweise eine Verletzung europäischen Rechts dann angenommen, wenn die durchschnittliche Arbeitszeit im Rettungsdienst die vom europäischen Recht vorgesehene Grenze von 48 Stunden überschreitet (Urteil des EuGH vom 05.10.2004 – C-397/01 bis C-403/01).
Ein weiteres Beispiel ist die Entscheidung des EuGH, dass der bei der Vergabe von Aufträgen über öffentliche Leistungen im Rettungsdienst nach dem sog. Submissionsmodell das europäische Vergaberecht anzuwenden ist (EuGH, Urteil vom 29.04.2010 – C-160/08).

In beiden angeführten Entscheidungen hat der EuGH darauf hingewiesen, dass bundesdeutsche Regelungen in den entsprechenden Teilbereichen gegen EU-Recht verstoßen. Die zunehmende Kodifizierung von Lebensbereichen durch die Europäische Union lässt auch zukünftig verstärkt Bedeutung für den bundesdeutschen Rettungsdienst erwarten.

2.1.4 Bundesgesetze mit Bezug zum Rettungsdienst

Da den Bundesländern die Gesetzgebungskompetenz für die Organisation des Rettungsdienstes zusteht und sie davon Gebrauch gemacht haben, gibt es keine bundeseinheitliche Regelung über die Durchführung des Rettungsdienstes.

> Die Organisation des Rettungsdienstes ist Ländersache, deshalb besteht lediglich für einzelne Teilbereiche eine Gesetzgebungskompetenz des Bundes.

Die Frage des Berufsbildes des Personals im Rettungsdienst ist bundeseinheitlich geregelt, da die Gesetzgebungskompetenz für die Zulassung zu ärztlichen und anderen Heilberufen beim Bund (Art. 74 Abs. 1 Nr. 19 GG) liegt. Das frühere Rettungsassistentengesetz vom 1.9.1989 wurde zum 1.1.2014 durch das Gesetz über den Beruf der Notfallsanitäterin und des Notfallsanitäters (Notfallsanitätergesetz) abgelöst. Das RettAssG ist zum 31.12.2014 außer

Kraft getreten, das Notfallsanitätersgesetz regelt jedoch die Berechtigung der Rettungsassistenten, weiterhin die bisherige Berufsbezeichnung zu führen. Das Notfallsanitätergesetz stellt zwar eine gewissse Weiterentwicklung dar, bleibt aber weiterhin als reines Ausbildungsgesetz hinter den Anforderungen an ein Kompetenzgesetz zurück.

Art. 73 Nr. 6 GG erteilt dem Bund weiter die Gesetzgebungskompetenz für den **Luftverkehr** in Deutschland; diese Kompetenz umfasst auch die Befugnis, Regelungen für die Luftrettung als Teil des Luftverkehrs zu erlassen. Die Bundesrepublik Deutschland hat dazu das Luftverkehrsgesetz erlassen, das insbesondere die Ausübung des Luftverkehrs, den Flugbetrieb und die Festlegung betriebstechnischer Anforderungen für den Einsatz von Luftrettungsmitteln regelt.

Die allgemeinen organisatorischen Voraussetzungen der Luftrettung als Teil des Rettungsdienstes unterliegen demgegenüber der Gesetzgebungskompetenz der Länder. Diese Regelungen sind in den Rettungsdienstgesetzen der Länder enthalten.

Eine weitere Gesetzgebungskompetenz des Bundes besteht gemäß Art. 74 Abs. 1 Nr. 12 GG für die **Finanzierung** des Rettungsdienstes. Im fünften Buch Sozialgesetzbuch werden über die Vorschriften zur gesetzlichen Krankenversicherung auch die Beziehungen zwischen den Leistungserbringern und den Kostenträgern geregelt.

Maßgeblich für den Rettungsdienst sind dabei insbesondere die Vorschriften der §§ 60, 70 und 133 SGB V. Nach § 60 SGB V übernimmt die Krankenkasse

» .. die Kosten für Fahrten einschließlich der Transporte nach § 133 (Fahrkosten), wenn sie im Zusammenhang mit einer Leistung der Krankenkasse notwendig sind.

Nach § 70 SGB V haben die Krankenkassen und die Leistungserbringer

» … eine bedarfsgerechte und gleichmäßige, dem allgemein anerkannten Standard der medizinischen Erkenntnisse entsprechenden Versorgung der Versicherten zu gewährleisten.

§ 133 SGB V ordnet an, dass

» … die Krankenkassen oder ihre Verbände Verträge über die Leistungen des Rettungsdienstes und über das Entgelt für andere Krankentransporte mit dafür geeigneten Einrichtungen oder Unternehmen

abschließen und dabei

» die Sicherstellung der flächendeckenden rettungsdienstlichen Versorgung.. zu berücksichtigen

haben.

Darüber hinaus haben eine Vielzahl von Bundesgesetzen eine erhebliche Bedeutung für den Rettungsdienst und den Intensivtransport, insbesondere

- das Bürgerliche Gesetzbuch (BGB) mit den Vorschriften zum Vertragsschluss und zur vertraglichen Haftung sowie derjenigen aus unerlaubter Handlung,
- das Strafgesetzbuch (StGB) mit den Vorschriften zur Körperverletzung und fahrlässigen Tötung, Schweigepflicht, Freiheitsberaubung oder Nötigung,
- die Straßenverkehrsordnung und das Straßenverkehrsgesetz mit den Regelungen zu Sonder- und Wegerechten
- das Arbeitszeitgesetz sowie weitere Arbeitsschutzgesetze mit Vorschriften zur täglichen Höchstarbeitszeit, Ruhezeit und Pausen,
- das Medizinproduktegesetz und vergleichbare Gesetze über die Zulassung, Verwendung und Sicherheit medizinischer Produkte,

2.1.5 Übersicht über Ländergesetze zum Rettungsdienst

Die Länder haben von ihrer Gesetzgebungskompetenz Gebrauch gemacht und folgende – aktuelle – Rettungsdienstgesetze erlassen:

Baden-Württemberg Gesetz über den Rettungsdienst (**RDG B-W**) vom 08.02.2010 (GBl. 2010, 285) i. d. F. vom 17. Dezember 2015 (GBl. S. 1182).

Bayern Bayerisches Rettungsdienstgesetz (**BayRDG**) vom 22.07.2008 (GVBl. S. 429) i. d. F. vom 27. März 2017 (GVBl. S. 46).

Berlin Rettungsdienstgesetz (**RDG B**) vom 08.07.1993 (GVBl. S. 313) i. d. F. vom 20.09.2016 (GVBl. S. 762).

Brandenburg Brandenburgisches Rettungs-dienstgesetz (**BbgRettG**) vom 14.07.2008 (GVBl. I S. 186).

Bremen Bremisches Hilfeleistungsgesetz (**BremHilfeG**) vom 18.06.2002 (Brem. GBl. S. 189) i. d. F. vom 30.06.2016 (Brem. GBl. S. 348).

Hamburg Hamburgisches Rettungsdienstge-setz (**HmbRDG**) vom 09.06.1992 (HmbGVBl. S. 117) i. d. F. vom 19.04.2011 (HmbGVBl. 2011, S. 123).

Hessen Hessisches Rettungsdienstgesetz (**HRDG**) vom 16.12.2010 (GVBl. I 2010, S. 646) i. d. F. vom 13.12.2012 (GVBl. S. 622).

Mecklenburg-Vorpommern Rettungsdienst-gesetz (**RDG M-V**) vom 09.02.2015 (GVOBl. M-V 2015, S. 50)

Niedersachsen Niedersächsisches Rettungs-dienstgesetz (**NRettDG**) vom 02.10.2007 (Nds. GVBl. S. 473) i. d. F. vom 14.12.2016 (Nds. GVBl. S. 270)

Nordrhein-Westfalen Rettungsgesetz NRW (**RettG NRW**) vom 24.11.1992 (GV. NRW S. 458) i. d. F. vom 17.12.2015 (GV. NRW. S. 886).

Rheinland-Pfalz Rettungsdienstgesetz (**RettDG Rh-Pf**) vom 22.04.1991 (GVBl. S. 217) i. d. F. vom 18.06.2013 (GVBl. S. 254).

Saarland Saarländisches Rettungsdienstgesetz (**SRettG**) vom 13.01.2004 (Amtsbl. S. 170) i. d. F. vom 25.10.2011 (Amtsbl. S. 418).

Sachsen Sächsisches Gesetz über den Brand-schutz, Rettungsdienst und Katastrophenschutz (**SächsBRKG**) vom 24.06.2004 (SächsGVBl. S. 245, 647) i. d. F. vom 10. August 2015 (Sächs-GVBl. S. 466).

Sachsen-Anhalt Rettungsdienstgesetz Sach-sen-Anhalt (**RettDG LSA**) vom 18.12.2012 (GVBl. LSA S. 624) i. d. F. vom 17. Juni 2014 (GVBl. LSA S. 288, 341).

Schleswig-Holstein Rettungsdienstgesetz (**RDG S-H**) vom 29.11.1991 (GVBl. S. 579, 1992 S. 32) i. d. F. vom 24.07.2015, (GVOBl. S. 304).

Thüringen Thüringer Rettungsdienstgesetz (**ThürRettG**) vom 16.07.2008 (GVBl. S. 223) i. d. F. vom 10. Juni 2014 (GVBl. S. 159).

Die einzelnen Landesrettungsdienstgesetze beinhalten unterschiedliche Regelungen insbe-sondere hinsichtlich der Definitionen des Ret-tungsdienstes als auch zur Genehmigungspflicht und Zulassung zur Durchführung von Notfall-rettung und Krankentransport sowie über die Besatzungsanforderungen der Rettungsmittel und die Refinanzierung des Rettungsdienstes.

Viele Landesrettungsdienstgesetze ermächti-gen die zuständigen Landesministerien zum Erlass von Durchführungsverordnungen oder Rettungsdienstplänen. Darin werden die Durch-führung des Rettungsdienstes wie Ausstattung der Rettungsmittel und Wachen, Besetzung oder Dokumentation näher geregelt bzw. ergänzt.

> Damit sind die einzelnen Landesge-setzgeber aufgrund ihrer Befugnis für den Rettungsdienst auch zur Regelung des Intensivtransports befugt.

2.1.6 Inhalt der Rettungsdienstgesetze der Länder

Im Detail unterscheidet sich die inhaltliche Aus-gestaltung des Rettungsdienstes in den einzelnen Bundesländern erheblich: So enthält beispiels-weise das Bayerische Rettungsdienstgesetz 56 Artikel, während das Saarländische Rettungs-dienstgesetz mit 25 Paragraphen auskommt.

In zwei Bundesländern gibt es – mit dem Bremischen Hilfeleistungsgesetz und dem Sächsischen Gesetz über den Brandschutz, Rettungsdienst und Katastrophenschutz – ein Gesetzeswerk, das weitere Bereiche des Bevölkerungsschutzes mit dem Rettungsdienst zusammenfasst.

Gemeinsam ist den Rettungsdienstgesetzen, dass der **Rettungsdienst als öffentliche Aufgabe** der Daseinsvorsorge und Gesundheitsversorgung angesehen wird, der „die bedarfs- und fachgerechte Versorgung der Bevölkerung mit Leistungen der Notfallrettung und des Krankentransports" sicherstellt (§ 2 Abs. 1 RDG B, vergleichbar § 1 Abs. 1 RDG B-W, § 1 Abs. 1 BayRDG, § 2 Abs. 1 BbgRettG, § 1 Abs. 1 BremHilfeG, § 6 HmbRDG, § 1 HRDG, § 1 Abs. 1 RDG M-V, § 2 Abs. 1 NRettDG, § 6 Abs. 1 RettG NRW, § 2 Abs. 1 Rett DG Rh-Pf, § 2 Abs. 1 SRettG, § 1 Abs. 1 SächsBRKG, § 1 Abs. 1 RettDG LSA, § 6 Abs. 1 RDG S-H, § 1 Abs. 1 ThürRettDG).

Demgegenüber wird bereits die weitere Anordnung, wer **Träger** des Rettungsdienstes ist, in den einzelnen Bundesländern unterschiedlich gehandhabt.

In der Mehrzahl der Länder ist festgelegt, dass es unterschiedliche Träger hinsichtlich der Luftrettung und des bodengebundenen Rettungsdienstes gibt. Für die Luftrettung ist in diesen Ländern die Trägerschaft des Landes angeordnet, während für den bodengebundenen Rettungsdienst die Kommunen (Kreise und kreisfreien Städte) zuständig sind (§ 6 BbgRettG, § 25 BremHilfeG, § 5 HRDG, § 6 RDG M-V, § 3 NRettDG, § 3 RettDG Rh-Pf, § 6 SRettG, § 3 SächsBRKG und § 3 RettDG LSA, § 5 ThürRettG).

In den übrigen Ländern sind Träger des Rettungsdienstes generell die Landkreise und die kreisfreien Städte (Art. 4 BayRDG, § 5 HRDG, § 6 RettG NRW, § 6 RDG S-H), nur in Baden-Württemberg ist Träger des Rettungsdienstes das Ministerium für Arbeit und Soziales, das mit Organisationen wie etwa dem Deutschen Roten Kreuz und dem Arbeiter-Samariter-Bund und anderen Vereinbarungen über die Versorgung der Bevölkerung abschließt.

In Berlin obliegt die Trägerschaft des Rettungsdienstes der Senatsverwaltung (§ 5 RDG B), in Hamburg ist Träger des Rettungsdienstes die „zuständige Behörde" (§ 7 HmbRDG).

Ebenfalls gemeinsam ist den Rettungsdienstgesetzen der Länder, dass die **Organisation** und die **Einrichtungen**, die den Rettungsdienst durchzuführen haben, genauer festgelegt werden. Bezüglich der Einzelheiten gibt es jedoch erhebliche Unterschiede, insbesondere hinsichtlich der Behördenstrukturen (§§ 3 ff. RDG B-W, Art. 5 ff. BayRDG, §§ 5 ff. RDG B, §§ 2 und 7 ff. BbgRettG, §§ 26 ff. BremHilfeG, §§ 6 ff. HmbRDG, §§ 5 und 6, §§ 15 ff. HRDG, §§ 7 ff. RDG M-V, §§ 4 ff. NRettDG, §§ 7 ff. RettG NRW, § 4 ff. RettDG Rhl-Pf, §§ 6 ff. SRettDG, §§ 4 und 5, § 25 ff. SächsBRKG und §§ 4 ff. RettDG LSA, §§ 7 ff. RDG S-H, §§ 9 ff. ThürRettDG).

In **personeller Hinsicht** treffen die Rettungsgesetze der Bundesländer überwiegend Anordnungen zur Besetzung der Transportmittel. Im Bereich der Notfallrettung wird vorwiegend die Besetzung mit einem Notarzt und einem Notfallsanitäter[1] für erforderlich erachtet, beim Krankentransport mindestens diejenige mit einem Rettungssanitäter (§ 9 RDG B-W, Art. 2 Abs. 2 und Art. 43 BayRDG, § 9 RDG B, § 30 BremHilfeG, § 10 NRettDG, § 4 RettG NRW, § 22 RettDG Rh-Pf, § 4 SRettG, § 3 RDG S-H und § 16 ThürRettG). Für Rettungsassistenten gelten unterschiedliche Übergangsregelungen. So dürfen diese z. B. in Baden-Württemberg noch bis zum 31.12.2020 (§ 9 Abs. 3 S. 1 RDG B-W), in Bayern dagegen noch bis zum 31.12.2023 (Art. 55 Abs. 4 S. 1 BayRDG), in Nordrhein-Westfalen gar bis zum 31. Dezember 2026 (§ 4 Abs. 7 RettG NRW) anstelle eines Notfallsanitäters eingesetzt werden.

---

1   Wenngleich hier im Text der besseren Lesbarkeit halber die deutsche männliche Berufsbezeichnung „Notfallsanitäter" und „Rettungsassistent" verwendet wird, so sind damit selbstverständlich auch alle Notfallsanitäterinnen und Rettungsassistentinnen gemeint, ebenso die Kolleginnen und Kollegen aus der Schweiz (Rettungssanitäter HF) und aus Österreich (Rettungssanitäter und Notfallsanitäter).

In den Rettungsdienstgesetzen der Länder finden sich weitere Regelungen darüber, dass **private Organisationen und Unternehmer** Aufgaben des Rettungsdienstes mit Genehmigung der zuständigen Behörden übernehmen können (Art. 21 BayRDG, § 3 RDG B, § 10 BbgRettG, § 4 Abs. 1 HmbRDG, § 11 Abs. 1 HRDG, § 14 Abs. 1 RDG M-V, § 18 RettG NRW, § 14 Abs. 1 RettDG Rh-Pf, § 31 Abs. 1 SächsBRKG, § 12 Abs. 1 RettDG LSA und § 10 Abs. 1 RDG S-H), in einigen Bundesländern allerdings beschränkt auf die Genehmigung zum Krankentransport (§ 15 Abs. 2 RDG B-W, § 34 Abs. 1 BremHilfeG, § 19 Abs. 1 NRettDG, § 12 Abs. 1 SRettG und § 23 ThürRettG).

Die **Finanzierung** des Rettungsdienstes ist ebenfalls in den Rettungsdienstgesetzen der Bundesländer geregelt, und zwar teilweise als Mischfinanzierung durch eine öffentliche Förderung und zusätzlich durch Erhebung von Benutzungsentgelten gemäß den Vorschriften des SGB V (§ 26 und § 28 RDG B-W, Art. 32 bis 36 BayRDG, § 15 RettG NRW, § 8 RDG S-H und §§ 18 ff. ThürRettG), überwiegend werden jedoch Benutzungsgebühren und/oder Entgelte zur Kostendeckung erhoben (§§ 20 und 21 RDG B, § 17 BBGRettG, § 58 BremHilfeG, § 10 a HmbRDG, § 9 HRDG, § 11 RDG M-V, § 15 RettG NRW, § 12 RettDG Rh-Pf, §§ 9 ff. SRettG, § 32 SächsBRKG und § 36 RettDG LSA).

❓ **Kontrollfragen zu ▶ Abschn. 2.1**

- **Frage 2.1:** Welche staatliche Organisationsform hat die BRD?
- **Frage 2.2:** Nennen Sie 3 Bundesgesetze, die Einfluss auf den Rettungsdienst haben!
- **Frage 2.3:** Für welchen Bereich des Rettungsdienstes gibt es europarechtliche Vorgaben?
- **Frage 2.4:** Definieren Sie den Begriff „Intensivtransport"!

2.1.7 Sonstige Rechtsquellen

Im Übrigen gibt es für den Bereich des Intensivtransports/Rettungsdienstes eine Vielzahl von DIN-Normen, Richtlinien, Leitlinien und Empfehlungen. Maßgebliche DIN-Norm für den Rettungsdienst ist DIN 13050 des Deutschen Instituts für Normung e.V., in dem Begriffe aus dem Rettungswesen definiert werden.

- Weitere DIN-Normen gibt es für die im Rettungsdienst eingesetzte Fahrzeuge, und zwar werden Ausstattung und Abmessung eines Rettungswagens (RTW) durch die DIN EN 1789 Typ C festgelegt. Nach dieser Norm richtet sich auch die Ausstattung des Notarztwagens (NAW).
- Anforderungen an die Ausstattung des Notarzteinsatzfahrzeugs (NEF) regelt DIN 75079.
- Die Ausstattung des Krankentransportwagen (KTW) ist geregelt nach Norm DIN EN 1789 Typ A bzw. B.
- Die Anforderungen an die Ausstattung eines Rettungshubschraubers (RTH) für den Luftrettungsdienst sind in DIN EN 13718–2 geregelt.
- Mindestausstattung für RTH nach den EU-Normen: DIN EN 13230–10, DIN EN 13718–1 und DIN EN 13718–2 (s. auch ▶ Kap. 4).

Die auch im Intensivtransport relevanten Fragen der Arbeitszeiten werden in Ergänzung zum Arbeitszeitgesetz in den Tarifverträgen geregelt, z. B. den Tarifverträgen für den öffentlichen Dienst (TVöD, TV-L), dem DRK-Tarifvertrag oder den jeweiligen Arbeitsvertragsrichtlinien der kirchlichen Hilfsorganisationen.

2.2 Organisatorische Grundsätze: personelle Faktoren, Kommunikation und Crisis Ressource Management (CRM)

U. Hecker, B. Spengler und J. Treutlein

Die Ausbildung des Personals beeinflusst die Qualität im Intensivtransport unweigerlich. Dies gilt sowohl im innerklinischen Bereich als auch im Rettungsdienst. Der zunehmende Personalmangel auf allen Seiten macht es umso wichtiger, darüber Bescheid zu wissen, mit

2

wem wir eigentlich täglich zusammenarbeiten. Hinzu kommt, dass in vielen Kliniken Intensivpatienten inzwischen aus den genannten Gründen mit Hilfe eines abgestuften Risikoprofils ohne Arztbegleitung transportiert werden.

2.2.1 Bundesrepublik Deutschland

B. Spengler und J. Treutlein

Das bundesdeutsche Rettungssystem ist ein notarztgestütztes System. Seine heutige Organisationsform initiierte der Heidelberger Chirurg Professor Eberhard Gögler, der auf die Erfahrungen Kirschners und Bauers aufbaute. Er stellte am 07.04.1964 das erste Notarzteinsatzfahrzeug in Dienst und begründete damit die notärztliche Versorgung in der präklinischen Phase (Universitätsklinikum Heidelberg, Sektion Notfallmedizin).

Besatzung

Die Besatzung sollte bei einem Intensivtransport nach Empfehlung von BAND und DIVI aus einem Notarzt mit besonderen intensivmedizinischen Kenntnissen und der Weiterbildung Notfallmedizin/Fachkundenachweis Rettungsdienst sowie 2 (!) Rettungsassistenten (zukünftig Notfallsanitäter) mit besonderer intensivmedizinischer Qualifikation bestehen. Ein Rettungsassistent (zukünftig Notfallsanitäter) ist durch eine Krankenschwester/Krankenpfleger mit besonderen intensivmedizinischen Kenntnissen ersetzbar (BAND u. DIVI).

Einige Landesrettungsdienstgesetze beinhalten für den Intensivtransport eigene Besetzungsvorgaben. So ist in Bayern ein Notarzt, der über eine dem aktuellen Stand der Medizin entsprechende Qualifikation verfügt, die besondere Kenntnisse, Fähigkeiten und Fertigkeiten hinsichtlich der Überwachung und Behandlung der in diesem Einsatzspektrum zu befördernden Patienten umfasst, als auch ein Notfallsanitäter oder ein Krankenpfleger vorgesehen (Art. 43 Abs. 5 S. 3, 4 BayRDG).

Dagegen kann in Berlin neben einem Notarzt auch weiterhin ein Rettungsassistent eingesetzt werden (§ 9 Abs. 2 e) RDG B).

Für das nichtärztliche Rettungsdienstpersonal gibt es in Deutschland unterschiedliche Qualifikationsgrade. Eine abgeschlossene Berufsausbildung ist jedoch nur der Notfallsanitäter, bzw. sein Vorgänger der Rettungsassistent. Diesem Personal gegenüber ist der Notarzt in medizinischen Fragen stets weisungsbefugt. Für 3-jährige examinierte Krankenpflegepersonen, beispielsweise Fachkrankenpflegepersonen aus dem Anästhesie- und Intensivbereich, gibt es keine ausdrückliche Zulassung, im Intensivtransport mitzuwirken, obwohl diese Qualifikation bereits von vielen Anbietern gefordert wird. Ihnen stehen als Zusatzqualifikation eine Ausbildung zum Notfallsanitäter mit der Anrechnungsmöglichkeit, Teile ihrer Gesundheits- und Krankenpflegeausbildung auf Antrag (§ 9 NotSanG) oder ebenfalls der DIVI-Lehrgang „Intensivtransport" zur Verfügung.

Notarzt – NA

Um die Qualifikation als Notarztes zu erlangen, bedarf es einer mindestens 24 Monate dauernden klinischen Tätigkeit in einem Akutkrankenhaus. Ebenso muss eine mindestens halbjährige Vollzeittätigkeit auf einer Intensivstation, Notfallaufnahmestation oder in einer Anästhesieabteilung unter der Leitung eines befugten Arztes erfolgen.

Darüber hinaus ist die Teilnahme an einem von der Ärztekammer anerkannten interdisziplinären Kurs zur Notfallmedizin von 80 Unterrichtsstunden Dauer obligat. Dieser kann frühestens 18 Monate nach Beginn der Qualifizierung zum Arzt begonnen werden. Ab diesem Zeitpunkt können auch die 50 vorgeschriebenen Einsätze in Notarztwagen oder Rettungshubschraubern abgeleistet werden. Dies ist jedoch unabhängig vom Besuch des Kurses. Die Qualifizierungsmaßnahme soll grundsätzlich durch ein Fachgespräch abgeschlossen werden (Bundesvereinigung der Arbeitsgemeinschaften der Notärzte Deutschlands).

Für den Intensivtransport empfiehlt die DIVI (Stand 30.11.2004) zusätzlich:

- 3 Jahre klinische Weiterbildung mit Intensiverfahrung,
- 6 Monate nachweisbare Vollzeittätigkeit auf einer Intensivstation,
- aktiver Notarzt mit mindestens einjähriger Einsatzerfahrung und regelmäßigem Einsatz im Notarztdienst,
- 3 Monate Tätigkeit auf einer Intensivstation,
- Fachkundennachweis Rettungsdienst, Zusatzbezeichnung Notfallmedizin,
- 20-stündiger Kurs Intensivtransport.

Notfallsanitäter – NotSan

Mit dem 01.01.2014 trat das Notfallsanitätergesetz (NotSanG) in Kraft. Die nunmehr 3-jährige Berufsausbildung, welche sich in einen theoretischen und praktischen Unterricht mit einem Umfang von 1920 Stunden, eine praktische Ausbildung in genehmigten Lehrrettungswachen mit einem Umfang von 1960 Stunden und eine praktische Ausbildung in geeigneten Krankenhäusern mit einem Umfang von 720 Stunden (Bundesministerium der Justiz und Verbraucherschutz) gliedert, löst in den landesrechtlichen Besetzungsvorgaben den Rettungsassistenten weitestgehend ab.

§ 4 NotSanG sieht nun wesentlich ausführlicher die Ausbildungsziele (auszugshalber) vor:

Die Ausbildung zum Notfallsanitäter soll entsprechend dem allgemein anerkannten Stand rettungsdienstlicher, medizinischer und weiterer bezugswissenschaftlicher Erkenntnisse fachliche, personale, soziale und methodische Kompetenzen zur eigenverantwortlichen Durchführung und teamorientierten Mitwirkung insbesondere bei der notfallmedizinischen Versorgung und dem Transport von Patientinnen und Patienten vermitteln.

Die Ausbildung soll insbesondere dazu befähigen,

- 1. die folgenden Aufgaben eigenverantwortlich auszuführen:
  - a) Feststellen und Erfassen der Lage am Einsatzort und unverzügliche Einleitung notwendiger allgemeiner Maßnahmen zur Gefahrenabwehr,
  - b) Beurteilen des Gesundheitszustandes von erkrankten und verletzten Personen, insbesondere Erkennen einer vitalen Bedrohung, Entscheiden über die Notwendigkeit, eine Notärztin oder einen Notarzt, weiteres Personal, weitere Rettungsmittel oder sonstige ärztliche Hilfe nachzufordern, sowie Umsetzen der erforderlichen Maßnahmen,
  - c) Durchführen medizinischer Maßnahmen der Erstversorgung bei Patientinnen und Patienten im Notfalleinsatz und dabei Anwenden von in der Ausbildung erlernten und beherrschten, auch invasiven Maßnahmen, um einer Verschlechterung der Situation der Patientinnen und Patienten bis zum Eintreffen der Notärztin oder des Notarztes oder dem Beginn einer weiteren ärztlichen Versorgung vorzubeugen, wenn ein lebensgefährlicher Zustand vorliegt oder wesentliche Folgeschäden zu erwarten sind,
  - d) angemessenes Umgehen mit Menschen in Notfall- und Krisensituationen,
  - e) Herstellen und Sichern der Transportfähigkeit der Patientinnen und Patienten im Notfalleinsatz,
  - f) Auswählen des geeigneten Transportzielortes sowie Überwachen des medizinischen Zustandes der Patientinnen und Patienten und seiner Entwicklung während des Transports,
  - g) sachgerechtes Übergeben der Patientinnen und Patienten in die ärztliche Weiterbehandlung einschließlich Beschreiben und Dokumentieren ihres medizinischen Zustandes und seiner Entwicklung,
  - h) Kommunizieren mit am Einsatz beteiligten oder zu beteiligenden Personen, Institutionen oder Behörden,
  - i) Durchführen von qualitätssichernden und organisatorischen Maßnahmen im Rettungsdienst sowie Dokumentieren der angewendeten notfallmedizinischen und einsatztaktischen Maßnahmen und

- j) Sicherstellen der Einsatz- und Betriebsfähigkeit der Rettungsmittel einschließlich Beachten sowie Einhalten der Hygienevorschriften und rechtlichen Arbeits- und Unfallschutzvorschriften,
- 2. die folgenden Aufgaben im Rahmen der Mitwirkung auszuführen:
    - a) Assistieren bei der ärztlichen Notfall- und Akutversorgung von Patientinnen und Patienten im Notfalleinsatz,
    - b) eigenständiges Durchführen ärztlich veranlasster Maßnahmen bei Patientinnen und Patienten im Notfalleinsatz und
    - c) eigenständiges Durchführen von heilkundlichen Maßnahmen, die vom Ärztlichen Leiter Rettungsdienst oder entsprechend verantwortlichen Ärztinnen oder Ärzten bei bestimmten notfallmedizinischen Zustandsbildern und -situationen standardmäßig vorgegeben, überprüft und verantwortet werden,
- 3. mit anderen Berufsgruppen und Menschen am Einsatzort, beim Transport und bei der Übergabe unter angemessener Berücksichtigung der Gesamtlage vom individualmedizinischen Einzelfall bis zum Großschadens- und Katastrophenfall patientenorientiert zusammenzuarbeiten.

> Damit sollen Notfallsanitäter wohl auch Maßnahmen ergreifen, die unter dem Arztvorbehalt stehen.

Eine Anpassung des Heilpraktikergesetzes erfolgte bisher jedoch nicht, sodass weiterhin die Grundsätze zum Rechtfertigenden Notstand, die sog. „Notkompetenz", Anwendung finden. Darunter versteht man die strafrechtliche Rechtfertigung nach § 34 StGB für eine eigentlich unter Verstoß gegen den Arztvorbehalt durchgeführte heilkundliche Maßnahme durch das rettungsdienstliche Hilfspersonal (z. B. Zugang legen, Intubation). Dieses Konstrukt ist seit Jahrzehnten umstritten, weil das nichtärztliche

Rettungsdienstpersonal keine eigenen finanziellen Interessen verfolgt, sondern nach der hier vertretenen Auffassung (Spengler und Eichelbrönner 2001) den Ärzten als Assistenzpersonal nur zuarbeitet und insofern der Anwendungsbereich des Heilpraktikergesetzes, das vor halbmedizinischen Scharlatanen schützen soll, gar nicht eröffnet ist.

Welche „generaldelegierten" Maßnahmen des § 4 Abs. 2 Nr. 2c) NotSanG in den einzelnen Zuständigkeitsbereichen der ärztlichen Leiter örtlich freigegeben werden, bleibt derzeit noch offen.

Zwar hat der Pyramidenprozess für Notfallsanitäter einen geeigneten Maßnahmen- und Medikamentenkatalog und sich daraus entwickelnde Algorithmen hervorgebracht, doch ist dies derzeit weitestgehend auf Landesebene noch nicht umgesetzt worden (Bundesverband der Ärztlichen Leiter Rettungsdienst Deutschland e. V.).

Eine speziell für den Intensivtransport geltende Tätigkeitsbeschreibung ist nicht vorgesehen worden.

Rettungsassistent (RettAss)

Das „Gesetz über den Beruf der Rettungsassistentin und des Rettungsassistenten", kurz „Rettungsassistentengesetz (RettAssG)" trat Ablauf des 31.12.2014 außer Kraft. Eine bis zum 31.12.2014 begonnene Rettungsassistentenausbildung durfte jedoch auch nach Außerkrafttreten des RettAssG nach diesen Vorschriften beendet werden.

Rettungsassistenten, die sich erfolgreich einer Ergänzungsprüfung bis spätestens zum 31.12.2020 stellen, können so die Erlaubnis zur Führen der Berufsbezeichnung Notfallsanitäter erlangen.

Voraussetzung für die Teilnahme an der Ergänzungsprüfung ist das Ableisten einer Ergänzungsausbildung von 960 Stunden, sofern noch keine 3-jährige Tätigkeit als Rettungsassistent, und einer Ergänzungsausbildung von 480 Stunden, sofern mindestens eine 3-jährige, aber noch keine 5-jährige Tätigkeit als Rettungsassistent nachgewiesen werden kann. Für eine mindestens 5-jährige

Rettungsassistententätigkeit werden von vielen Berufsfachschulen für Notfallsanitäter freiwillige 80-stündige Vorbereitungskurse angeboten.

Die Aufgabe des nichtärztlichen Rettungsfachpersonals besteht in der Durchführung von Krankentransporten und der Erstversorgung von Notfallpatienten. § 3 des RettAssG (unsinnigerweise auch bereits zum 31.12.2014 außer Kraft getreten) führte aus:

» Die Ausbildung soll entsprechend der Aufgabenstellung des Berufs als Helfer des Arztes insbesondere dazu befähigen, am Notfallort bis zur Übernahme der Behandlung durch den Arzt lebensrettende Maßnahmen bei Notfallpatienten durchzuführen, die Transportfähigkeit solcher Patienten herzustellen, die lebenswichtigen Körperfunktionen während des Transports zum Krankenhaus zu beobachten und aufrechtzuerhalten sowie kranke, verletzte und sonstige hilfsbedürftige Personen, auch soweit sie nicht Notfallpatienten sind, unter sachgerechter Betreuung zu befördern (Ausbildungziel).

Dennoch wird man sich in Ermangelung anderer Regelungen während der landesrechtlichen Übergangsvorschriften weiterhin an dieser Definition orientieren müssen (derzeit also noch bis mindestens 31. Dezember 2026, vgl. § 4 Abs. 7 RettG NRW).

❯❯ Rettungsassistenten sollen in Notfällen im Rahmen der sogenannten „Notkompetenz" auch Maßnahmen durchführen, die üblicherweise Ärzten vorbehalten sind.

Rettungssanitäter (RS)

Der Rettungssanitäter hat eine im Vergleich zum Rettungshelfer umfassendere Ausbildung. Diese ist jedoch kein anerkannter Ausbildungsberuf. Die Ausbildung erfolgt nach dem „520-Stunden-Modell" auf Basis der „Grundsätze zur Ausbildung des Personals im Rettungsdienst" aus dem Jahr 1977. Sie umfasst 160 Stunden theoretische Ausbildung, 160 Stunden klinische Ausbildung, 160 Stunden

Praktikum auf einer Rettungswache und endet schließlich mit einem 40-stündigen Abschlusslehrgang mit Prüfung (Meyer 2010).

Rettungssanitäter werden im Rettungsdienst als Fahrer und Teampartner des Notfallsanitäters/Rettungsassistenten eingesetzt, beim Krankentransport hingegen oft als höherqualifiziertes Besatzungsmitglied zusammen mit einem Rettungshelfer.

Rettungshelfer (RH)

Die Ausbildung zum Rettungshelfer ist nur in einigen Bundesländern geregelt. Es handelt sich um eine gemeinsame Qualifikationsbeschreibung der Hilfsorganisationen, die die Grundsätze zur Ausbildung zum Rettungshelfer beschlossen haben. Man hat sich auf ein 320-Stunden-Programm festgelegt, welches 160 Stunden theoretische Ausbildung inkl. einer Prüfung, 80 Stunden klinische Ausbildung und ein 80 Stunden umfassendes Praktikum auf einer Rettungswache beinhaltet (Meyer 2010).

Rettungshelfer werden beinahe ausschließlich im Bereich des qualifizierten Krankentransportes eingesetzt, einige Bundesländer gestatten die Besetzung eines Rettungswagens (mit einem Notfallsanitäter/ Rettungsassistenten) oder eines NAW/NEF gemeinsam mit einem Notarzt. Die Qualifikation zielt überwiegend auf ehrenamtliche Helfer und Personen aus dem Bundesfreiwilligendienst (BFD) beispielsweise Freiwilliges soziales Jahr (FSJ).

2.2.2 Kommunikation und CRM – entscheidend für ein gutes Team

U. Hecker

Die Kommunikation im Team spielt wie im Rettungsdienst und im Klinikalltag auch im Intensivtransport eine entscheidende Rolle. Sie kann zu Recht als eine der tragenden Säulen dafür angesehen werden, ob ein Transport reibungslos über die Bühne geht oder desaströs endet.

> Mit Kommunikation ist aber nicht nur die Informationsweitergabe der Krankengeschichte des Patienten gemeint, vielmehr geht es auch darum, Hierarchien, Kompetenzgerangel und Autoritätsgradienten – am besten im Vorfeld – zu klären und zu vermeiden.

In den häufig bunt gemischten und zusammengewürfelten Transportteams ist es kaum noch möglich, die einzelnen Mitarbeiter mit ihrer genauen Qualifikation zu kennen. Dies wirft einige typische Fragen auf. Beherrscht der „junge" Arzt wirklich alle Maßnahmen? Welche Qualifikationen haben die Mitarbeiter des Rettungsdienstes? Wie unterscheiden sich Pflegekräfte von IMC-Fachkräften und Fachkrankenschwestern für Anästhesie- und Intensivpflege? Wer hat eigentlich welche Zusatzqualifikation und kann welche Aufgaben übernehmen? Wie sieht es mit der Berufserfahrung der einzelnen Mitarbeiter aus? – Und wer ist hier eigentlich wem nun weisungsbefugt?

2.2.3 Autoritätsgradient

Der Begriff des Autoritätsgradienten stammt ursprünglich aus der Luftfahrt und beschreibt den Autoritätsgradienten als den Einfluss, welcher ein zu großer oder auch ein nichtexistenter hierarchischer Unterschied zwischen den einzelnen Mitarbeitern auf die Sicherheit haben kann. Daher werden die Piloten sowie die anderen Crewmitglieder u. a. darin trainiert, sich selbst besser zu reflektieren, Unstimmigkeiten anzusprechen, Bedenken zu äußern, miteinander im Team zu funktionieren und Handlungsstrategien bei einem Zwischenfall zu beachten und umzusetzen.

Darüber hinaus wird der Autoritätsgradient von vielen Annahmen gespeist, welche die Hürde, auf einer Höhe miteinander zu kommunizieren, nur noch verstärken. So spielt z. B. die Position, in welcher man sich selbst sieht, eine bedeutende Rolle. Sehe ich mich als Notfallsanitäter oder Intensivfachpflegerin als ein kompetenter und beeinflussender Faktor in einer Notfallsituation, welcher mit dem eigenen Wissen und der Erfahrung die Situation nachhaltig beeinflussen kann? Oder bin ich „nur die Pflege" und stelle meine eigene Kompetenz in Frage? Wird sie vielleicht durch Kollegen oder andere Berufsgruppen in Frage gestellt? Oder haben die anderen auch erkannt, dass jeder nur „ein kleines Teil" eines großen Puzzles ist, um den Patienten bestmöglich zu versorgen (Wilhelm 2013)?

2.2.4 Stress, Wertschätzung und Respekt

Weitere Einflussgrößen auf die Kommunikation im Team haben der Stress, unter dem wir unsere Arbeit verrichten, und die trotz allem entgegengebrachte und gelebte Wertschätzung sowie der gegenseitige Respekt. Zum Stress ist zu sagen, dass er recht unterschiedlich erlebt werden kann.

Der **Eustress** verbessert unser Selbstbild und unsere Aufgabenzufriedenheit, weil wir dem Stress und den Anforderungen gerecht werden, sie beherrschen. Das sind die Momente, in denen wir über uns selbst hinauswachsen und kompetenter werden. Durch die Erfahrungen mit dem Eustress gehen wir motivierter an neue Stresssituationen heran, weil wir erlebt haben, dass wir mit Stress umgehen können und eine vorerst unübersichtliche Situation strukturieren und meistern konnten. Wir erleben den Eustress also positiv.

Der **Distress** hingegen wird negativ wahrgenommen und als bedrohlich erlebt. Er überwältigt uns, laugt uns aus und kostet uns die letzte Kraft. Er führt häufig zu einer Verminderung der verbalen Kommunikation und kann bis hin zur Handlungsunfähigkeit führen. Er beeinflusst die Kommunikation im Team untereinander und blockiert unser Denken um die Therapiegestaltung. Unsicherheit tritt in den Vordergrund, und wir können die Situation aufgrund vom Verlust der Übersicht und Priorisierung nicht mehr überschauen und strukturieren.

❗ Cave
Durch Stress wird die Entscheidungsfindung, die Informationsverarbeitung und Kommunikation maßgeblich beeinflusst. Auch die Fehlerwahrscheinlichkeit steigt erwiesenermaßen an.

Hinzu kommt, dass durch die hohe Arbeitsbelastung und den Zeitmangel häufig – wenn auch ungewollt – in einem unangebrachten Ton miteinander geredet wird.

Umso wichtiger ist es trotz allem Zeitmangel, von der unsere Arbeit – klinisch und außerklinisch – täglich gekennzeichnet ist, wertschätzend und respektvoll miteinander umzugehen und zu kommunizieren. Die Bundesärztekammer konnte in dem Modellprojekt „Interprofessionelle Kommunikation im Krankenhaus" einen offenkundigen Optimierungsbedarf der Wertschätzung untereinander feststellen.

Häufig wird feindseliges Verhalten, abwertende Aussagen oder sogar Mobbing als Ventil für die eigene unzureichende Kompensation des Stresses genutzt. Hinzu kommt, dass die zu erledigenden Tätigkeiten immer komplexer werden und die zu erledigenden Arbeiten nur noch unzureichend erfüllt werden können. Weitere Faktoren sind Personalausfälle durch Urlaub und Krankheit und zunehmend auch Berufsaussteiger aufgrund dieser und anderer Faktoren.

Außerdem sind wir häufig gewalttätigen Patienten ausgesetzt, sei es nun, dass es sich um einen dementen und fremdaggressiven Patienten, oder einen Patienten im Delir handelt. Auch die Gewaltbereitschaft gegenüber Einsatzkräften der Feuerwehr, der Polizei und des Rettungsdienstes, aber auch den Pflegekräften und Ärzten innerhalb der Klinik nimmt zu und reicht von Beschimpfungen und provozierenden Äußerungen des Patienten über Spucken, Kneifen, Beißen bis hin zu Schlägen und Tritten. Diese Gewalt geht nicht spurlos an uns vorüber. Wir müssen uns im Team darüber austauschen und unterschiedliche Umgangsformen damit finden, evtl. Handlungsstrategien austauschen oder auch sensiblere Kollegen vor diesen Situationen schützen.

Ein nicht seltener Faktor für die Frustzunahme ist, dass die Arbeit von nichtärztlichem Personal häufig zu Anfang übersehen bzw. nicht wahrgenommen wird. Häufig beginnen die Patienten erst mit einem Krankenhausaufenthalt oder dem Beanspruchen des Rettungsdienstes zu erahnen, was Pflege und Medizin wirklich bedeutet.

Des Weiteren ist die Wertschätzung zwischen den Berufsgruppen häufig gestört. Gründe hierfür liegen in der bereits eingangs erwähnten Unsicherheit gegenüber den unterschiedlichen Qualifikationen und damit verbundenen Kompetenzen. Doch gerade in Bereichen wie des Rettungsdienstes, der Notaufnahmen und der Intensivstationen findet eine ständige Aufgabenüberschneidung statt, welche häufig auch zu einer Aufgabenunklarheit führt. Bei fehlender Kommunikation behindert sie die konstruktive Zusammenarbeit und die Wertschätzung und kann zu Machtkämpfen führen.

Praxistipp

Trotz all dieser speziellen Herausforderungen, vor denen jeder Einzelne im Berufsalltag steht, gibt es Möglichkeiten, diese Herausforderungen zu meistern, sie gemeinsam als interprofessionelles Team zu bezwingen und trotz Hierarchie und Stress eine adäquate Patientenversorgung zu gewährleisten. Insbesondere in Notfallsituationen ist es wichtig, über alle diese Aspekte hinwegzusteigen und einen gemeinsamen Weg zu finden, in einer brenzligen Situation schnell, sicher und gut miteinander zu agieren.

2.2.5 Strategien und Konzepte, nicht nur wenn es schwierig wird

„Nach dem Spiel ist vor dem Spiel" – mit diesem Zitat von Fußballtrainerlegende Josef „Sepp" Herberger kann auch die Strategie beschrieben werden, Probleme oder Komplikationen, die bei einem Intensivtransport zustande kamen, zu kommunizieren. Gemeint ist das gemeinsame Debriefing. „Nach dem Intensivtransport ist eben auch vor dem Intensivtransport!" Während es beim Fußball jedoch normal ist, dass sich die Spieler nach dem Spiel in die Kabine zurückziehen und von ihrem Trainer ein Feedback erhalten, zählen Feedbackgespräche nach einem Intensivtransport nur selten zur Tagesordnung. Dabei bieten sie vielfältige Möglichkeiten, den Ablauf beim nächsten Mal zu optimieren und den Lerneffekt zu verbessern. Dies gilt gerade dann, wenn Auszubildende an dem Transport beteiligt waren oder ihn zumindest begleitet haben.

So stehen z. B. folgende Fragen zur Verfügung:
- 1. Welche Indikation gab Anlass für den Transport?
- 2. Wieso kam es zu der Notfallsituation?
- 3. Wie geht es den einzelnen Mitarbeitern?
- 4. Was lief gut; was lief weniger gut?

Bei der ersten Frage steht im Vordergrund, noch einmal klar zu machen, welche Indikation ausschlaggebend war, den Patienten zu verlegen oder einer Diagnostik zuzuführen. Bei der zweiten Frage geht es darum, begreiflich zu machen, wieso Notfallsituationen passieren oder es hierzu gekommen ist.

Die dritte Frage zielt darauf ab, allen Beteiligten die Möglichkeit zu geben, sich frei zu äußern, wie es ihnen geht. Hierbei spielen Ehrlichkeit und Offenheit eine sehr große Rolle. Dies muss so weit reichen, dass es auch durchaus erlaubt sein darf, gemeinsam zu weinen und Gefühle zu zeigen. Oftmals entladen sich hier Hemmungen und Emotionen, die ansonsten unverarbeitet bleiben können und erst Jahre später in Folge einer posttraumatischen Belastungsstörung aufgearbeitet werden müssen. Jede Mitarbeiterin und jeder Mitarbeiter hat das Recht, unabhängig von seiner Qualifikation und Erfahrung, solche Gefühle zum Ausdruck zu bringen.

Häufig angewandtes Heldentum oder Sprüche gegenüber schwächeren Kollegen wie „Weichei", „Frauenversteher" und „Sissi-Filme-Gucker", sind hier absolut fehl am Platz.

Vielmehr sollte durch die genannten Feedbackgespräche und das Debriefing auch die Chance genutzt werden, die Personalsituation zu analysieren. Wer benötigt vielleicht professionelle Hilfe, z. B. in Form von Supervision oder Psychotherapie, wer hat sich gut entwickelt und kann nun neue weitere Aufgaben übernehmen? Alle diese Faktoren schweißen ein Team zusammen und erlauben letztendlich eine Arbeit auf professionellem Niveau. Gleichzeitig wird der Autoritätsgradient erniedrigt, und die Mitarbeiter arbeiten auf Augenhöhe miteinander.

Und auch, wenn alles reibungslos lief, ein Lob auszusprechen tut nicht weh und bricht keinem einen Zacken aus der Krone.

> **Praxistipp**
>
> Das Debriefing ist somit der wohl wichtigste Teil des persönlichen Lernens.

Akronyme

Wie in ▶ Abschn. 2.2.4 beschrieben, kann durch den negativ empfundenen Distress eine Einengung des Denkens entstehen, welche das Handeln in Notfallsituationen oder Stresssituationen z. T. erheblich einschränkt. Für solche Situationen haben sich in den letzten Jahren vermehrt Akronyme durchgesetzt, die in Form einfacher Schemata oder Merksätze uns dabei helfen, strukturiert zu arbeiten.

Akronyme für die Strukturierung der klinischen Untersuchung

Um im Falle einer eintretenden Komplikation im Rahmen eines Intensivtransports schnell und ergebnisorientiert untersuchen zu können, bieten sich die folgenden Akronyme aus dem Bereich der Notfallmedizin an. Sie können aber auch bei der Aufnahme eines Intensivpatienten Struktur und Sicherheit zu gewinnen.

- **ABCDE-Schema**

Das ABCDE-Schema ist ein Bestandteil des internationalen Schulungskonzeptes. Das ABCDE-Schema verleiht v. a. der klinischen Untersuchung eines Patienten Struktur:

- Airway:
  - Freie Atemwege vorhanden?
  - Vorhandensein der Spontanatmung?
  - Schwellung im Bereich der Atemwege oder Risiko hierzu?
  - Ist ggf. eine HWS-Immobilisation notwendig?
- Breathing:
  - Anzeichen von Zyanose?
  - Messwert der Sauerstoffmessung?
  - Atemmuster und Thoraxbewegungen?
  - Ergebnis der Auskultation der Lunge?
- Circulation: Vorhandensein eines Kreislaufs?
  - RR- und HF-Werte?
  - Anzeichen für innere oder äußere Blutungen?
  - Anzeichen für Frakturen?
  - Rekapillarisierungszeit des Nagelbetts zur Erfassung einer Zentralisation?
- Disability:
  - Neurologische Funktionseinschränkungen?
  - Pupillenreaktion?
  - Werte des Glasgow-Koma-Score?
  - Blutzuckerwerte?
  - Anzeichen für eine Intoxikation?
- Environment:
  - Werden weitere Verletzungen nach völligem Entkleiden sichtbar?
  - Wie kann der Patient vor einer Hypothermie geschützt werden?

- **SAMPLE-Schema**

Häufig wird das ABCDE-Schema durch das SAMPLE-Schema ergänzt, welches der besseren Anamneseerhebung dient. Es dient vor allem dazu, im Bereich einer notfallmäßigen Narkoseeinleitung eine Übersicht zu schaffen:

- Symptoms:
  - Welche Symptome weist der Patient auf?
- Allergies:
  - Welche Allergien hat der Patient?
  - Allergieausweis vorhanden?
- Medication:
  - Welche Medikamente nimmt der Patient routinemäßig ein?
- past medical history:
  - Vorerkrankungen, Krankengeschichte oder Verlauf bekannt?
- last oral intake:
  - Wann war die letzte Mahlzeit und Getränkeaufnahme des Patienten?
- event prior to incident:
  - Welche Ereignisse traten direkt vor dem Unfall/Intensivtransport auf?

Akronyme zur Strukturierung einer Übergabe

> Eine strukturierte Übergabe ist elementar, um einen Patienten adäquat versorgen zu können.

- **SBAR-Schema**

Um den interprofessionellen Informationsfluss zu fördern und keine wichtigen Fakten zu unterschlagen, wird das SBAR-Schema von der ERC in den aktuellen Guidelines zur Reanimation 2015 empfohlen:

- Situation:
  - Patientendaten,
  - Situationsbeschreibung,
- Background:
  - Diagnose,
  - Aufnahmedatum,
  - Anamnese und
  - Behandlungsverlauf,
- Assessment:
  - Veränderungen beschreiben: Neurologie, Atmung, Vitaldaten, Haut und Wundsituation, Schmerzen, Gastrointestinale Funktion, Einschränkungen des Bewegungsapparats,
- Recommendation:
  - Empfehlungen zur Weiterbehandlung und Pflege des Patienten.

Akronyme in bestimmten Situationen oder bei bestimmten Patientengruppen

Innerklinisch wie außerklinisch werden viele weitere Akronyme angewendet.

■ 4 Hs und HITS

So gibt es besonders für den Herz-Kreislauf-Stillstand zwei Akronyme, welche nach Empfehlung 2015 des ERC gemeinsam betrachtet werden sollten:

- Die 4 Hs vereinfachen den Überblick über folgende mögliche reversible Ursachen eines Herz-Kreislauf-Stillstands:
  - Hypoxie,
  - Hypovolämie,
  - Hypo-/Hyperkaliämie und
  - Hypothermie.

Des Weiteren greifen die HITS weitere reversible Ursachen für einen Herz-Kreislauf-Stillstand auf:

- Herzbeuteltamponade,
- Intoxikation,
- Thromboembolie (Koronararterien, Lungenarterien) und
- Spannungspneumothorax.

■ MONA-Schema

Vielfach bekannt ist das MONA-Schema im Rahmen eines akuten Koronarsyndroms, welches durch eine Oberkörperhochlagerung ergänzt wird:

- Morphin: Morphingabe 3–5 mg,
- Oxygen: Sauerstoffgabe unterhalb einer S_pO_2 von 94%,
- Nitroglyzerin: Gabe bei RR >90 mm Hg und persistierender Angina pectoris,
- Acetylsalicylsäure: Gabe von Acetylsalicylsäure 150–300 mg i.v. oder p.o.

■ SOCRATES

Auch für die Schmerzanamneseerhebung wurde ein Akronym entwickelt:

- Site:
  - Schmerzlokalisation und Ausprägung?
- Onset:
  - Schmerzbeginn: Akut oder schleichend?
  - Zunehmend oder abnehmend?
- Character:
  - Charakter des Schmerzes: Dumpf, stechend, brennend, krampfartig?
- Radation:
  - Ausstrahlung des Schmerzes in andere Körperbereiche?
- Associations:
  - Schmerzbegleitende Symptome?
- Time Course:
  - Schmerzmuster und -verlauf?
- Exacerbating:
  - Ist der Schmerz durch nichtmedikamentöse Maßnahmen beeinflussbar?
- Severity:
  - Erfassen der Schmerzstärke anhand einer Skala (visuelle Analogskala, VAS)?

■ DMS

Zur Beurteilung von Patienten nach Gefäß- oder Nervenverletzung oder Therapie mit einem Peridualkatheter kann das Akronym DMS angewendet werden, welches die wichtigen zu beurteilenden Funktionen hervorhebt:

- Durchblutung,
- Motorik der Extremitäten,
- Sensorik der Extremitäten.

Falls einer dieser Punkte pathologisch auffällt, sollten eine weiterführende Diagnostik und eine engmaschige Beobachtung, bis hin zu Interventionen, durchgeführt werden.

■ DOPES-Schema

Speziell beim beatmeten Patienten kann zur Ursachenklärung eines Beatmungsproblems das DOPES-Schema genutzt werden:

- Dislokation des Tubus,
- Obstruktion des Tubus durch Sekret oder Abknicken,
- Pneumothorax,
- Equipmentversagen: Funktionsstörung des Beatmungsgeräts oder des Materials,
- Stomach: Tubusfehllage in der Speiseröhre oder Überblähung des Magens.

Vereinzelt erlangen auch Scoring-Systeme den Effekt eines Akronyms.

■ **Apgar-Score**

Beispielhaft steht hierfür der Apgar-Score, der 1952 erstmals von der US-amerikanischen Anästhesistin Virginia Apgar vorgestellt und nach ihr benannt wurde. Dabei handelt es sich um ein Punkteschema, mit dem sich der klinische Zustand von Neugeborenen standardisiert beurteilen lässt. Mit Hilfe dieser Beurteilung wird der Zustand des Neugeborenen und dessen Anpassung an das Leben außerhalb der Gebärmutter beschrieben.

Die Kriterien kann man sich anhand der Einzelbuchstaben – ähnlich einem Akronym – merken:

— Atmung (Atemanstrengung),
— Puls (Herzfrequenz),
— Grundtonus (Muskeltonus),
— Aussehen (Hautfarbe),
— Reflexe (Reflexerregbarkeit).

Die Bestimmung wird 1, 5, 10 und 60 min nach der Geburt durchgeführt. Je Merkmal werden jeweils 0 Punkte (Merkmal fehlt), 1 Punkt (Merkmal eingeschränkt vorhanden) oder 2 Punkte (Merkmal gut vorhanden) vergeben und in das Untersuchungsprotokoll eingetragen; die maximale Punktzahl ist 10 Punkte pro Untersuchungseinheit.

> **Praxistipp**
>
> Ein Akronym kann auch als ein Initialwort bezeichnet werden, welches zusammenhängende Dinge übersichtlich gestaltet und einprägend ist. Hierbei werden die Anfangsbuchstaben der Maßnahmen oder Schlagwörter als ein Wort zusammengefügt. Anhand von Akronymen können in Notfallsituationen Strukturen verdeutlicht und Sicherheit gegeben werden, da die Kollegen Hilfestellung bekommen und wichtige Handlungspunkte oder Differenzialdiagnosen nicht übersehen werden.

> Akronyme sollten in den Arbeitsalltag mit einbezogen werden, sodass sie in einer Stresssituation einfach abrufbar sind. Nur durch regelmäßiges Anwenden kann in Notfallsituationen gewinnbringend darauf zurückgegriffen werden.

Crisis Ressource Management (CRM)

Ebenfalls aus der Luftfahrt wurde aufgrund einer Reihe tragischer Unfälle das Crew Ressource Management konzipiert. Es dient dazu, Notfallsituationen zu strukturieren und zu optimieren. Das Konzept wurde innerhalb eines NASA-Workshops 1979 aufgebaut und in den folgenden Jahren stark weiterentwickelt.

Die Adaption in die Medizin erfolgte durch David Gaba als „Anesthesia Crisis Ressource Management" (ACRM). Von dort aus wurde es auf die Akutmedizin als Crisis Ressource Management (CRM) übertragen. Vermittelt wird sowohl das ACRM als auch das CRM anhand von Simulationstrainingseinheiten, v. a. im Bereich des Schockraummanagements, Intensiv- und Anästhesiemanagements um u. a. die Team- und die Kommunikationshindernisse zu optimieren und Teamstruktur in einer Notfallsituation zu trainieren.

Das CRM-Training hat das Ziel, die Teilnehmer neben dem Training der technischen Fähigkeiten (Technical Skills) v. a. im Bereich der Soft Skills oder auch Human Factors zu trainieren. Durch die Kombination aus Übung von Technik und Soft Skills soll letztendlich die Rate an Zwischenfällen in der Medizin reduziert werden und eine sichere und effiziente Abhandlung von Notfallsituationen mit Erhöhung der Patientensicherheit gewährleistet werden.

Simulationstraining

Die Umsetzung und das Erlernen des CRM-Konzepts finden im Rahmen eines interdisziplinären Simulationstrainings statt.

> **Praxistipp**
>
> Die Simulationseinheit sollte immer so realitätsnah wie möglich sein, d. h. das Equipment und der räumliche Aufbau sollten der Realität entsprechen.

Für den Bereich des Intensivtransports sind dies:

- Patientenübernahmestelle (Intensivzimmer, Schockraum, Notfallambulanz),
- Trage (Intensivtransporttrage/Rettungsdiensttrage),
- Intensivtransportmittel (Rettungswagen, Intensivverlegungswagen, Hubschrauber).

Dies zeigt, dass die Simulationsausbildung die teuerste, aber auch die effektivste Ausbildungsform ist.

Darüber hinaus sollten die beteiligten Berufsgruppen gemeinsam trainieren und nicht jede für sich, um zu lernen, wie man im interdisziplinären Team gemeinsam Handlungsstrategien umsetzen kann.

Die weiteren Vorteile des Simulationstrainings sind v. a., dass kein Patientenrisiko besteht und Fehler somit gestattet sind. Durch die praxisnahen Fälle und die Interaktion im Team entsteht eine sehr reale Situation, und das trainierende Team kann verschiedene Handlungsmöglichkeiten ausprobieren. Jedes Teammitglied kann verschiedene Rollen und Aufgabenbereiche ausprobieren und sich darin erproben. Hierdurch entsteht ein einheitlicheres und umfassendes Bild für eine Notfallsituation bei jedem Einzelnen. Weiter können die verschiedensten Szenarien ausprobiert werden, bis hin zu Grenzsituationen mit massivsten Komplikationen.

Somit können die Kollegen unter sicheren Bedingungen an ihre eigenen Grenzen kommen, sowohl in psychischer und physischer Hinsicht als auch im Hinblick auf ihre fachlichen und sozialen Kompetenzen. Dies stärkt nicht zuletzt die Teamzusammengehörigkeit!

Das Training ist in 3 Phasen aufgeteilt:

- Briefing,
- Simulation und
- Debriefing.

■ **Briefing**

Im Briefing erfolgt die Vorstellung aller Teilnehmer, und die Simulationsumgebung wird vorgestellt. Teilweise werden hier auch schon individuelle Problematiken und Herausforderungen angesprochen, die Einzelne mitbringen. Die Teilnehmer werden in das zu erwartende Training instruiert und erhalten eine Schulung der Inhalte des CRM-Konzepts sowie zu den Leitsätzen von CRM. Wichtig ist zudem, dass betont wird, dass sich die Trainierenden in einem geschützten Rahmen befinden und ihre Defizite nicht nach außen getragen werden, dass vielmehr das Training allein der Professionalisierung dient.

■ **Simulation**

Die Simulationsphase kann zwischen 20 und 60 min dauern und wird im Optimalfall auf Video aufgezeichnet. Innerhalb des Szenarios agiert das Team im Simulator in sich und wird zunächst nicht unterbrochen. Komplikationen und Notfälle können ungestört erprobt werden.

■ **Debriefing**

Wie bereits in ► Abschn. 2.2.5 erwähnt ist das Debriefing die wichtigste Phase im Bereich des persönlichen Lernens. Die Teilnehmer sollen zunächst selbst erkennen, welche Teamdynamiken und Handlungsweisen in der Situation zielführend oder auch hinderlich waren und diese wertfrei benennen. Dies kann mit Hilfe der Videoanalyse erfolgen, aber auch aus der eigenen Erinnerung heraus.

Die Selbstreflexion anhand der CRM-Leitsätze fokussiert sich auf die „Non-technical Skills". Die Reflexion findet in einem kollegialen und freundlichen Ton statt, mit dem Ziel, aus den aufgekommenen Fehlern zu lernen. Die aufkommenden Problematiken des Szenarios werden aus den unterschiedlichen Perspektiven thematisiert und analysiert, um eine zielführendere Handlungsmöglichkeit daraus zu ziehen.

Des Weiteren resultiert die Chance, bestimmte Kommunikationsstile im Team, welche bisher die Situation auf Station und in Notfällen erschwert haben, zu entdecken und gemeinsam eine neue Kommunikationsmöglichkeit zu entwickeln. Gleichzeitig wird analysiert, inwieweit

Instrumente des CRM Anwendung fanden und in welchem Zeitrahmen Interventionen, wie z. B. die Intubation stattfanden. Es sollten keine Handlungsprobleme offen gelassen werden, damit jeder Teilnehmer am Ende des Trainings an jedem Problem im Szenario eine Möglichkeit findet, adäquat zu handeln.

Die wertfreie Diskussion über die Trainingssituation während des Debriefings werden von dem Instruktor geleitet, welcher durch seinen offenen Fragestil versucht, die Teilnehmer selbst Fehler und Zusammenhänge erkennen zu lassen.

Häufig findet das Debriefing nach einer realen Notfallsituation nicht statt. Doch hierdurch nehmen wir unseren Kollegen und uns selbst die Chance, Handlungen zu reflektieren, die Chance, die Teamarbeit zu bewerten und Fehler und Missverständnisse zu thematisieren und letztendlich auch die Chance, das nächste Mal zielgerichteter und kompetenter im Team zu arbeiten. Häufig würden 5 min ausreichen, in welchen man unter Lenkung des Teamleiters die Situation reflektiert und wertfrei diskutiert (Happel et al. 2010).

> **Praxistipp**
>
> Das Briefing, in welchem man die Situation vorab bespricht und Zwischenziele definiert, sowie das Debriefing, in welchem man die Notfallsituation nachbespricht und reflektiert, helfen einem Team, Fehler auf die lange Sicht zu beheben und die Kommunikation zu verbessern. Das Debriefing benötigt nur ein paar Minuten mit dem gesamten Notfallteam und sollte nach jeder Notfallsituation durchgeführt werden.

Optimierung der individuell-kognitiven Aspekte

🛑 Cave
Ein großer Fehler, den wir gerne in Notfallsituationen begehen, ist der Fixierungsfehler!

Wir versteifen uns oft auf eine Diagnose oder Handlungsmöglichkeit und blenden somit die anderen Möglichkeiten und Differenzialdiagnosen aus. Daher setzt der individuelle, kognitive Ansatz des CRM bei uns selbst an. Wir müssen uns bewusst machen, dass die Fehlerentstehung häufig im eigenen Denken beginnt! Als Mensch ist man nur sehr eingeschränkt Multitasking-fähig. Wir vergessen Dinge, verwechseln oder wissen in manchen Situationen, wichtige Informationen einfach nicht mehr.

Stattdessen entwickeln wir einen Tunnelblick und sehen nur noch eine einzige Handlungsoption. Damit behindern wir nicht nur uns selbst, sondern im Endeffekt bei einer Fehleinschätzung die Stabilisierung der Situation.

Daher arbeitet CRM verstärkt mit Akronymen (s. oben), von denen einige ja schon vorgestellt wurden. Ebenso kommen hier auch die SOPs (Standard Operating Procedures) und die Algorithmen, wie z. B. der ALS (Advanced Life Support) zum Tragen, um eine fehlerhafte Handlung oder ein Vergessen von wichtigen Therapie- und Behandlungsschritten zu verhindern.

Die Priorisierung der eigenen Handlungen ist ein weiterer wichtiger Aspekt. Hier wird Wert auf das Selektieren der einzelnen Handlungen gelegt; um die stressige Situation zu entschleunigen und die notwendigen und zielführenden Dinge trotzdem auszuführen.

Ein weiterer Lernschwerpunkt des Simulationstrainings ist es, Ressourcen sinnvoll nutzen. Dies sind zum einem die personellen Ressourcen in einer Transportsituation – mit den folgenden Fragen:

— „Welche Personen bzw. Berufsgruppen benötige ich gerade, um die Situation zu optimieren?"

— „Wie viele Kollegen sind involviert? Muss vielleicht der Überschaubarkeit wegen die Personenzahl minimiert werden? Sind die anderen Patienten auf der Station noch optimal betreut und versorgt?" – und darüber hinaus:

— „Welche materiellen Ressourcen habe ich zur Verfügung, um die Situation zu verbessern?"

Das frühzeitige Anfordern von Hilfe ist daher genau das Gegenteil von Inkompetenz: Es zeigt, dass wir unsere Grenzen erkennen, was wiederum zu einer verbesserten Sicherheit des Patienten führt. Wir fordern frühzeitig Unterstützung an, um adäquat handeln zu können, dies gilt insbesondere für die Stellung einer Verlegungsindikation des Intensivpatienten.

> Die eigenen Grenzen zu kennen, sie einschätzen zu können und daraufhin rechtzeitig Hilfe einzufordern, ist vielmehr eine Stärke, da sie Verantwortungsbewusstsein und das Ernstnehmen der Situation bedeuten.

Das FOR-DEC-Modell

Das dritte, wiederum aus der Luftfahrt kommende Modell, das im Rahmen der Non-technical-Skills im Intensivtransport, aber auch in anderen Notfallsituationen Anwendung findet, ist das von Eißfeld 1994 entwickelte FOR-DEC-Modell (□ Abb. 2.1, Stemmler und Hecker 2017). Es hilft, die Entscheidungsfindung innerhalb einer Notfallsituation zu optimieren und strukturieren.

Handlungsbedarf und Entscheidungsfindung ist immer dann nötigt, wenn es um einen komplexen Fall geht, die Patientenstabilisierung gefährdet ist oder die Prioritäten, wie z. B. nach der Diagnostik im CT in einer Notfallsituation,

sich dynamisch und rasch verändern. Bevor die Handlungsmöglichkeiten abwogen werden, sollten im Team mehrere Zwischenziele definiert werden. Diese helfen. den Überblick über die Situation und die Prioritäten zu wahren und gelten als Meilensteine auf dem Weg zum Hauptziel, ebenso motivieren sie das Team, da verschiedene Ziele erreicht werden.

Da FOR-DEC kreisförmig angewandt wird, kann es, sobald ein Zwischenziel erreicht ist, erneut für den nächsten Handlungsschritt angewendet werden. Dadurch werden Fixierungsfehler minimiert, da das Team alle Vor- und Nachteile, alle Möglichkeiten und Handlungsspielräume vor Augen hat. Auf diese Weise wird die Notfallsituation durch dieses Entscheidungsfindungsmodell und Umsetzungsmodell strukturiert und zu einer zielführenden, dynamisch angepassten Handlung umgesetzt.

Praxistipp

FOR-DEC wird im Rahmen des 10-Sekunden-für-10-Minuten-Prinzips, oder auch des sog. Stoppprinzips, durchgeführt:
— Innerhalb 10 Sekunden sollte FOR-DEC angewendet und eine Entscheidung getroffen werden, die dann zur Anwendung kommt.

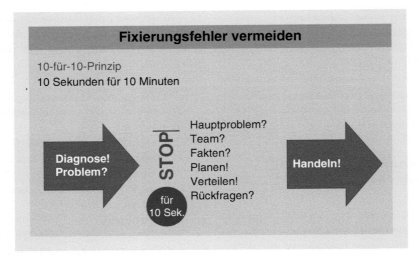

□ **Abb. 2.1**   Kombination FOR-DEC und 10-für-10. (Aus Stemmler und Hecker 2017)

— Nach 10 Minuten sollten darauffolgend erneut anhand des Modells die Prioritäten und die momentane Therapie überdacht werden.

Dieses kurze Stoppen für 10 Sekunden kann jedem Teammitglied helfen, die Handlungen nachzuvollziehen, seine Handlungsmöglichkeit wahrzunehmen und schließlich neu anzugehen. Ebenso sollen hier Bedenken und Ideen für das weitere Vorgehen geäußert werden können.

Der Teamleiter, beispielsweise der Transportführer leitet dieses Manöver und somit auch die Entscheidungsfindung. Anschließend verteilt er zu erledigenden Aufgaben.

Die 15 Leitsätze des CRM

Rall und Gaba haben 15 Leitsätze zusammengefasst, damit die Konzeptgrundlagen in der Praxis schnell umgesetzt werden können. Die Grundlage hierfür ist gegenseitige Wertschätzung und das Vertrauen im Team. Nur so kann eine Atmosphäre geschaffen werden, in welcher jedes Teammitglied Bedenken offen äußern, seine Vorschläge einbringen kann und sich gerne in die ihm zugewiesene Rolle fügt.

Die Leitsätze werden fortwährend aktualisiert und überarbeitet. Letztmalig wurden sie im „Miller 7th Edition" publiziert (St. Pierre und Breuer 2013; Rall 2013).

Leitsätze des Crisis Ressource Management (CRM)
— 1. Kenne Deine Arbeitsumgebung!
— 2. Antizipiere und plane voraus!
— 3. Fordere Hilfe an – lieber früh als spät!
— 4. Übernimm die Führungsrolle oder sei ein gutes Teammitglied mit Beharrlichkeit!
— 5. Verteile die Arbeitsbelastung!
— 6. Mobilisiere alle verfügbaren Ressourcen (Personen und Technik)!
— 7. Kommuniziere sicher und effektiv – sag, was Dich bewegt!
— 8. Beachte und verwende alle vorhandenen Informationen!
— 9. Verhindere und erkenne Fixierungsfehler!
— 10. Habe Zweifel und überprüfe genau („double check", nie etwas annehmen)!
— 11. Verwende Merkhilfen und schlage nach!
— 12. Reevaluiere die Situation immer wieder!
— 13. Achte auf gute Teamarbeit – andere unterstützen und sich koordinieren!
— 14. Lenke Deine Aufmerksamkeit bewusst!
— 15. Setzte Prioritäten dynamisch!

▪ **Leitsatz 1: Kenne deine Arbeitsumgebung**
Im Rahmen eines Interhospitaltransfers ist es insbesondere für die Mitarbeiter des Intensivverlegungsdienstes besonders schwierig, alle örtlichen Gegebenheiten, aller möglichen Kliniken zu kennen. Typische Fallstricke sind hier
— schlechte Beschilderungen,
— lange Flure und
— zu enge Aufzüge.

Der Arbeitsplatz ITW/ITH sollte hingegen vertraut sein. Umgekehrt gilt das gleiche für das Klinikpersonal: welches ist der kürzeste Weg ins CT, mit welchem Aufzug komme ich am schnellsten ins MRT?

Im Rahmen eines Zwischenfalls ist es absolut erforderlich, die räumlichen und technischen Begebenheiten zu kennen, um zügig agieren zu können. Ebenso ist die Kenntnis der Arbeitsflächen und des Ortes, an dem Medikamente und benötigtes Material aufbewahrt werden, unabdingbar für ein flüssiges Arbeiten. Ein weiterer wichtiger Aspekt der Arbeitsumgebung ist das Nutzen der Ressourcen. Dies meint zum einen
— personelle Ressourcen unter der Fragestellung „Welche Person kann diese Situation durch ihr Wissen und die Erfahrung positiv beeinflussen?", aber auch

- materielle Ressourcen, wie den Standort der mechanischen Reanimationshilfe zu kennen, sowie
- strategische Ressourcen unter der Fragestellung „Wie hole ich zügig Hilfe?".

■ **Leitsatz 2: Antizipiere und plane voraus**

Durch ein vorausschauendes Planen der Handlung und das Einberechnen von Erwartungen, wie die Situation weiter verlaufen könnte, kann die Notfallsituation strukturiert, besser organisiert und Überraschungsmomente vermieden werden. So ist es bei einem Zwischenfall im Rahmen des Transports zur Diagnostik, oder vom Fahrzeug zur Intensivstation, immer besser, die Notfallausrüstung (Rucksack, Koffer) etc. dabei zu haben und einen Beatmungsbeutel griffbereit zu haben, als plötzlich beim Ausfall des Respirators mit dem Mund in den Tubus hineinblasen zu müssen …

■ **Leitsatz 3: Fordere frühzeitig Hilfe an**

Das frühzeitige Anfordern von Hilfe ist keine Schwäche, sondern zeigt vielmehr das Ernstnehmen der Situation durch die Person und Verantwortungsbewusstsein für den Patienten. Seine eigenen Grenzen zu kennen und selbst einschätzen zu können, zeugt für einen starken Charakter und ist enorm wichtig für die Patientensicherheit!

❯❯ **Es ist notwendig, vorausschauend Hilfe anzufordern, damit Handlungsengpässe vermieden werden.**

Dies gilt sowohl für die Selbsteinschätzung in Bezug auf die eigenen Kraftreserven während der mechanischen Reanimation, um eine effiziente CPR (kardiopulmonale Reanimation) am Patienten durchführen zu können, aber auch in der frühzeitigen Organisation der Verlegung eines Patienten in ein spezialisiertes Zentrum.

■ **Leitsatz 4: Übernimm die Führung oder sei ein gutes Teammitglied**

Die Führungsperson sollte die Handlungen koordinieren, integrieren und planen sowie die Anweisungen klar kommunizieren, damit die Situation überschaubar und zielgerichtet bearbeitet werden kann. Ebenso sollte der Teamführer dem Team zuhören, offen für Kritik und Anregungen seien und ein generelles Vertrauen in sich und sein Team legen (Happel et al. 2010). Somit ist es wichtig, sich an diesem Punkt der Rollenverteilung bewusst zu werden und dem Erfahrungswert, dass man nur als starkes Team in einer Notfallsituation erfolgreich und effektiv agieren kann.

■ **Leitsatz 5: Verteile die Arbeitsbelastung**

Wie schon erwähnt, sollte der Teamleiter die Handlungen koordinieren, delegieren und zuteilen. Ebenso sind klare Ansagen, wie z. B. von einem Richtwert des Zielblutdrucks oder einer Zeitangabe „Wir wiederholen die Suprarenin-Gabe alle 4 Minuten" wünschenswert und strukturförderlich. Die Handlungskette kann sehr gut mit dem 10-für-10-Prinzip (s. oben) evaluiert und geplant werden.

■ **Leitsatz 6: Mobilisiere alle verfügbaren Ressourcen**

Wie schon im 1. Leitsatz erwähnt, ist es notwendig, alle personellen, menschlichen, technischen und räumlichen Ressourcen zu kennen und zu nutzen. Nur bei optimaler Nutzung aller Ressourcen können die Patientensicherheit gewährleistet und die Situation zügig verbessert werden.

■ **Leitsatz 7: Kommuniziere sicher und effektiv**

Kommunikation in der Notfallsituation sollte kurz und bündig geschehen und absolut wertfrei. Das Prinzip der „closed-loop communication" ist hier zielführend. CRM wertet die Kommunikation als „Kleber" zwischen den einzelnen Aspekten und somit als Basis des gesamten Handlungserfolgs. Die Kommunikation sollte ungeachtet von Autoritätsgefällen, Rollenkonflikten stattfinden und auf Respekt und Wertschätzung basieren.

■ **Leitsatz 8: Beachte und nutze alle Informationen**

Kommunikation sollte auch die einzelnen Faktoren der Notfallsituation verbinden und zusammentragen, v. a. wenn mehrere Kollegen aus unterschiedlichen Fachrichtungen zusammenarbeiten. Dies ist v. a. im Schockraum wichtig. Auf Intensivstation sollten vorliegende Laborparameter, die klinische Situation und die Anamnese des Patienten als Ganzes betrachtet werden und neue Informationen, wie z. B. Röntgenbefunde oder Sonographieergebnisse, gleich nach Erhalt mit einbezogen werden. Auf Normalstation oder auf der Straße können Mitpatienten oder auch Passanten in die Informationssammlung mit einbezogen werden.

Praxistipp

Insbesondere eine gute Anamnese der Vorerkrankungen oder des Krankheitsverlaufs kann vor Fixierungsfehlern schützen und die Handlung besser ausrichten.

- **Leitsatz 9: Verhindere und erkenne Fixierungsfehler**

Möglichkeiten, als Team einen Fixierungsfehler zu entdecken, sind das Stoppmanöver, in welchem das 10-für-10-Prinzip angewendet wird (s. oben). Ebenso sollten Vermutungen von Fixierungsfehlern von jedem Teammitglied offen angesprochen werden, um diese aufzudecken. Die betroffene Person sollte gefragt werden, wie diese die Situation einschätzt, ohne dass der Fragesteller seine Einschätzung zuvor preisgibt. Dieser Ansatz kann nur bei einer grundsätzlichen Wertschätzung jeder Person und deren Meinung in der Praxis umgesetzt werden, mit dem Grundsatz, dass jeder in der Notfallsituation Positives beitragen und die Situation optimieren kann.

- **Leitsatz 10: Überprüfe sorgfältig und habe Zweifel**

Hierbei ist v. a. der „double check" zu nennen, der ein mehrfaches Überprüfen auf verschiedenen Kanälen darstellt. Der „double check" kann von mehreren Personen durchgeführt

werden, z. B. durch einen Blick auf die Beatmungseinstellungen durch zwei Personen oder das wiederholte Überprüfen und Sichten von Befunden und Laborparametern.

> ❯ Es ist grundsätzlich mit eigenen Fehlern zu rechnen und diesen durch Zweifel und Überprüfen zuvorzukommen. Zuverlässigkeit und Kompetenz hat mit eigener Kontroll- und Evaluationsbereitschaft zu tun.

- **Leitsatz 11: Verwende Merkhilfen und schlage nach**

Wie schon im individuell-kognitiven Aspekt von CRM genannt (s. oben) ist das Nutzen von Checklisten oder Nachschlagemöglichkeiten absichernd. Manchmal scheuen sich Kollegen, solche Möglichkeiten zu nutzen, da sie denken, dass von ihnen erwartet wird, alles zu wissen. Auch das nichtärztliche Personal darf sich mit Hilfe der Algorithmen Informationen zu Fakten und Struktur einholen, um die Notfallsituation zu optimieren.

- **Leitsatz 12: Reevaluiere immer wieder**

Nochmalig wird hier das 10-für-10-Prinzip und das kreisförmig angewendete FOR-DEC-Modell in den Mittelpunkt gerückt, in dem die Handlungen neu überschaubar gemacht, evaluiert und geplant werden. Jede Notfallsituation ist individuell und muss individuell behandelt werden.

- **Leitsatz 13: Achte auf gute Teamarbeit**

Hier darf sich jedes Teammitglied fortwährend selbst evaluieren und die eigene Rolle überprüfen. Möglichkeiten, die Teamarbeit zu verbessern, sind die Briefings (s. oben), welche auch zu Beginn einer Notfallsituation durchgeführt werden können, um von Beginn an koordiniert und strukturiert arbeiten zu können.

In der Luftfahrt finden diese Briefings zu Beginn einer kritischen Situation mittlerweile regulär statt. Sie finden auch zunehmend Anwendung in der Medizin, da diese Maßnahmen im Endeffekt die Notfallsituation überschaubarer machen und die Teamarbeit verbessern. Zudem beginnt gute Teamarbeit mit einer gelingenden Kommunikation und Wertschätzungskultur auf Station, welche ebenso von der Stationsleitung oder dem Oberarzt im klinischen Alltag vorgelebt werden sollte.

- **Leitsatz 14: Lenke deine Aufmerksamkeit bewusst**

Der Teamleiter sollte die Situation überblicken und koordinieren. Die einzelnen Teammitglieder können sich dadurch auf ihre individuelle Rolle und Aufgabe konzentrieren und warten oder erfragen währenddessen weitere Anweisungen des Teamleiters. Als weiteres Schlagwort ist hier die „situation awareness" zu nennen, bei welcher u. a. jede Person ihre Aufmerksamkeit individuell dazu nutzt, sich bewusst zu entscheiden, welche Handlung sie im Hinblick auf die Gesamtoptimierung der Patientensicherheit durchführen möchte und welche nicht.

- **Leitsatz 15: Setze Prioritäten dynamisch**

Eine Notfallsituation ist eine dynamische Situation, die sich fortwährend entwickelt und verändert. Somit verändern sich die Prioritäten. Hier ist es wichtig, dass der Teamführer diese wechselnden Prioritäten erkennt, koordiniert und delegiert.

? Kontrollfragen zu ▶ Abschn. 2.2
- **Frage 2.5:** Welche Empfehlung gibt die DIVI zur Besetzung eines Transportmittels im Intensivtransport?
- **Frage 2.6:** Welche Tätigkeitsbeschreibung regelt das RettAssG in Bezug auf den Intensivtransport?
- **Frage 2.7:** Wann trat das Rettungsassistentengesetz außer Kraft?
- **Frage 2.8:** Was ist ein Akronym?
- **Frage 2.9:** Welche Konsequenz hat das Debriefing in Bezug auf das Lernen?
- **Frage 2.10:** Aus welchem Bereich wurden viele der Strategien zur Patientensicherheit abgeleitet?

2.3 Aspekte der praktischen Abwicklung

U. Hecker

> Grundsätzlich herrscht Einigkeit darüber, das sich der Intensivtransport in 6 Phasen aufteilen lässt, die alle an der Organisation und Durchführung beteiligten Personen kennen müssen, um einen einwandfreien, sicheren Transport gewährleisten zu können (□ Tab. 2.1).

2.3.1 Entscheidung zur Intensivverlegung durch den behandelnden Arzt (Planungsphase)

Die Entscheidung zur Transportindikation wird i. d. R. durch den behandelnden Arzt der Quellklinik und den verantwortlichen Arzt der aufnehmenden Klinik gestellt. Dabei sollte frühzeitig geklärt werden, ob die abgebende Klinik einen Transportarzt (Notarzt) stellen kann, ob hierfür ein Verlegungsarzt alarmiert wird oder ob das übernehmende Zentrum den Transport organisiert.

> Das Modell des „Zu-sich-holen" hat sich besonders im Bereich der Neonatologie und Pädiatrie erfolgreich durchgesetzt und ist vor dem Hintergrund einer frühzeitigen erweiterten Therapieoption (z. B. durch Anlage einer IABP, iNO) durchaus überlegenswert.

□ **Tab. 2.1** Die 6 Phasen des Intensivtransports

I	Entscheidung zur Intensivverlegung durch den behandelnden Arzt
II	Anforderung und Vorbereitung des Transportmittels
III	Arzt-Arzt-Gespräch
IV	Übernahme des Patienten in der Quellklinik
V	Durchführung des Transports
VI	Übergabe des Patienten in der Zielklinik

Grundsätzlich besteht eine Transportindikation dann, wenn die erweiterten und weiterführenden Behandlungsoptionen eine Besserung des Outcome für den Patienten bewirken und die durch den Transport verursachten Risiken nicht überwiegen! Die Auswahl des geeigneten Rettungsmittels sollte mit Hilfe eines Entscheidungsalgorithmus erfolgen (■ Abb. 2.2, Schlechtriemen et al. 2003).

2.3.2 Anforderung und Vorbereitung des Transportmittels

In der Regel erfolgt die Alarmierung des jeweiligen Transportmittels durch den Arzt der abgebenden Klinik. Dabei ist zu beachten, dass der Einsatz von Intensivtransporthubschraubern tageszeit- und witterungsabhängig nur eingeschränkt möglich ist.

Sobald die Entscheidung getroffen ist, ist unverzüglich mit der parallelen Vorbereitung des Rettungsmittels zu beginnen. Müssen für den Transport therapie- oder gar organunterstützende Assistenzsysteme mitgeführt werden, so ist darauf zu achten, dass entsprechende Halteeinrichtungen in ausreichender Zahl vorhanden sind, die ein sicheres Befestigen des Systems ermöglichen. Ebenso ist zu beachten, dass nur eingewiesenes Personal diese Geräte bedienen darf. Unter Umständen müssen dann für solche Transporte Spezialisten wie z. B. Kardiotechniker oder Fachkrankenpflegepersonen herangezogen werden.

Bei längeren Transportzeiten sollten Informationen über die Fahrstrecke eingeholt und eine Alternativroute geplant werden. Im Falle eines Hubschraubertransports beginnt der Pilot mit der Flugplanung.

Viele Rettungsleitstellen halten sog. Faxvorlagen zur Anmeldung eines Intensivtransports bereit; hier soll die Faxvorlage der ZKS Baden-Württemberg vorgestellt werden (■ Abb. 2.3).

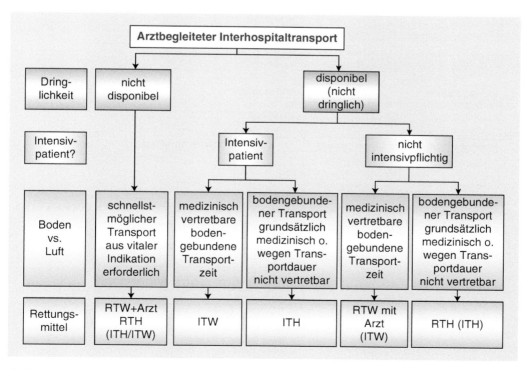

■ **Abb. 2.2** Arztbegleiteter Intensivtransport. (Aus Schlechtriemen et al. 2003, mit freundlicher Genehmigung)

Faxvorlage Intensivtransport für ZKS Baden-Württemberg

| *Anforderung für einen **Intensivtransport*** | **Fax: 0711-70077779**
Tel.: 0711-70077777 |

| **Rettungsleitstelle:** * | |

Quellklinik *: (Name, Ort)			
	- Station *	Intensivstation	
		Intermediate Care	
		Normalstation	
		Notfallaufnahme	
		OP	
		Sonstige Station	
	- Station (Bezeichnung)		
	- Station Telefonnummer *		
	- Station Ansprechpartner		

Zielklinik *: (Name, Ort)				
	- Station *	Intensivstation		
		Intermediate Care		
		Normalstation		
		Notfallaufnahme		
		OP		
		Sonstige Station		
	- Station Nummer			
	- Station Telefonnummer			
	- Station Ansprechpartner			
	- Übernahme bestätigt?	nein		ja
	- Wunschzeitpunkt Übergabe			

Einsatzdatum *:		dd.mm.yyyy
	Wunschzeitpunkt Übernahme	hh:mm

Dringlichkeit *:	< 30 min. (sofort)		**!! (Cave Anfahrtszeit)**
	< 2 h (dringlich)		
	im Tagesverlauf (planbar)		
	am Folgetag (planbar)		

Patient:	**Nachname ***		
	Vorname		
	Geburtsdatum *		dd.mm.yyyy
oder	**Geschätztes Alter ***		Jahre
	Geschlecht *	**männlich**	**weiblich**
	Gewicht des Patienten *	<120	120-160	>160	kg

Hinweis: Ohne ausgefüllte Pflichtfelder ist eine korrekte Bearbeitung nicht möglich !   Seite 1 von 2

◻ **Abb. 2.3**   Beispiel einer Faxvorlage zur Fahrzeuganforderung bei der Rettungsleitstelle. (Mit freundlicher Genehmigung der DRF Stiftung Luftrettung)

Faxvorlage Intensivtransport für ZKS Baden-Württemberg

Diagnose: *

Medizin:	**Verlegungsgrund** *	Diagnostik	
		OP/Intervention	
		Intensivtherapie	
		Früh-Reha	
		unbekannt	

Bewusstseinslage*	wach, orientiert	
	getrübt	
	bewusstlos	
	analgosediert	

Atmung *	spontanatmend	
	nichtinvasive Beatmung	
	Spontanatmung mit Geräteunterstützung	
	kontrollierte Beatmung (einfach)	
	differenzierte Beatmung (z.B. PEEP > 5 mmHg)	

Tracheostoma | ja | | nein |

Herz-/Kreislaufzustand *	stabil	
	stabil mit Katecholaminen	
	instabil	
	instabil mit Katecholaminen	

Perfusoren | (Anzahl)

Spezialequipment *	Keines	
	Inkubator	
	Organunterstützung (z.B. IABP, ECMO, …)	
	Externer Fixateur, Extension	
	Thoraxdrainage(n)	
	Sonstiges	

Infektionsgefahr * | ja | | nein |

Arterielle Druckmessung | ja | | nein |

Zentralvenöser Zugang | ja | | nein |

Anmerkung: *** Pflichtfeld**

Unterschrift

ZKS - Nummer *(wird von ZKS ausgefüllt)*

Hinweis: Ohne ausgefüllte Pflichtfelder ist eine korrekte Bearbeitung nicht möglich !

Seite 2 von 2

▪ **Abb. 2.3** (Fortsetzung)

2.3.3 Informationsaustausch zwischen Transportarzt und verlegendem Arzt (Arzt-Arzt-Gespräch)

C. Schramm

Der Transport von intensivpflichtigen Patienten muss auch in dringenden Fällen sorgfältig geplant werden, um die höchstmögliche Sicherheit bei hoher Effizienz zu gewährleisten.

Dazu sollte ein ausführlicher Informationsaustausch zwischen transportierendem und verlegendem Arzt bereits vor der Anfahrt sowie auch während der Übergabe am Patientenbett stattfinden.

Es ist empfehlenswert, dass der Transportarzt nach dem ersten Telefonat mit dem verlegendem Arzt auch mit dem Arzt der Zielklinik telefoniert, um den Zeitplan, den Intensivplatz und eventuelle Vorbereitungen zu besprechen.

Neben dem Einholen von für den Transport relevanten Informationen können mit den verlegenden Kollegen Transportvorbereitungen besprochen werden. Während der Anfahrt oder des Anflugs sollten von der verlegenden Klinik ein ausführlicher Arztbrief und die aktuelle kumulative Laborwerteübersicht ausgedruckt, wichtige Befunde (z. B. aktuelles EKG) kopiert und eine CD mit radiologischen Untersuchungen (z. B. Computertomographie) gebrannt werden. Die Vorbereitung einer ausreichenden Anzahl von Patientenetiketten erleichtert die Formulararbeit.

Gewicht und Körpergröße des Patienten

Falls der Patient an krankhaftem Übergewicht (Adipositas per magna) leidet, muss das Rettungsmittel daran angepasst werden. So darf beispielsweise in einem Intensivtransporthubschrauber (ITH) vom Typ EC135 das Gewicht des Patienten nicht deutlich über 130 kg liegen. Vor dem Transport sollten daher Gewicht und Körpergröße erfragt und im Transportteam besprochen werden.

Infektion mit multiresistenten Keimen

Patienten mit multiresistenten Keimen wie MRSA (multiresistenter Staphylococcus aureus), VRE (Vancomycin-resistente Enterokokken), MRGN (multiresistente gramnegative Stäbchen) oder ESBL (Extended Spectrum Betalactamase) erfordern besondere, für den Transport relevante Isolierungs- und Desinfektionsmaßnahmen. Zu den in diesem Zusammenhang relevanten Keimen zählen auch die Erreger von Tuberkulose (Tbc) oder Schweinegrippe (H1N1). Der Infektionsstatus des Patienten sollte daher immer aktiv abgefragt werden. Da in manchen Kliniken keine routinemäßigen Tests auf multiresistente Erreger durchgeführt werden, kann hier eine vorsorgliche Isolierung sinnvoll sein.

Katheter und Kanülen

Lage, Art und Zustand der venösen und arteriellen Kanülen sollten abgefragt werden, damit entschieden werden kann, welche davon während des Transports benötigt werden und welche abgestöpselt werden können. Alle Zugänge müssen außerdem vor einer Dislokation geschützt werden. Dazu bieten sich zusätzliche Pflasterfixierungen und die Wicklung mit flexiblen Bandagen an.

Herz-Kreislauf-System

Während des Transports steht nur eine begrenzte Anzahl von Spritzenpumpen zur Verfügung. Frei laufende Infusionen sind als Einschwemmung für Katecholamine wegen ungleichmäßiger Laufraten schlecht geeignet, und Infusionen mit Tropfenzähler sind durch Vibrationen während der Fahrt oder des Flugs störanfällig.

Daher ist es sinnvoll, mit dem verlegenden Arzt eine Umstellung des Katecholaminregimes komplett auf Spritzenpumpen zu vereinbaren. Die Spritzen sollten mit deutlicher Angabe des Medikamentennamens und der Konzentrationsmenge gekennzeichnet sein (z. B. „Noradrenalin 10 mg/50 ml"). Hierfür sollten international standardisierte Aufkleber nach ISO 26825 verwendet werden. Der Bedarf an Spritzen wird anhand der voraussichtlichen Laufrate und Transportzeit abgeschätzt. Ein an die Kreislaufverhältnisse des Patienten angepasstes Notfallspritzenset wird in der Regel von der verlegenden Klinik zur Verfügung gestellt.

Falls der Patient einen implantierten Herzschrittmacher trägt, sollten Informationen zur Funktion und Programmierung sowie zum Batteriestatus – am besten in Form eines Ausweises – bereitgelegt werden. Bei passageren transvenösen Schrittmachern ist eine besonders gute Fixierung der Sonde wichtig zur Vorbeugung einer eventuellen Dislokation während des Transports. Dies kann bereits während der Anfahrt vorbereitet werden. Der Transport von Patienten mit externen transkutanen Schrittmachern birgt ein hohes Risiko, da häufig nur eine unzureichende Stimulation erreicht werden kann und der Patient aufgrund der schmerzhaften elektrischen Reize in der Regel sediert werden muss. Weiterhin stören die starken Ströme das Monitoring erheblich. Daher sollte frühzeitig um eine Umstellung auf einen transvenösen Schrittmacher gebeten werden.

Patienten mit implantierten Kardioverter-Defibrillatoren (ICD) haben ein hohes kardiales Risikoprofil. Daher sollte diese Information zu einer erhöhten Vigilanz für erste Anzeichen einer kardialen Dekompensation führen. Zusätzlich empfiehlt es sich für den Transport, Materialien für eine eventuelle Reanimation vorzubereiten.

Kreislaufunterstützungssysteme

Mechanische Kreislaufunterstützungssysteme wie die intraaortale Ballonpumpe (IABP) werden bei Linksherzversagen implantiert, wenn medikamentöse Maßnahmen zur Kreislaufstabilisierung nicht ausreichen. Für den Transport ist es wichtig zu wissen, welches IABP-Gerät verwendet wird, damit die Maße, das Gewicht und die Befestigungsmöglichkeiten berücksichtigt werden können. Die folgenden Daten der IABP sollten besprochen werden:

- Trigger (EKG, Druck oder Intern),
- Augmentation (1:1, 1:2 oder 1:3),

- Ladezustand des Akkus und
- Füllung der Heliumflasche.

Die verlegenden Kollegen sollten gebeten werden, die EKG-Elektroden der IABP und die Fixierung des Ballons in der Femoralarterie bis zur Ankunft des Transportteams besonders gut zu fixieren.

Pulmonale Funktion

Es ist für den Transport wichtig, zu wissen, ob der Patient spontan atmet oder maschinell beatmet wird. Wenn die Spontanatmung grenzwertig kompensiert ist, sollte gemeinschaftlich entschieden werden, ob der Patient zum Transport analgosediert und intubiert werden muss. Die folgenden Atemparameter sollten abgefragt werden:

- bei Spontanatmung die Applikationsform (z. B. Nasensonde, Sauerstoffbrille, Maske oder Haube) und der Sauerstoffbedarf in Liter/Minute;
- bei maschineller Beatmung die Beatmungsform, die Sauerstoffkonzentration, die Beatmungsdrücke, die Atemfrequenz, das Inspirations-Expirations-Verhältnis, die erreichten Volumina und ggf. je nach Beatmungsform weitere Daten.

Die darunter erreichten arteriellen Werte für Sauerstoffsättigung S_aO_2, Sauerstoffpartialdruck p_aO_2, Kohlendioxidpartialdruck p_aCO_2, Bicarbonat HCO_3^-, Basenüberschuss BE und pH-Wert sind für die Einschätzung der Lungenfunktion entscheidend.

Eine eventuelle Sedierungstiefe und die bisherigen Medikamente sollten besprochen werden. Oft ist für den Transport ein tieferer Sedierungsgrad erforderlich. Die dafür benötigten Medikamente können von der verlegenden Klinik während der Anfahrt/des Anflugs vorbereitet werden.

Pulmonale Unterstützungssysteme

Falls durch eine invasive Beatmungsform keine ausreichende Oxygenierung und Decarboxylierung des Patienten erreicht werden kann, müssen Gasaustausch-unterstützende Systeme eingesetzt werden.

Dabei kann beispielsweise mit einer pumpenlosen extrakorporalen Lungenunterstützung („pumpless extracorporal lung-assist", pECLA) die Abatmung von Kohlendioxid und eine geringe Verbesserung der Oxygenierung erreicht werden. Bei diesem Verfahren (z. B. Novalung) wird Blut über eine großlumige arterielle und venöse Kanüle in der Leiste durch einen Membranfilter geleitet, an den Sauerstoff mit einer Flussrate von bis zu 10 l/min angeschlossen ist. Die Effektivität des Verfahrens hängt vom Blutdruck des Patienten und den verwendeten Kanülen ab. Für den Transport muss demnach ein ausreichender Kreislauf aufrechterhalten werden, und die Kanülen sowie die Membran müssen besonders geschützt werden.

Falls die Oxygenierung und ggf. die Kreislaufsituation mit den konventionellen Maßnahmen nicht aufrechtzuerhalten ist, kann eine extrakorporale Membranoxygenierung (ECMO) eingesetzt werden. Dazu wird meist venöses Blut aus den Femoralvenen entnommen und nach Oxygenierung/Decarboxylierung wieder in die Jugularvene oder die Arteria subclavia eingeleitet. Das Blut strömt hierbei nicht passiv, sondern wird aktiv durch den Filter gepumpt. Der Volumenstatus muss dazu ausreichend sein. Für den Transport ist der erhebliche Platzbedarf der ECMO zu berücksichtigen.

Damit der extrakorporale Blutfluss nicht zum Stillstand kommt, muss während des Transports eine Blutverdünnung (Antikoagulation) weitergeführt werden. Bei Einsatz von Heparin als Antikoagulans kann bei längeren Transporten die Kontrolle der „activated clotting-time" (ACT) erforderlich werden.

Sonden, Katheter und Drainagen

Wenn bei dem Patienten Sonden, Katheter oder Drainagen einliegen, die während des Transports einer besonderen Pflege bedürfen, sollten die entsprechenden Vorbereitungen von der verlegenden Klinik und dem Transportteam vorgenommen werden.

Die Drainagekästen an den Thoraxdrainagen sollten darauf überprüft werden, dass sie den Unterdruck halten. Falls ein kontinuierlicher Sog benötigt wird, sollte eine entsprechende Pumpe vorbereitet werden.

Eine Hirndrucksonde kann entweder – bei stabilen Druckwerten – im ungefährlichen Bereich diskonnektiert werden oder muss ansonsten während des Transports überwacht werden. Dabei sind Werte von
- 0–10 mm Hg normal,
- 11–20 mm Hg leicht erhöht,
- 21–40 mm Hg stark erhöht und
- >40 mm Hg sehr stark erhöht.

Wunddrainagen und Sekretbeutel sollten vor dem Transport geleert werden. Die Information über rasch laufende Drainagen ist wichtig für den Transport und die Zielklinik.

Sonstige wichtige Aspekte des Transports

Andere an dem Patienten angebrachte Geräte wie Hämodialyse oder Hämofiltration (CVVH) sollten zeitnah diskonnektiert und die entsprechenden Katheter fachgerecht versiegelt werden. Sonstige Aspekte, die für den Transport wichtig erscheinen und bisher noch nicht mitgeteilt wurden, sollten von dem verlegenden Arzt angesprochen werden.

2.3.4 Checkliste Arzt-Arzt-Gespräch

In der in ◘ Tab. 2.2 zusammengestellten Checkliste werden die genannten Punkte stichwortartig zusammengefasst.

2.3.5 Monitoring

Nach Einholen aller relevanten Informationen entscheidet sich der Transportarzt für das adäquate Monitoring. Als Basismonitoring werden immer EKG, Pulsoxymetrie und nichtinvasive Blutdruckmessung zum Einsatz kommen. Bei Kreislaufinstabilität sollte der Blutdruck invasiv überwacht werden, bei Beatmung ist das Monitoring des endexspiratorischen Kohlendioxids wichtig.

Tab. 2.2 Checkliste Arzt-Arzt-Gespräch

Gruppe	Informationsaustausch	Transportvorbereitung in verlegender Klinik
Indikation	Grund der Verlegung, Hauptdiagnosen	–
Patientendaten	Stammdaten	Patientenetiketten ausdrucken
	Versicherungsstatus	Versichertenkarte bereitlegen
	Gewicht, Länge	Bei Adipositas per magna Umlagerungshilfen bereitlegen
	Multiresistente Keime, Pandemieerreger	Je nach Keim Schutz vorbereiten
	Allergien	Gegebenenfalls Ausweichmedikamente vorbereiten
Dokumente	Arztbrief, Labor	Ausdrucken
	Befunde	Kopieren
	Bildgebung	CD brennen
Zugänge	Lage und Anzahl Kanülen	Fixierung verstärken
Herz-Kreislauf-System	Katecholamine	Umstellen auf Spritzenpumpen
	Schrittmacher	Ausweis bereitlegen
	Implantierter Defibrillator	Ausweis bereitlegen
	Blutung	Erythrozytenkonzentrate vorbereiten
Kreislaufunterstützende Systeme	Intraaortale Ballonpumpe	Akku laden, Füllung der Heliumflasche überprüfen, EKG-Kleber fixieren, Ballon gegen Herausfallen sichern
Pulmonale Funktion	Spontanatmung/Beatmung	Blutgasanalyse bereitlegen
	Analgosedierung	Ausreichende Menge vorbereiten
Lungenunterstützende Systeme	pECLA	Katheter fixieren
	ECMO	Akkuladung und Sauerstoffflaschen überprüfen
Sonden, Katheter, Drainagen	Thoraxdrainage	Auf Halten des Unterdrucks überprüfen
	Hirndrucksonde	Vorbereitung für Transport
	Wunddrainagen	Behälter leeren
Andere Aspekte	Abfrage von weiteren transportrelevanten Aspekten	Vorbereitung für Transport
Monitoring	Transportmonitoring	Nicht benötigte Kanülen abstöpseln
Logistik	Zeitplan	–

2.3.6 Zeitplan

Je nach benötigtem Zeitbedarf für die Anfahrt/ den Anflug und die vorbereitenden Maßnahmen in der verlegenden Klinik wird der wahrscheinliche Zeitbedarf ermittelt. Beim Lufttransport kann hierbei der Sonnenuntergang der limitierende Faktor sein.

2.3.7 Übernahme des Patienten in der Quellklinik

U. Hecker

Nachdem sich der transportierende Arzt vor Ort einen Eindruck vom Patienten verschafft hat, werden aktuelle Änderungen zum initialen Telefonat im Team besprochen und die Transportfähigkeit abgeklärt. Dieser Informationsaustausch am Patientenbett vor Transportbeginn ist obligat und erfolgt grundsätzlich unter stationären Bedingungen!

! Cave

Die Übernahme eines Patienten außerhalb der Intensivstation oder eines Operationssaales beherbergt ein großes Gefahrenpotenzial, da im Falle technischer oder patientenbezogener Probleme sowohl die materielle als auch die personelle Rückfallebene deutlich reduziert ist. Diese Form der Übernahme ist daher strikt abzulehnen!

Neben den aktuellen rein medizinischen Gesichtspunkten sollte bei der Übergabe am Bett auch Wert auf die Besprechung pflegerischer Maßnahmen gelegt werden, insbesondere dann, wenn sich diese bereits im Verlauf bewährt haben und zu einer Besserung des Patientenzustandes führten. Insbesondere sind hier atemtherapeutische Maßnahmen und Lagerungsmaßnahmen zu nennen. Ebenso sollte ein ausführlicher Pflegeverlegungsbericht vorliegen und dem Transportteam mitgegeben werden. Hieraus müssen die in ◘ Tab. 2.3 beschriebenen Punkte hervorgehen.

◘ **Tab. 2.3** Checkliste Pflegeverlegungsbericht

Gruppe	Informationsaustausch	Transportvorbereitung in verlegender Klinik
Patientendaten	Stammdaten	Patientenetiketten ausdrucken
	Versicherungsstatus	Versichertenkarte bereitlegen
	Gewicht, Länge	Bei Adipositas per magna Umlagerungshilfen (Rollboard) bereitlegen
	Multiresistente Keime, Pandemieerreger	Je nach Keim Schutz vorbereiten
	Allergien	Gegebenenfalls Ausweichmedikamente vorbereiten
Dokumente	Pflegeanamnese	Kopieren
	Bildgebung (z. B. bei Fotodokumentation im Rahmen spez. Wundtherapie)	CD brennen
Pflegemaßnahmen	Letzte GKW/TKW	Möglichst vor Transport
Verbände	Anzahl, Lage und spezielle Therapie (z. B. Hydrokolloidverbände, Vac-Systeme), letzter VW und bisheriges Intervall des VW	Gegebenenfalls Fixierung verstärken oder insbesondere bei stark sezernierenden Wunden VW vor Transport durchführen

(Fortsetzung)

◻ **Tab. 2.3** (Fortsetzung)

Gruppe	Informationsaustausch	Transportvorbereitung in verlegender Klinik
Sonden, Katheter, Drainagen, Stoma	Thoraxdrainagen, Redon-Systeme	Auf Halten des Unterdrucks überprüfen, ggf. vor Transport erneuern, Urinableitsysteme, Stomabeutel etc. vor Transportbeginn leeren
Maßnahmen der Lagerung und Dekubitusprophylaxe	Beschreibung der Lagerungen z. B. nach Bobath Information über vorhandene Dekubiti oder vom Patienten nicht tolerierte Lagerungen	Wünschenswert wäre vor dem Transport eine deutliche Seitenlagerung des Patienten, da die Rückenlage die bevorzugte Transportlagerung ist Gegebenenfalls Bereitstellen von Lagerungsmaterialien
Maßnahmen der Mobilisation	Genaue Dokumentation über Art und Häufigkeit der bisher erfolgten Mobilisation	Mitgeben patienteneigener Mobilisationshilfen wie spez. Beinschienen, Körperersatzteile (Prothesen) etc.
Unterstützende Maßnahmen der medikamentösen Therapie	Medikamente zur Sedierung, Katecholamine, Antibiosen	Bereitstellen eines Notfallspritzensets inkl. NaCl-0,9%-Spritzen zum Nachspülen Bei längerer Transportzeit empfiehlt es sich, Ersatzspritzen für Perfusoren vorzubereiten und mitzugeben
Pulmonale Funktion/Weaning/Inhalationen	Spontanatmung/Beatmung kont./diskont./Weaning/ Art der O_2-Applikation	Blutgasanalyse bereitlegen, ggf. Bereitstellen spezieller Inhalations- und O_2-Applikationssysteme (Inhalatoren, feuchte Nasen, Tracheoflexkanülen), Mitgeben patienteneigener Atemhilfen wie z. B. Triflow
Ernährung	Enteral/parenteral/kombiniert Orale Nahrungsaufnahme möglich? Dysphagie?	Abstöpseln nichtbenötigter Zuleitungen (z. B. Magensonden, Ernährungslumen des ZVK etc.) und Durchspülen mit NaCl 0,9%
Wertgegenstände	Ausweise, Pässe, Bargeld, Schmuck, Zahnprothesen etc.	Entweder vor Transport durch Angehörige versorgen lassen und dokumentieren oder dem Rettungsdienstpersonal gegen Unterschrift aushändigen. Es empfiehlt sich eine Mehrfachdokumentation zur Rückverfolgung bei entstehendem Verlust (1 Exemplar Quellklinik, 1 Exemplar Rettungsdienst, 1 Exemplar Zielklinik)
Sonstiges	Physiotherapeutische Maßnahmen	Gegebenenfalls separaten Bericht der Physiotherapie rechtzeitig einholen

GKW Ganzkörperwäsche, TKW Teilkörperwäsche, VW Verbandswechsel

Die Erwartungshaltung von Patienten oder ihrer Angehörigen gegenüber den Leistungsmerkmalen des Rettungsdienstes steigt zunehmend; zudem führt die Unkenntnis der Laien häufig zu der Meinung, der Rettungsdienst könne jegliches Patienteneigentum (große Gepäcktaschen, Radio- und Fernsehgeräte) mittransportieren. Häufig kennt auch das Pflegepersonal die rechtlichen Rahmenbedingungen hierzu nicht und unterstützt somit die Ansprüche des Patienten. In diesem Fall ist der Patient darüber aufzuklären, dass es sich bei dem Transport um eine rein medizinische Dienstleistung handelt.

❶ Cave

Für Schäden, die an den mitgeführten Gegenständen oder durch diese am Patienten oder dem Transportteam entstehen, erlischt jeglicher Haftungs- und Versicherungsschutz! Die Mitnahme von Patienteneigentum ist daher auf das Notwendigste (Körperersatzteile, Kulturbeutel) zu beschränken!

Großen Wert muss bei der Übernahme des Patienten auf ein überlappendes Monitoring gelegt werden. Dies bedeutet, dass der Patient keinesfalls bei Ankunft des Transportteams sofort vom Monitor entkabelt wird, wie dies in der Praxis leider häufig zu beobachten ist. Vielmehr werden einzelne Elemente des Monitorings zunächst angebracht. Dies bedeutet, dass erst, wenn die S_pO_2 oder das EKG des Transportmonitorings zuverlässige Werte ermitteln, diejenigen Teile des Klinikmonitorings entfernt werden.

Eine Ausnahme bildet die arterielle Blutdruckmessung, da die Patienten i. d. R. nur über eine arterielle Kanülierung verfügen. Die Druckaufnehmer hierzu sind häufig nicht kompatibel, sodass das komplette arterielle Spülsystem ausgetauscht und anschließend kalibriert werden muss. In dieser Zeit ist die Blutdruckmessung mittels engmaschiger nichtinvasiver Blutdruckmessung (NIBP) sicherzustellen. Vasoaktive Substanzen müssen kontinuierlich weiterverabreicht werden. Ist es hierzu erforderlich, die Spritzenpumpen auszutauschen, so ist unbedingt auf einen überlappenden Wechsel zu achten, um hämodynamische Komplikationen zu vermeiden.

Der Wechsel des Beatmungsgerätes erfolgt generell zum Schluss der Übernahme, um die Gasreserven der Transporteinheit zu schonen, sofern nicht die Möglichkeit besteht, dieses an den Wandanschluss der Klinik anzuschließen. Ist dies jedoch möglich, kann die Beatmung auch früher durch den Transportrespirator erfolgen, damit mit Hilfe einer BGA der Oxygenierungserfolg unter gleichen Beatmungseinstellungen überprüft werden kann. Hierzu werden zunächst die Einstellungen des Intensivrespirators auf den Transportrespirator übertragen.

❶ Cave

Besonders bei Patienten, die mit einem hohen PEEP beatmet werden, reichen kurze Phasen der Diskonnektion, um hypoxische Zustände auszulösen. Ein Handbeatmungsbeutel mit Resorvoir und Maske sollte daher immer in Griffnähe sein.

Nach Übernahme an den Transportrespirator erfolgen eine Tubuslagekontrolle mit dem Stethoskop und mit Hilfe der Kapnometrie, sowie eine Blutgasanalyse (BGA). Im Zweifelsfall und bei Anzeichen einer respiratorischen Komplikationen sollte erneut ein Röntgen-Thorax angefertigt werden.

❯ Qualität ist wichtiger als Tempo! Die Übernahme eines intensivpflichtigen Schwerkranken benötigt Zeit und Konzentration aller Beteiligten. Übernahmezeiten von bis zu 90 Minuten sind daher keine Anzeichen eines langsamen Arbeitens, sondern Ausdruck von Qualität und Sorgfalt!

Mit der abgeschlossenen Übernahme des Patienten beginnt für das Verlegungsteam, insbesondere den Arzt, die volle rechtliche und medizinische Verantwortung für den Patienten.

2.3.8 Durchführung des Transports

Nach dem Beladen des Fahrzeugs sind grundsätzlich alle Geräte auf festen Halt zu überprüfen. Beatmungsgeräte sind an die Gasversorgung des Fahrzeugs anzuschließen, die Stromversorgung ist sicherzustellen. Dies gilt sowohl bei Tragen und Gerätschaften aus dem Rettungsdienst wie auch für Intensivtransporttragen oder Inkubatoren! Unmittelbar danach sind alle Katheter auf gute Zugänglichkeit zu überprüfen und eine erneute Tubuslagekontrolle durchzuführen.

Erst danach ist mit dem Transport zu beginnen. Hierüber müssen die zuständige Leitstelle wie auch die Zielklinik informiert werden.

Während des Transportes muss die notwendige Intensivtherapie lückenlos fortgeführt und u. U. erweitert werden. Sofern diese Maßnahmen für das Personal sicher durchzuführen sind, können sie während der Fahrt erfolgen. Invasive Maßnahmen oder Lagerungsmaßnahmen am Patienten erfolgen allerdings grundsätzlich bei Fahrzeugstillstand! Hierzu kann es notwendig sein – insbesondere auf Autobahnen – geeignete Halteplätze aufzusuchen.

> Ein Anhalten auf dem Standstreifen sollte aus Sicherheitsgründen trotz des Einsatzes von Blaulicht und Warnblinkanlage die Ausnahme bleiben.

Bei einem Hubschraubertransport können u. U. Landungen außerhalb hierfür gekennzeichneter Landeplätze notwendig werden.

Der Einsatzablauf wird mit Hilfe des DIVI-Intensivtransport-Protokolls dokumentiert. Etwa 15 Minuten vor der Ankunft in der Zielklinik sollte diese nochmals informiert werden, um aktuelle Veränderungen bekanntzugeben und sicherzustellen, dass ein qualifiziertes Behandlungsteam bereit steht.

Für die Patientenübergabe in der Zielklinik gelten die gleichen Kriterien wie bei der Patientenübernahme. In Abhängigkeit der Energie- und Gasreserven der Transporteinheit sind u. U. Abweichungen möglich.

2.3.9 Besonderheiten des innerklinischen Transports

Der Transport von Intensiv- oder IMC-Patienten innerhalb einer Klinik wird als Intrahospitaltransport bezeichnet. Die Indikationen für einen solchen Transport sind vielfältig. So kann ein Transport zur Diagnostik oder Intervention notwendig sein. Ebenso sind Verlegungen zwischen verschiedenen Intensiv- oder Intermediate-Care-Stationen, Transporte von der Intensivstation zum OP oder entgegengesetzt möglich. Auch die Verlegung von Patienten in ein anderes Patientenzimmer stellt die Pflegekräfte im Alltag oftmals vor große Herausforderungen.

Obwohl die Sicherheitsvorkehrungen und die damit verbundenen Maßnahmen in weiten Teilen sowohl für den Intrahospital-, als auch für den Interhospitaltransport identisch sind, so gibt es doch personell als auch logistisch einige Unterschiede, die hier nachfolgend dargestellt werden. Auffälligste Veränderung ist die Zunahme immer weiterer IMC-Stationen, also Überwachungsstationen, die einerseits nicht die volle Intensivtherapie erlauben, andererseits Patienten, welche diese nicht benötigen, aber auch noch nicht „normalstationsfähig" sind, fachgerecht betreuen. Dabei fällt auf, dass es eine klare Abgrenzung zwischen Intensivbereichen und IMC-Bereichen im bundesweiten Vergleich nicht gibt. Diese „Abgrenzung" findet also häufig nicht nach medizinischen, sondern eher nach strukturellen Gegebenheiten der jeweiligen Klinik statt. Dies führt dazu, dass in der Klinik A Patienten auf einer IMC-Station liegen, die in der Klinik B zwingend auf die Intensivstation müssen.

Auch personell hat dies Konsequenzen. So wurde im Bereich der Pflege in den letzten Jahren vermehrt eine Weiterbildung zum Gesundheits- und Fachkrankenpfleger für Intensivpflege und Anästhesie etabliert. Diese ist deutlich kürzer als die 2-jährige Weiterbildung zur IMC-Fachkraft, bildet aber inzwischen einen wichtigen Grundpfeiler in den Qualifikationsmaßnahmen des Pflegepersonals. Die Weiterbildung ist derzeit ohne gesetzliche Regelung und wird zum Teil recht unterschiedlich gehandhabt.

Auch der ärztliche Bereich ist von zunehmenden Personalengpässen betroffen. Dies führt dazu, dass IMC-Stationen häufig unter besonders engen Ressourcen arbeiten. In der Folge werden nicht alle Patiententransporte, die innerklinisch notwendig sind, von einem Arzt begleitet.

Besonderheiten bei der Atmung/ Beatmung

Im Intensivbereich benötigen Patienten oftmals Unterstützung in der Atmung. Sei dies nun die einfache O_2-Gabe oder eine differenzierte Beatmung. Diese ist auch während des

Transports fortzuführen. Entsprechend sollte eine O$_2$-Flasche mit Flowmeter vorhanden sein und für den Transport genutzt werden.

> **Praxistipp**
>
> Es empfiehlt sich auch bei Patienten, welche keinen Sauerstoff benötigen, eine O$_2$-Flasche mit Flowmeter während des Transports mitzuführen für den Fall, dass es zu Komplikationen kommt, die eine kurzfristige Beatmung mittels Handbeatmungsbeutel erfordern.

Bei respiratorisch angestrengten Patienten wird im Intensivbereich oftmals eine High-flow-O$_2$-Therapie (z. B. Optiflow, Fisher & Paykel Healthcare) genutzt, um eine Intubation zu vermeiden. Diese Therapie kann nicht ohne größeren logistischen Aufwand für einen Transport genutzt werden. Somit muss bereits in der Planung des Transports überlegt werden, ob der Patient mit einer O$_2$-Maske und entsprechendem O$_2$-Gasfluss transportiert wird, während des Transports eine NIV-Beatmung durchgeführt wird oder eine Schutzintubation mit kontrollierter Beatmung notwendig ist.

Hierzu sollte man auch die durchzuführende Untersuchung und die Patientensituation genau betrachten. Einen aspirationsgefährdeten Patienten unter NIV über längere Zeit flach zu lagern, kann die Gefahr einer Aspiration deutlich erhöhen und somit zu erheblichen Gefahren führen. Wird eine Schutzintubation erwogen, sollte diese frühzeitig auf der Station erfolgen, um den Patienten danach stabilisieren zu können, bevor der Transport startet!

> ❯ Eine Schutzintubation unter kontrollierten Bedingungen auf der Intensivstation ist in jedem Fall einer Notfallintubation in einem Untersuchungsraum (CT, MRT) mit teilweise fremdem Equipment und der ggf. räumlichen Enge vorzuziehen.

Bei der Vorbereitung ist es von besonderer Wichtigkeit, nicht nur die Akkukapazität zu beachten bzw. diese zu kontrollieren, sondern v. a. auch die

benötigte Gasmenge entsprechend zu berechnen und zu planen. Die Gasversorgung sollte mindestens die Gasversorgung über 30 Minuten über den geplanten Transportzeitraum hinaus sicherstellen (Löw und Jaschinski 2009). Zu beachten ist, dass Transportrespiratoren durchschnittlich 1 l/min Sauerstoff als Betriebsgas verwenden! Dies ist insbesondere bei älteren Geräten notwendig (Wilhelm 2013). Daher sollte auf jeden Fall immer eine Sicherheitsreserve von ca. 30 bar in der Flasche vorgehalten werden.

> **Berechnung des Gasverbrauchs**
> Betriebszeit der Beatmung (min)
> $$= \frac{Gasvorrat\,(l)}{Gasbedarf\left(\dfrac{l}{min}\right)}$$
> Gasvorrat (l)
> = Flascheninhalt (l) × (Flaschendruck − 30 bar Restdruck)
> Sauerstoffbedarf (l/min)
> = (AMV + ggf. 1 l/min Betriebsgas) × O$_2$-Konzentration (F$_i$O$_2$)

Sofern der Patient während der Intervention weiterhin über einen Transportrespirator beatmet wird, sollte bereits im Voraus bekannt sein, ob in den entsprechenden Räumlichkeiten Gasanschlüsse vorhanden sind, um die O$_2$-Reserven zu schonen. Dabei ist darauf zu achten, die Gasflasche nach dem Umstecken an die zentrale Gasversorgung zu schließen, um Druckverluste durch minimale Undichtigkeiten zu verhindern. Vor erneutem Umstecken ist die Gasflasche komplett zu öffnen.

In vielen Kliniken besteht insbesondere in Interventionsräumen (z.B. Angiographie) die Möglichkeit, eine Beatmung über ein Narkosegerät durchzuführen. Hierzu ist eine MPG-Einweisung notwendig!

Besonderheiten in der medikamentösen Therapie

Im Rahmen der Transportvorbereitung ist es die Aufgabe der Pflegekraft, mit dem transportbegleitenden Arzt abzusprechen, welche

Medikamente kontinuierlich oder als Bolusgaben verabreicht werden und welche auf Station bleiben. Grundsätzlich sollten nur Medikamente mitgenommen werden, wenn dies für die Patientensicherheit erforderlich ist. Hierzu zählen beispielsweise Katecholamine und Medikamente zur Analgosedierung. Wird bei Katecholaminen eine Einschwemmung genutzt, darf diese auf keinen Fall freilaufend sein, um Bolusgaben zu vermeiden. Katecholaminleitungen und Perfusoren müssen für alle kenntlich gemacht werden. Zu viele Medikamente können zu einer Unübersichtlichkeit führen.

Wie bei einem Interhospitaltransport müssen Infusions- und Spritzenpumpen für den Transport in eine entsprechende Transporthalterung eingesetzt werden, und dürfen nicht frei im Bett gelagert werden. Bei längeren Untersuchungen oder Interventionen empfiehlt es sich, eine Stromversorgung für diese Geräte vorzuhalten.

Perfusorspritzen sollten vor einem Transport neu aufgezogen werden, wenn die Transportdauer unklar ist oder sie während des Transports leerlaufen. Medikamente, welche auf Station verbleiben, sind unter den geltenden hygienischen Richtlinien abzustöpseln und entsprechend zu verschließen.

Um Bolus- oder Notfallmedikamente verabreichen zu können, sollte eine freilaufende Infusion mit entsprechender Zuspritzmöglichkeit angeschlossen werden. Es empfiehlt sich, diesbezüglich eine Vollelektrolytlösung zu verwenden, da diese mit den meisten Medikamenten kompatibel ist. Ein weiterer Zugang ermöglicht die Gabe von Kontrastmittel, wie sie häufig bei Untersuchungen erforderlich ist. Die Bolusmedikamente sind nach Stationsstandard aufzuziehen und vor Transportbeginn dem Transportarzt zu zeigen, damit er in Kenntnis gesetzt ist über die vorhandenen Medikamente und evtl. noch weitere Medikamente anfordern kann.

> Bei der Unterbrechung der enteralen oder parenteralen Ernährung ist auch die Insulinzufuhr entsprechend zu reduzieren bzw. unterbrechen und durch Blutzuckerkontrollen zu überwachen.

Auf dem Transport mitzuführende Medikamente

Es sind folgende Notfallmedikamente für einen Transport mitzuführen:

- Norepinephrin 1 mg in der Verdünnung 1:10 und 1:100,
- Epinephrin 1 mg in der Verdünnung 1:10 und 1:100,
- ggf.
  - Glyceroltrinitrat 1 mg in der Verdünnung 1:10,
  - Atropin 0,5 mg,
  - Cafedrinhydrochlorid 200 mg mit Theoadrenalinhydrochlorid 10 mg (Akrinor) in der Verdünnung 1 Amp auf 10 ml,
- ggf. NaCl 0,9% 2×20 ml aufgezogen zum Einschwemmen.

Ein weiteres besonderes Augenmerk gilt der Gabe von gerinnungshemmenden Substanzen, deren Zufuhr je nach Art der geplanten Intervention rechtzeitig vorher unterbrochen werden muss, um ein Blutungsrisiko zu minimieren.

Notfallrucksack/weiteres Equipment

Da es während eines Transports regelhaft zu Veränderungen der Patientensituation oder zu Notfällen kommen kann, ist ein Transportkoffer oder -rucksack zwingend mitzuführen. In diesem sollten nach Möglichkeit alle Materialien und Medikamente vorhanden sein, um auf Veränderungen des Patienten reagieren zu können.

Sinnvolle Materialien für einen Transportrucksack/-koffer

- **Atmung und Beatmung**: Beatmungsbeutel, Beatmungsmasken (verschiedene Größen), O_2-Maske, Wendel- und Guedel-Tuben, Trachealkanülen, Tracheaspreizer
- **Intubation**: Endotrachealtuben (verschiedene Größen), Larynxmaske,

2

> Führungsstab, Magill-Zange, Laryn-
> goskop (verschiedene Spatel),
> Befestigungsmaterial, Blockerspritze
> ▬ **Infusionsmanagement:** Infusionen,
> Infusionsbestecke, 3-Wege-Hähne,
> Verweilkanülen und -pflaster,
> Entnahmespike, Kanülen, Spritzen
> (verschiedene Größen)
> ▬ Medikamente verschiedener Art

Sowohl die Pflegekraft als auch der begleitende
Arzt müssen mit dem Inhalt und der Bestü-
ckung des Transportrucksacks oder -koffers
vertraut sein. Auch wenn es auf Station einen
festgelegten Überprüfungsrhythmus für den
Transportkoffer gibt (z. B. 1-mal wöchentlich
im Nachtdienst), so ist dieser vor Transportbeginn erneut zu kontrollieren („double-check").
Es erfolgt grundsätzlich kein Transport ohne
Kontrolle und Vorhandensein des Equipments!

Sollte der Patient unter Herzrhythmusstörungen leiden, empfiehlt es sich, je nach
Schwere der Erkrankung noch einen Defibrillator mit Schrittmacherfunktion während des
Transports mitzuführen.

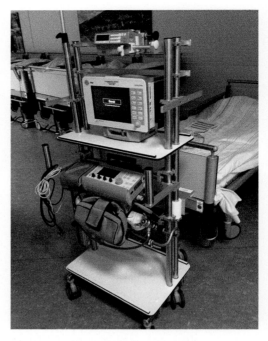

◘ **Abb. 2.4**   Innerklinische Transporteinheit

Befestigung des Materials

Für den Transport des Intensivpatienten ist,
wie bereits beschrieben, einiges an Material
und Technik mitzuführen. Diese Gegenstände
dürfen in keinem Fall auf dem Patienten oder
irgendwo im Bett gelagert werden. Zum einen
wäre der Patient unnötigen Gefahren durch
Druckstellen und Schmerzen ausgesetzt, zum
zweiten wären die Geräte nicht adäquat gegen
ein Herabstürzen gesichert.

Für Monitore gibt es daher entsprechende
Transporthalterungen. Auch Transportrespiratoren haben in der Regel eine entsprechende
Befestigungseinheit. Infusions- und Spritzenpumpen können mittels Transportbox ebenfalls am Bett oder an einer entsprechenden
Infusionsstange befestigt werden.

Zwischenzeitlich bietet die Industrie auch
ganze Transportwagen an, auf denen schon im
Vorfeld alle benötigten Geräte wie ein separa-
ter Monitor, ein Transportrespirator, Gasfla-
schen, Transportrucksack bzw. -koffer und
Halterungen für Infusions- und Spritzenpumpen verbaut werden können (◘ Abb. 2.4). Der
Aufbau der Transportwagen ist meist individuell zusammenstellbar. Das entsprechende
System kann dann entweder am Fuß- oder
Kopfende an das Bett angedockt oder frei
geschoben werden. Die Nachteile des Systems
bestehen darin, dass sich die Länge des Bettes
vergrößert. Dies muss bei Nutzung von Aufzügen bedacht werden. Jede Klinik und jeder
Bereich muss seine Vorgehensweise und die
Möglichkeiten zur Befestigung des Materials
entsprechend definieren.

Transportorganisation

Die Organisation eines Patiententransports
kann in 2 Maßnahmenbereiche unterteilt werden. Dazu gehören die organisatorischen und
medizinischen Maßnahmen (Löw und Jaschinski 2009).

- **Organisatorische Maßnahmen**

Zu den organisatorischen Maßnahmen zählen Maßnahmen, welche nicht direkt patientenbezogen sind. Hierunter fallen

- die räumliche und zeitliche Terminierung der Untersuchung oder Intervention,
- die Absprache mit dem Pflege- und Funktionspersonal,
- die Kalkulation des zeitlichen Vorlaufs,
- die Bereitstellung einer Transporteinheit,
- die Überprüfung der Gerätschaften sowie
- die Sicherstellung der Versorgung der Patienten auf der Intensivstation und
- die Bereitstellung der Medikamente für den Transport.

Bei näherer Betrachtung kann feststellt werden, dass eine enge Zusammenarbeit zwischen Arzt und Pflegekraft für die organisatorischen Maßnahmen unabdingbar notwendig ist!

- **Medizinische Maßnahmen**

Die medizinischen Maßnahmen zeichnen sich dadurch aus, dass sie den Patienten direkt betreffen. Dazu zählen

- die Bestandsaufnahme von Organfunktionsstörungen,
- Entscheidung der Fortführung der medikamentösen Therapie,
- Sicherung von Atemweg, intravenösen und arteriellen Zugängen,
- Einplanen von Organersatzverfahrenspausen,
- Anpassen der Ernährungsdosis sowie
- eine rechtzeitige Applikation von Kontrastmitteln.

Diese Maßnahmen müssen ebenfalls im therapeutischen Team besprochen und durchgeführt werden. Für die Gabe von Medikamenten ist zwingend eine (schriftliche) ärztliche Anordnung notwendig. Ebenso hat der Arzt die Entscheidung zu treffen, welche Medikamente für einen Transport kontinuierlich verabreicht werden sollen und welche als Bolusgaben mitgeführt werden.

Sicherstellen der Patientenversorgung

Vor Transportbeginn, ist dafür Sorge zu tragen, dass die weitere Patientenversorgung auf der IMC-oder Intensivstation sichergestellt ist. Dies kann insbesondere dann zu Problemen führen, wenn mehrere Patienten zeitgleich zu verschiedenen Untersuchungen gebracht werden müssen. Daher muss sowohl für den pflegerischen als auch für den ärztlichen Bereich festgelegt werden, wer die weitere Patientenversorgung sicherstellt.

Die Beschreibungen der DIVI zum innerklinischen Intensivtransport führen aus, dass es oberste Maxime sein sollte, den Behandlungsstandard der Intensivstation aufrechtzuerhalten (Deutsche Interdisziplinäre Vereinigung für Intensiv- und Notfallmedizin – DIVI 2004). Dies könnte zur Behauptung führen, dass auch die Pflegekraft zum Behandlungsstandard der Intensivstation gehört. Auch diese Vorgehensweise, dass die Pflegekraft während des Transports und der Intervention weiterhin beim Patienten verbleibt, muss entsprechend der Vorgaben der Klinik oder Station definiert und festgelegt werden.

Gängige Praxis ist es hingegen, dass die Pflegekraft während des eigentlichen Transports anwesend ist, der Patient dann in Diagnostik und Intervention gelagert wird und die Pflegekraft danach, sofern der entsprechende Eingriff länger dauert, wieder auf die Station zurückkehrt. Sobald die Untersuchung durchgeführt ist, wird die betreuende Pflegekraft erneut informiert und begibt sich wieder zur Umlagerung und zum Rücktransport des Patienten (Hecker und Meier 2017).

Eine Alternative, um sowohl eine permanente Betreuung des Patienten während des Transports und auch die Versorgung der verbliebenen Patienten auf der Intensivstation sicherstellen zu können, sind innerklinische Intensivtransportdienste.

Innerklinische Transportdienste

Innerklinische Intensivtransportdienste führen Intensivtransporte innerhalb der Kliniken durch. Es gibt verschiedene Möglichkeiten, solche Transportdienste zu besetzen oder zu organisieren. Dies kann z. B. durch Mitarbeiter der Anästhesie erfolgen, die während der Operation abkömmlich sind und dann Transporte der Intensivstation durchführen. Ebenso werden qualifizierte Mitarbeiter des Rettungsdienstes (Rettungsassistenten/Notfallsanitäter) hierfür eingesetzt, was jedoch kritisch gesehen werden muss, da die Ausbildung dieser Personen auch nach der Schaffung des neuen Berufsbildes Notfallsanitäter keinesfalls für den Transport eines hochkomplexen Intensivpatienten ausreichend ist. Im Sinne einer ökonomischen Personalkalkulation können Mitarbeiter des Rettungsdiensts ein Transportteam aber sehr wohl sinnvoll ergänzen.

Solche Transportteams bestehen aus mehreren Mitarbeitern, welche nur für Transporte zuständig sind. Nach Anmeldung eines Transports bringen diese Kollegen das notwendige Equipment wie Transportmonitor, Respirator, Transportutensilien etc. zur Station, bereiten den Patienten für den Transport vor, begleiten diesen und bringen ihn nach Intervention oder Diagnostik wieder zurück auf Station und schließen ihn wieder an das Monitor-, Beatmungs- und Infusionsmanagementsystem der Station an. Die Mitarbeiter im Transportdienst sind entsprechend qualifiziert und haben oftmals eine langjährige Intensiverfahrung vorzuweisen. Transportiert werden alle Patienten, auch solche, die mit extrakorporalen Devices wie einer intraaortalen Ballonpumpe (IAPB), extrakorporalen Membranoxygenierung (ECMO) oder pumpenlosen extrakorporalen Lungenunterstützung (pECLA). In besonderen Situationen wird der Transport dann auch noch durch die Kardiotechnik unterstützt und durchgeführt.

Eine Untersuchung in den USA im Bereich der pädiatrischen Intensivpflege konnte beweisen, das bei der Durchführung von Intensivtransporten durch ein professionelles Team die Komplikationsrate bei „nur" 15% lag, während sie landesweit ansonsten 75% betrug (Löw und Jaschinski 2009). Ebenso wird die personelle Besetzung der Intensivstation nicht geschwächt, und die Patientenversorgung ist sichergestellt. Ein weiterer Vorteil ist die Tatsache, dass die Mitarbeiter im Transportdienst auch Kenntnis über die Vorbereitungen bei speziellen Untersuchungen (z. B. MRT, PET-CT) haben, welche nicht alltäglich sind.

> **Sollten mehrere Transporte gleichzeitig stattfinden, welche nicht durch den Transportdienst abgearbeitet werden können, so wird anhand eines Punktesystems entschieden, welcher der aufwendigste und risikoreichste Transport ist. Dieser wird durch den Transportdienst durchgeführt (Lux 2014).**

Ein Transportdienst bringt jedoch nicht nur Vorteile. So ist er oftmals nur in der Regelarbeitszeit vorhanden, außerhalb dieser Zeit müssen anfallende Transporte durch das Stationsteam durchgeführt werden. Die fehlende Routine kann hier wiederum zu Fehlern oder Komplikationen führen.

An den Transportdienst muss vor Beginn eines Transports eine entsprechende Übergabe stattfinden, ebenso nach Beendigung des Transports vom Transportdienst an die zuständige Pflegekraft. Hier besteht die Gefahr des Informationsverlusts.

Transporte ohne Arztbegleitung

Zur Durchführung eines Patiententransports ohne Arztbegleitung ist es notwendig, dass alle Mitarbeiter über die notwendigen Maßnahmen und das mögliche Risiko eines Transportes geschult sind. Hierzu wird das Lernfeld Intrahospitaltransport am besten in die Praxisanleitung und die Einarbeitungskataloge für neue Mitarbeiter integriert sowie eine entsprechende Schulungen angeboten.

Darüber hinaus kann eine Empfehlung hierfür nur gegeben werden, wenn zuvor die Patienten entsprechend selektiert wurden und entsprechende Strukturkriterien erfüllt sind.

Die Selektion der Patienten kann dabei in 3 Stufen erfolgen:

Stufe I Der Patient ist kardiopulmonal stabil, benötigt ≤ 5 l O_2 und hat keine kontinuierliche kreislaufunterstützende oder analgosedierende Medikation. Eine einfache Monitorüberwachung (EKG, RR, S_pO_2) ist ausreichend.

Stufe II Der Patient, ist kardial oder pulmonal von den Normwerten abweichend. Er benötigt hierzu >5 l/min O_2 und/oder eine kreislaufregulierende Dauermedikation (Perfusor). Unter dieser Medikation ist er aber kompensiert.

Stufe III Der Patient ist kardiopulmonal instabil, benötigt kontinuierlich eine kreislaufunterstützende Medikation und/oder Analgosedierung und/oder >10 l/min O_2.

Strukturkriterien

Stufe I Eine Pflegefachkraft (mindestens IMC-Weiterbildung) und ein Helfer (Schüler, einzuarbeitende Kolleginnen, Pflegehelfer).

Stufe II Zwei Pflegepersonen (davon mindestens eine mit AN-/Intensiv-Fachpflege-Weiterbildung).

Stufe III Eine Pflegefachkraft (mindestens IMC-Weiterbildung) und ein Arzt.

Benötigte Materialien

Stufe I Transportmonitor, O_2-Flasche, Transportrucksack

Stufe II Zusätzlich Notfallspritzenset, Perfusoren.

Stufe III Zusätzlich Medikamente zur Analgosedierung, Transportrespirator.

> Dennoch sollte im Falle eines Akutereignisses, einer Befundverschlechterung oder Veränderung der Behandlungsstrategie ein Arzt jederzeit telefonisch erreichbar sein und informiert werden können.

Da der innerklinische Intensivtransport ebenfalls mit einem z. T. erheblichen Zeit- und Personalaufwand verbunden ist, ist dieser auch in der Pflegedokumentation entsprechend zu dokumentieren.

Kontrollfragen zu ▸ Abschn. 2.3

- **Frage 2.11:** Nennen sie die 6 Phasen des Intensivtransports!
- **Frage 2.12:** Wer trifft die Entscheidung zur Durchführung eines Intensivtransports?
- **Frage 2.13:** Was ist bezüglich der Mitnahme besonderer medizinischer Geräte zu beachten, sowohl aus logistischer als auch aus personeller Sicht?
- **Frage 2.14:** Wie könnte ein Intensivtransport dokumentiert werden?
- **Frage 2.15:** Welche Maßnahmen sind nach Wechsel des Beatmungsgerätes am Patienten durchzuführen?
- **Frage 2.16:** Beschreiben Sie die Vorteile eines innerklinischen Transportteams!
- **Frage 2.17:** Durch welche Personen wird beim innerklinischen Transport ein Patient der Stufe II transportiert?
- **Frage 2.18:** In welche zwei Maßnahmenbereiche lässt sich ein Intensivtransport einteilen?

Literatur

Adams HS, Flemming A, Schulze K (Hrsg) (2008) Kursbuch Intensivtransport, 5. Aufl. Lehmanns Media, Berlin, S 9

Ausschuss „Rettungswesen" – Empfehlungen für die Ausbildung von Rettungssanitäterinnen und Rettungssanitätern Stand: 17.09.2008. https://www.stmi.bayern.de/assets/stmi/sus/rettungswesen/id3_23_landrettung_ar_empfehlung_rettsan_20130222.pdf

BAND und DIVI. Stellungnahme der BAND und DIVI zur Konstruktion und Ausstattung von Intensivtransportwagen (ITW). http://www.divi.de/images/Dokumente/Empfehlungen/Intensivtransport/2004_StellungnahmeIntensivtransportwagen.pdf

Bundesministerium der Justiz und Verbraucherschutz. § 5 Abs. 1 NotSanG iVm.§ 1 Abs. 1 NotSan-APrV. https://www.gesetze-im-internet.de/notsang/index.html; http://www.gesetze-im-internet.de/notsan-aprv/index.html

Bundesverband der Ärztlichen Leiter Rettungsdienst Deutschland e. V. http://www.bgs-aelrd.de/images/Dokumente/Notfallsanitaeter/anlage%203%20-%20manahmenkatalog.pdf; http://www.bgs-aelrd.de/images/Dokumente/Notfallsanitaeter/anlage%204%20-%20medikamentenkatalog.pdf;

http://www.dbrd.de/images/aktuelles/2015/
AlgorithmenNotSanDBRD2015V1.1.pdf

Bundesvereinigung der Arbeitsgemeinschaften der
Notärzte Deutschlands (BAND) e. V. http://www.
band-online.de/imageordner/index.php?sessionid
=leer&aktiv=22&inhaltvon=22&menuof-
fen=10X17X19X20X

Deutsche Interdisziplinäre Vereinigung für Intensiv-
und Notfallmedizin – DIVI. http://www.divi-org.de/
Notfallmedizin-Katastrophenme.46.0.html

Deutsche Interdisziplinäre Vereinigung für Intensiv-
und Notfallmedizin – DIVI (2004) Empfehlungen
der DIVI zum innerklinischen Transport kritisch
kranker, erwachsener Patienten. http://www.
divi.de/images/Dokumente/Empfehlungen/Inten-
sivtransport/2004_Empf_innerklinischerTransport.
pdf. Zugegriffen am 10.06.2016

DRF Stiftung Luftrettung. http://www.zksbw.de/index.
php/download

Happel O, Papenfuß T, Kranke P (2010) Schockraumma-
nagement. Anästhesiol Intensivmed Notfallmed
Schmerzther 45:408–414

Hecker U, Meier E (2017) Unterwegs im Krankenhaus.
Springer, Berlin/Heidelberg/New York, S 195

Koller S (2007/2009) Intensivtransport – Einblick in den
bodengebundenen Transport therapie- und intensivpflichtiger Patienten http://ssl.incentive-med.com/
cms/cms/pdf/bibliothek/intensivtransport.pdf

Löw M, Jaschinski U (2009) Innerklinischer Transport des
kritisch kranken Patienten. Anaesthesist 58:59–108

Lux M (2014) Innerklinischer Intensiv-Transportdienst.
Intensiv 22:79–82

Meyer VA (2010) Eine mögliche Abgrenzung eines
notärztlichen von einem nicht-notärztlichen Rettungseinsatz. Stumpf und Kossendey, Edewecht, S 26

Rall M (2013) Human Factors und CRM. In: St. Pierre M,
Breuer G (Hrsg) Simulation in der Medizin. Springer, Berlin/Heidelberg/New York

Schlechtriemen T et al (2003) Empfehlungen der BAND
zum arztbegleiteten Interhospitaltransfer. Notarzt
19:215–219

Spengler B, Eichelbrönner N (2001) Rettungsdienstrecht in der Praxis. Ebner Verlag Ulm, Rn. 67, 241 ff.

St. Pierre M, Breuer G (Hrsg) (2013) Simulation in der
Medizin. Springer, Berlin/Heidelberg/New York

St. Pierre M, Hofinger G, Buerscharper C (2011) Notfall-
management. Human Faktors in der Akutmedizin,
2. Aufl. Springer, Berlin/Heidelberg/New York

Stemmler J, Hecker U (2017) Notfallkommando Kommunikation in Notfallsituationen für Gesundheitsfachbe-
rufe. Springer, Berlin/Heidelberg/New York, S 66, 125

Universitätsklinikum Heidelberg, Sektion Notfallmedizin.
http://www.klinikum.uni-heidelberg.de/Notaerztliche-
Taetigkeit.8240.0.html#c16382

Wilhelm W (2013) Praxis der Intensivmedizin, 2. Aufl.
Springer, Berlin/Heidelberg/New York

Anforderungen und Vorbereitung der Intensivtransportmittel

Uwe Hecker

© Springer-Verlag GmbH Deutschland 2018
U. Hecker, C. Schramm (Hrsg.), *Praxis des Intensivtransports*,
https://doi.org/10.1007/978-3-662-54379-5_3

Zum Einstieg

Nicht jeder Intensivtransport erfolgt in einem speziell hierfür ausgestatteten Intensivtransportwagen. Zum einen stehen hierfür gegenwärtig zu wenige Fahrzeuge zur Verfügung, zum anderen erfolgt die Verlegung eines Patienten häufig unter enormen Zeitdruck, sodass auf das nächste freie Einsatzfahrzeug des Regelrettungsdienstes zurückgegriffen werden muss.

Der Regelrettungsdienst setzt verschiedene Fahrzeuge ein, welche zum Teil nur bedingt für die Bedürfnisse im Intensivtransport geeignet sind. Darüber hinaus muss die Notwendigkeit hinterfragt werden, jeden Intensivpatienten mit einem ITW zu transportieren.

In dem vorliegenden Kapitel werden die regulären Rettungsdienst-Fahrzeuge, die einer Norm unterliegen, deshalb ebenso erwähnt wie solche Fahrzeuge, für die es derzeit keine eigene Norm gibt und die deshalb häufig weder in der Bedarfsplanung noch in der Finanzierung durch die Kostenträger berücksichtigt werden.

3.1 Definitionen – Empfehlungen – Vorschriften

Für die Fahrzeuge aus der Vorhaltung des Regelrettungsdienstes gelten die Vorschriften der DIN EN 1789, zuletzt geändert und aktualisiert 2014 (Europäische Normung für den Rettungsdienst). Diese Richtlinie unterscheidet 4 Typen von Krankenkraftwagen, wobei sich von Typ zu Typ die Mindestausrüstung erhöht:

- **A1** – Patient Transport Ambulance (für einen Patienten): Krankentransportwagen,
- **A2** – Patient Transport Ambulance (für einen oder mehrere Patienten): Krankentransportwagen,
- **B** – Emergency Ambulance: Mehrzweckfahrzeug/Notfallkrankenwagen,
- **C** – Mobile Intensive Care Unit: Rettungswagen.

Im deutschsprachigen Raum kommen die Typen A1 und A2 wegen ihrer zu geringen Anforderungen an die Ausrüstung im Rahmen des Rettungs- und Intensivtransports praktisch nicht zum Einsatz. Für die Belange des Intensivtransportes bleiben daher nur die Typen B und C.

3.1.1 Medizinische Ausstattung und Bestimmung der einzelnen Fahrzeugtypen

Typ B: Emergency Ambulance (EA)

> Vorgesehen für den Transport, die Erstversorgung und Überwachung von Patienten, „Notfallkrankenwagen" (ähnlich dem ehemaligen deutschen Rettungswagen, nur im Innenraum kleiner).

Die Länge des Patientenraumes wurde mit mindestens 2,40 m, die Höhe mit mindestens 1,60 m festgelegt. Hierzu zählen u. a. der Mercedes-Benz „Sprinter" ohne Hochdach sowie der T5 von Volkswagen mit Hochdach. Letzterer wird aufgrund seiner Wendigkeit und kleineren Abmessungen häufig in ländlichen Regionen in Österreich und der Schweiz eingesetzt.

Zur medizinischen Ausstattung zählen: Trage, Tragestuhl, Schaufeltrage, Vakuummatratze, Schienungsmaterial, Halskrausen, Sauerstoffanlage im Fahrzeug und tragbare Sauerstoffinhalationseinheit, Beatmungsbeutel, Absauggerät, Blutdruckmanschette, Pulsoxymeter, Infusionen und Zubehör sowie Wärmebox für Infusionen, EKG, Defibrillator, tragbare Notfallausrüstung (u. a. mit Beatmungsbeutel, Absaugung etc.), Magenspülset, Verbandmittel.

Die erlaubte Zuladung beträgt 225 kg.

Typ C: Mobile Intensive Care Unit (MICU)

> Vorgesehen für den Transport, die erweiterte Versorgung, Behandlung und Überwachung von Patienten (entspricht weitgehend dem „Rettungs- bzw. Notarztwagen")

Als Basisfahrzeuge kommen vielfach Fahrgestelle des Mercedes-Benz „Sprinter" und des fast baugleichen Volkswagens „Crafter", aber auch andere Fahrgestelle zum Einsatz (■ Abb. 3.1). Sie weisen ein zulässiges Gesamtgewicht zwischen 3,5 und 4,6 t auf. Gemeinsam ist ihnen die Verwendung eines Lieferwagens als Basisfahrzeug, welches mit einem geräumigen Kofferaufbau – meist aus Aluminium oder glasfaserverstärktem Kunststoff (GFK) – eines Ausbauherstellers versehen wird. Dieser Kofferaufbau wird meist von einem Anbieter für Sonderfahrzeuge hergestellt, der das Fahrzeug ausbaut und mit dem gewünschten Equipment ausstattet.

Die medizinische Ausstattung lehnt sich an die des Typs B an und wird ergänzt durch: externen Herzschrittmacher, erweiterte tragbare Notfallausrüstung (u. a. mit Infusionen und Zubehör, Intubationsbesteck, Medikamente, Beatmungsbeutel und Zubehör), Thoraxdrainage, Perikardpunktionssatz, ZVK, PEEP-Ventil, automatisches Beatmungsgerät, Spritzenpumpe.

Die erheblich erweiterte medizinisch-technische Ausstattung spiegelt sich auch im sog. Zuladegewicht wieder – dem „maximal zulässigen Gewicht von Personal und zusätzlich zur Grundausstattung benötigter Ausrüstung" –

das 260 kg beträgt (Europäische Normung für den Rettungsdienst).

■ Tab. 3.1 gibt des Vergleich der Einsatzfahrzeuge vom Typ B und Typ C wieder.

In der Realität sind die Zuladungsgrenzen der EN 1789 nur schwer einzuhalten. Dies ergibt sich bereits bei einem Durchschnittsgewicht von 70 kg KG pro Besatzungsmitglied, wie die Musterrechnung in ■ Tab. 3.2 zeigt.

■ **Tab. 3.1** Vergleich der Innenraummaße und Zuladung der Einsatzfahrzeuge

Fahrzeugtyp	B (Emergency Ambulance)	C (Mobile Intensive Care Unit)
H1	1600 mm	1800 mm
H2	1150 mm	1150 mm
L	2500 mm	2600 mm
B	1400 mm	1500 mm
Zuladung	225 kg	260 kg

H1 Höhe des Krankenraumes, *H2* Höhe über der Trage, *L* Länge, *B* Breite.

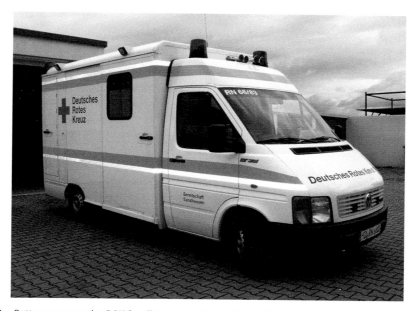

■ **Abb. 3.1** Rettungswagen des DRK Sandhausen (mit freundlicher Genehmigung des DRK Sandhausen)

3

◘ Tab. 3.2   Zuladungsgrenzen der EN 1789; Musterrechnung

	Gewicht
3 Mann Besatzung à 70 kg KG	= 210 kg
1 Patient à 70 kg KG	= 70 kg
Gesamtgewicht Personen	**= 280 kg**

❯❯ Für die Fahrzeuge hat dies zur Konsequenz, dass sie deutliche höhere Gewichtsreserven mitbringen müssen, als es vorgeschrieben ist.

Dies erscheint bei den Fahrzeugen in der 3,5-t-Klasse schwierig. Fahrzeugen in der 4,6-t-Klasse ist daher der Vorzug zu geben ist, zumal sie auch unter extremer Beladung aufgrund ihrer Zwillingsbereifung ein stabileres Fahrverhalten aufweisen. Auch die Aufnahme einer speziellen Intensivtrage, welche durch die integrierten Gerätschaften ein sehr hohes Eigengewicht aufweist, erscheint bei Fahrzeugen in der 3,5-t-Klasse problematisch in Bezug auf die Gewichtsreserven.

Pauschalangaben können hier nicht gemacht werden, da die Zuladungsmöglichkeiten der einzelnen Rettungsfahrzeuge je nach Ausbauvariante, verwendeten Geräte und der Beladung mit Verbrauchsmaterial stark variieren.

Praxistipp

Unser Tipp für die Praxis lautet deshalb, die Fahrzeuge mit „Patient" und maximaler Ausstattung und Besatzung einmal zu wiegen, bevor sie regulär im Intensivtransport eingesetzt werden!

❓ Kontrollfragen zu ▶ Abschn. 3.1
  — **Frage 3.1:** Welche Fahrzeugtypen unterscheidet die DIN EN 1789?
  — **Frage 3.2:** Welche Fahrzeuge hiervon kommen für den Intensivtransport zum Einsatz?

  — **Frage 3.3:** Welche Ausstattungsmerkmale unterscheiden den Fahrzeugtyp B (Emergency Ambulance) vom Typ C (Mobile Intensiv Care Unit)?
  — **Frage 3.4:** Wie ist in der Praxis mit dem Problem der Gewichtszuladung umzugehen?

3.2   Besonderheiten

3.2.1   Intensivtransportwagen

Intensivtransporte sind nach DIN 13050 „Sekundärtransporte zur Beförderung intensivüberwachungs- und behandlungspflichtiger Patienten" (Deutsche Interdisziplinäre Vereinigung für Intensiv- und Notfallmedizin – DIVI). Intensivtransportwagen und andere Sonderfahrzeuge sollten Patienten vorbehalten bleiben, deren medizinischer Zustand es ausschließt, dass sie in herkömmlichen Rettungswagen nach DIN EN 1789 Typ C transportiert werden können. Somit wurde im Mai 2012 die neue DIN-Norm für Intensivtransportwagen (ITW) DIN 75076: 2012 publiziert (DIN-Normenausschuss Rettungsdienst und Krankenhaus – NARK).

Anforderungen an das Fahrzeug

In Ergänzung zum Typ C der DIN 1798 sind hier auszugweise die wichtigsten Unterscheidungsmerkmale aufgeführt:
  — Die Intensivtrage (Intensivtransportsystem) muss eine Traglast von mindestens 260 kg haben (150 kg Patientengewicht plus 110 kg medizinische Ausstattung) (◘ Abb. 3.2).
  — Der ITW muss über eine geeignete Beladehilfe (z. B. Ladebordwand) für die Intensivtrage verfügen.
  — Das Monitoring (Wert- und Kurvendarstellung) von 12-Kanal-EKG, S_pO_2, $etCO_2$, 2-Kanäle IBP, NIBP, Temp.
  — Mobiles Blutgasanalysegerät (BGA Gerät).
  — Sechs Spritzenpumpen.

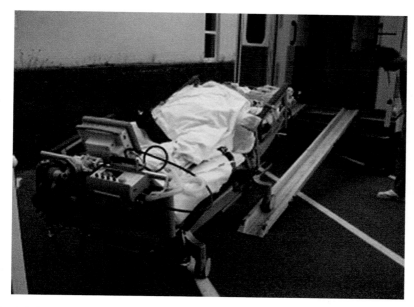

◘ Abb. 3.2   Beladen eines Intensivtransportwagens (ITW) mit einem Intensivbett. (RescueMed GmbH Konstanz, mit freundlicher Genehmigung)

– Zweites, transportables Absauggerät (Backup) gemäß DIN EN ISO 10079–1.
– Die mechanische Festigkeit für Medizingeräte muss in Analogie zur EN 1789 eingehalten werden.
– Stationäre Sauerstoffversorgung: mindestens 4.000 l.
– Mobile Sauerstoffversorgung: mindestens 800 l.
– Kompressorkühlfach im ITW.

3.2.2 Baby-Notarztwagen

Der Baby-Notarztwagen muss differenziert werden von einem Baby- bzw. Kinder-Notarzt-System, welches in einigen Regionen vorgehalten wird und Bestandteil des Rettungsdienstes ist. Bei den hier besprochenen Baby-Notarztwägen handelt es sich um Fahrzeuge, die mit einem speziellem Federungssystem und einem Transportinkubator ausgerüstet sind. Aufgabe des Baby-NAW-Systems ist es, Neu- und Frühgeborene schonend von der Geburtsklinik in ein pädiatrisches Zentrum zu transportieren.

Auffallendste Änderung in der Fahrzeugkonzeption ist, dass die Halterung für den Inkubator

quer zu Fahrtrichtung eingebaut ist und gefahren wird (◘ Abb. 3.3). Hierdurch soll vermieden werden, dass die Stöße der Hinterachse sich direkt auf den Tragetisch übertragen und somit auch auf das Kind. Durch diese Maßnahme sollen Blutungskomplikationen aufgrund geschädigter Kapillargefäße insbesondere im Gehirn vermieden oder zumindest reduziert werden, welche diese Stöße sonst verursachen könnten (Transporttrauma).

3.2.3 Schwerlastrettungswagen/ Bettentransporter

Die weltweite Prävalenz von Übergewicht hat auch in Deutschland in den letzten Jahren stark zugenommen. Diese Entwicklung stellt ein gravierendes Gesellschaftsproblem dar, da Übergewicht nicht nur die Entstehung vieler Krankheiten begünstigt, sondern damit verbunden auch die Ausgaben im Gesundheitswesen erheblich erhöht. Zahlen des Statistischen Bundesamts zeigen, dass 2013 52% der erwachsenen Bevölkerung übergewichtig, 16% sogar stark übergewichtig waren (Quelle: Statistisches Bundesamt 2014).

3

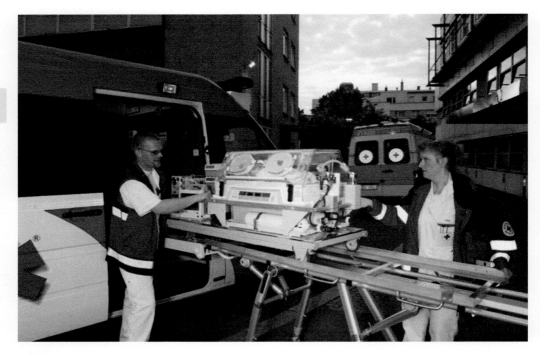

◘ Abb. 3.3 Beladen eines Baby-NAW der Björn Steiger Stiftung. Deutlich zu erkennen ist der quer zur Fahrtrichtung eingebaute Tragetisch. (Mit freundlicher Genehmigung der Björn Steiger Stiftung)

Im Rettungsdienst führte dies allmählich dazu, dass Transporttragesysteme, die ursprünglich einmal 120 kg trugen, nicht mehr ausreichend waren und zwischenzeitlich nahezu regulär durch solche ersetzt wurden, die deutlich über 200 kg aushalten. Immer häufiger reichen auch diese nicht mehr aus, was zur Entwicklung spezieller Fahrzeugkonstruktionen führte, die sich unter dem Begriff *Schwerlastrettungswagen* (SRTW) zusammenfassen lassen.

Hier finden nicht selten Fahrzeuge in der Gewichtsklasse zwischen 5 und 7,5 t Verwendung. Sie sind in der Regel so ausgelegt, dass sie Schwerlastkrankentragen mit einer Belastungsgrenze oberhalb 700 kg (!), ein komplettes Klinikbett oder extra breite Rollstühle aufnehmen können. Sie sind zum Beladen häufig mit einer Laderampe versehen oder verfügen über ein Schienensystem, wobei zusätzlich eine Seilwinde eingebaut ist, um dem Personal das Beladen des Fahrzeugs zu erleichtern.

Aufgrund ihrer hohen Beladekapazität sind solche Fahrzeuge auch im Bereich des Intensivtransports interessant, gerade dann, wenn die Platz- oder Zuladungsverhältnisse der anderen eingesetzten Fahrzeuge nicht ausreichen.

? **Kontrollfragen zu ▶ Abschn. 3.2**
- **Frage 3.5:** Welche Mindestanfordeungen sind an einen ITW zu stellen?
- **Frage 3.6:** Welche auffallendste Änderung ist beim Fahrzeugtyp Baby-Notarztwagen vorgenommen worden?
- **Frage 3.7:** Welche Faktoren machen einen Bettentransporter/Schwerlastrettungswagen für den Intensivtransport interessant?
- **Frage 3.8:** Nennen Sie drei wesentliche Ausstattungsmerkmale des ITW im Vergleich zum Fahrzeug des Typs C DIN 1789!

3.3 Transporttrauma

Unter dem Begriff „Transporttrauma" werden alle schädigenden Einwirkungen und Ereignisse zusammengefasst, die der Patient während des Transports erleidet. Untersuchungen zum Thema Transporttrauma sind nur unzureichend vorhanden, um diese Zwischenfälle und vor allem deren Konsequenzen in Zahlen ausdrücken zu können. Unbestritten ist jedoch, dass die fahrphysikalischen Kräfte, die auf den zu transportierenden Patienten einwirken, zu erheblichen Problemen führen können. Sie entscheiden nicht nur über dessen subjektives Empfinden, sondern haben auch direkten Einfluss auf dessen Gesundheit und das Wohlbefinden des gesamten Rettungsteams (Verkehrspädagogische Akademie).

Weitaus größer sind jedoch die Risiken, die durch unzureichendes Monitoring, mangelndes Equipment und durch unzureichend qualifiziertes Personal entstehen. Als Ursachen für ein Transporttrauma kann man nachfolgend genannte 4 Faktoren zusammenfassen (Madler et al. 2005, S. 78).

Ursachen für ein Transporttrauma
- Inadäquate Transportbedingungen
- Missgeschicke
- Transportstress
- Spontanverlauf der Erkrankung

3.3.1 Inadäquate Transportbedingungen

» Die Sicherung adäquater Transportbedingungen erfordert ein Gesamtkonzept, das die Qualifikation des Personals, die Auswahl des geeigneten Transportmittels und die kontinuierliche Durchführung intensivmedizinischer Maßnahmen umfasst. (Adams et al. 2008)

Das bedeutet, dass während des Transportes die begonnene Überwachung und Therapie fortzusetzen ist. Zudem gilt für Beatmungspatienten: je schwerer die pulmonalen Einschränkungen, desto höher die Anforderungen an den Respirator. Dies bedeutet in der Praxis, dass die meisten Patienten mit einem regulären Transportrespirator ventiliert werden können. Liegt jedoch eine schwere pulmonale Erkrankung zugrunde wie z. B. ein ARDS, so ist stets ein Intensivrespirator zu bevorzugen, der auch den Einbau von Inhalationssets zur lokalen medikamentösen Therapie ermöglicht.

Die Beatmung mittels Handbeatmungsbeutel oder Notfallrespiratoren ist als obsolet zu betrachten, da sie zu erheblichen Störungen der Oxygenierung und Ventilation führt.

3.3.2 Missgeschicke

Alle bisherigen Untersuchungen und veröffentlichten Richtlinien zum Management des Intensivtransports benennen die personelle Qualifikation der Begleitpersonen als unabdingbare Voraussetzung. Während auf ärztlicher Seite Facharztstatus gefordert wird, gilt auch für das nichtärztliche Personal eine umfassende notfall- und intensivmedizinische wie auch pflegerische Ausbildung als unabdingbar. Oft gefordert, jedoch nicht regelmäßig umsetzbar wäre eine Doppelqualifikation aus Intensivpflegekraft (aus der Kinder- bzw. Erwachsenenpflege) und Rettungsassistent (Madler et al. 2005, S. 79; DRF Luftrettung).

> Aus diesem Grunde sind regelmäßige Hospitationen auf Intensivstationen für Rettungsassistenten, die im Intensivtransport eingesetzt werden, nicht nur wünschenswert, sondern nach Meinung der Autoren unverzichtbar!

Besondere Situationen, in denen es häufig zu Missgeschicken kommt, sind:
- das Umlagern der Patienten auf Transporteinheiten,
- Lagerungsmaßnahmen,
- Ein- und Ausladen in das Rettungsfahrzeug,
- die Benutzung von Aufzügen (räumliche Enge).

Nur das Vermeiden von Improvisationen und Hektik sowie eine ruhige und jederzeit besonnene Arbeitsweise des gesamten Teams (Crew Ressource Management) können Fehler auf ein Minimum reduzieren.

Zu den **häufigsten Missgeschicken** zählen:

- Diskonnektion, Dislokation und Abknicken von Beatmungsschläuchen, Zuleitungen, Sonden und Drainagen,
- Fehlbedienung von medizinischen Geräten, insbesondere dann, wenn diese nur selten für besondere Fälle angewendet werden, z. B. Spritzenpumpen,
- lückenhafte Überwachung – „das EKG machen wir im Auto wieder dran …" –, zu großzügig oder falsch gewählte Alarmgrenzen (auch zu enge Alarmgrenzen erhöhen die Rate an Komplikationen, da durch häufige Fehlalarmierungen die Warnfunktion wegfällt),
- unterlassene Sicherung von Patient, Personal und Equipment,
- fehlendes Reservematerial wie Handbeatmungsbeutel, Notfallmedikamente, -koffer und Defibrillator, insbesondere beim Transport von oder zur Intensivstation!

> Anzumerken ist, dass ein einzelnes, isoliert auftretendes Missgeschick nur selten zum Desaster führt, wenn dies gleich erkannt und benannt wird und sich eine Konsequenz daraus ergibt. Daher ist allen Kontrollmechanismen größte Aufmerksamkeit zu schenken.

Zu den **Kontrollmechanismen** zählen insbesondere:

- die Pulskontrolle bei Störungen der EKG-Ableitungen als erste Maßnahme,
- bei gestörter oszillometrischer Blutdruckmessung oder Versagen der arteriellen Drucküberwachung das manuelle Messen des Blutdrucks, ggf. erneuter Nullabgleich,
- die auskultatorische Tubuslagekontrolle bei Ausfall der Kapnometrie oder plötzlich veränderten Werten sowie nach jedem Umlagern und nach dem Be- und Entladen aus dem Fahrzeug; ggf. erneute Laryngoskopie.

3.3.3 Transportstress

Angst, Erschütterungen, Schmerzen sowie Beschleunigungskräfte und Lärm führen bei Patienten zu Stressreaktionen, die häufig mit Kreislaufreaktionen verbunden sind. Deshalb ist nicht nur auf eine ausreichende adäquate Analgosedierung zu achten, sondern auch die Aufklärung einzelner Maßnahmen spielt eine große Rolle, selbst dann, wenn der Patient augenscheinlich gut sediert ist! Bereits einfache Maßnahmen wie das Vorstellen des Transportteams beim Patienten, das angenehme Temperieren der Fahrzeugkabine sowie eine angepasste Flug- oder Fahrweise können die negativen Einflüsse erheblich reduzieren. Eventuell ist auch eine medikamentöse Unterstützung indiziert, hier hat sich auch der Einsatz sog. Koanalgetika bewährt.

Aus dem Bereich der Luftrettung weiß man, dass Schwingungsbelastungen im Hubschrauber zwar dreidimensional auftreten, von physiologischer Relevanz sind aber nur Beschleunigungskräfte in der Längsachse (Kopf-Fuß-Richtung). Für den Bereich des Lufttransports gilt zudem, dass der Patient mit einem Gehörschutz zu versehen ist, bei bodengebundenen Transporten sollten die akustischen Sondersignale auf das für die Sicherheit notwendige Maß reduziert werden.

3.3.4 Spontanverlauf der Erkrankung

Der Spontanverlauf eines verlegungspflichtigen Intensivpatienten lässt sich kaum vorhersagen und beeinflussen. Wesentlicher Faktor ist hier die frühzeitige Indikationsstellung zum Transport und dessen bestmögliche Organisation. Hierdurch kann erheblich mehr Zeit gewonnen werden als durch einen übereilten Transport.

Dennoch lässt es sich nicht vermeiden, dass einige Patienten im Sinne eines „Ultima-Ratio-Transports" auch unter instabilen Bedingungen transportiert werden müssen. In der abgebenden Klinik begonnene Therapiestrategien sollten, sofern sie sich bewährt haben, dabei fortgesetzt werden. Ein Strategiewechsel sollte nur in begründeten Fällen erfolgen. Der Intensivtransport ist kein „Spielplatz", auf dem mit verschiedenen Behandlungsstrategien experimentiert werden kann! Sollte sich jedoch der Patientenzustand während des Transports erheblich verschlechtern oder gar infaust entwickeln, so sind, neben der Anwendung geeigneter Therapiemaßnahmen, folgende alternative Überlegungen anzustellen:

- Rascher Transport (mit Voranmeldung) direkt in das Behandlungszentrum der Zielklinik, und zwar unter Umgehung der Notaufnahme oder Intensivstation, z. B. direkt in das Herzkatheterlabor oder den OP, da hier die Therapiemöglichkeit am größten ist.
- Rascher Transport (mit Voranmeldung) in die nächste geeignete Klinik, um den Patienten zu stabilisieren?
- Rücktransport des Patienten (mit Voranmeldung) in die abgebende heimatnahe Klinik und – besonders bei erwartetem letalem Ausgang – Information der Angehörigen!

? **Kontrollfragen zu ▶ Abschn. 3.3**
- **Frage 3.9:** Welche Faktoren kommen als Ursache für ein Transporttrauma in Frage?
- **Frage 3.10:** Welche Voraussetzungen erfordert ein sach- und fachgerechter Transport?
- **Frage 3.11:** Nennen Sie die häufigsten Missgeschicke im Rahmen eines Intensivtransports!
- **Frage 3.12:** Wie können Sie bei Ausfall der nachfolgenden Überwachungsoptionen reagieren, um ein Minimal-Monitoring aufrechtzuerhalten und Fehler zu vermeiden:
  - Bei Ausfall des EKG?
  - Bei Ausfall der arteriellen Blutdrucküberwachung?
  - Bei Ausfall der Kapnometrie?

3.4 Lagerung und Sicherung des Patienten

3.4.1 Fahrtragen

Bereits die im Rettungsdienst üblichen Fahrtragen erlauben eine Vielzahl von Lagerungen des Patienten, die jedoch von Modell zu Modell unterschiedlich sind. Meist handelt es sich hier um Oberkörperhochlagerungen in verschiedenen Winkeln (oder stufenlos) sowie um Stufenlagerungen der unteren Extremitäten. Letztere kommen vor allem zur Bauchdeckenentspannung und zur Wirbelsäulenentlastung zum Einsatz.

Im Vergleich zu den verschiedenen Matratzensystemen, die in der Klinik Anwendung finden, sind die Tragenauflagen allerdings deutlich dünner und bergen somit die Gefahr der Entstehung eines Dekubitus. Auch eine Atemtherapie erfordert bestimmte Lagerungen. Daher kann es notwendig werden, den Patient auf dem Transport umzulagern. Grundsätzlich können hier 30°-Seitenlagerungen zur Anwendung kommen (◘ Abb. 3.4), da sie i. d. R. die Anwendung von Sicherheitsgurten noch problemlos erlauben (◘ Abb. 3.5).

Die 30°-Seitenlagerung lässt sich mit Hilfe einer Decke problemlos herstellen. Dazu wird die Decke der Länge nach 2-mal eingeschlagen oder zu einer Rolle zusammengelegt und unter dem Patienten positioniert. Bei spontan atmenden Patienten werden mindestens 2 Personen zur Lagerung benötigt: Person 1 dreht dabei den Patienten zu sich, während Person 2 die Decke unter ihm so zurechtlegt, dass diese frei von Falten, Zugängen, Stöpseln etc. ist. Die Decke wird dabei auch zwischen die Knien des Patienten eingeschlagen, da hier sonst häufig weitere Druckstellen entstehen können.

> **Bei beatmeten Patienten muss eine weitere Person die Sicherung der Atemwege übernehmen!**

Die Seitenlagerung von 90° und die Bauchlagerung sollten aufgrund geringer Interventionsmöglichkeiten nur bei speziellen Indikationen

3

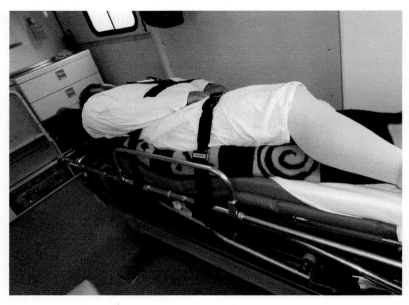

⬛ Abb. 3.4   30°-Linkseitenlagerung mit Hilfe einer Decke

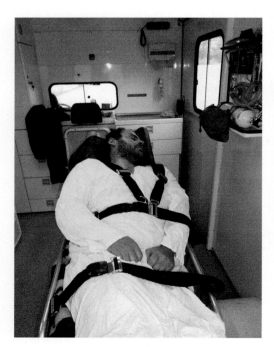

⬛ Abb. 3.5   Die Verwendung von Schultergurten ist hier problemlos möglich

Anwendung finden. Ausnahme hiervon sind z. B. Neugeborene mit Spina bifida, die i. d. R. aber in einem Inkubator transportiert werden.

> **Praxistipp**
>
> In der Praxis haben sich Einmaldecken und Einmalbezüge im Rettungsdienst durchgesetzt. Für Intensivpatienten, die gelagert werden, empfiehlt sich die Benutzung von Stofflaken, sie sind größer und zerreißen nicht so schnell. Bei freundlichem Nachfragen gibt die Station sicher gerne auch eine Decke zum Lagern mit.

3.4.2 Intensivtragesysteme

Intensivtragesysteme (⬛ Abb. 3.6) sind so ausgelegt, dass das Fahrgestell einer entsprechenden Belastung ausgesetzt werden kann. Meist werden hier Fahrgestelle von sogenannten Schwerlastkrankentragen verbaut. Auf dem Fahrgestell ist eine Halteplatte aufgebaut, die das komplette

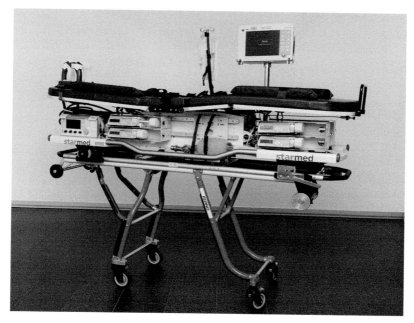

Abb. 3.6   Intensivtragesystem der Uniklinik Heidelberg. (Bild: Medienzentrum Uniklinik Heidelberg, mit freundlicher Genehmigung)

medizinische Equipment aufnimmt. Da diese Systeme meist in Verbindung mit den Krankenhäusern „spezifisch" konfiguriert werden, ist eine Pauschalaussage zum beförderbaren Patientengewicht nicht möglich. Ausschlaggebend sind immer die maximale Belastung des Fahrgestells, das Gewicht der Patiententrage sowie das Gewicht der verbauten Gerätekomponenten.

Diese Kompakteinheiten bieten meist neben einem Beatmungsgerät auch Platz für mehrere Spritzenpumpen, ein NO-Gerät sowie einen klinischen Multiparametermonitor. Sie ermöglichen den problemlosen Transport des Patienten von der Intensivstation zum Fahrzeug und umgekehrt. Die hier installierten Geräte verbleiben auch während des Transportes an der Intensivtrage, sodass ein erneutes Anbringen und Festmachen im Fahrzeug entfällt.

3.4.3   Transport im Intensivbett

Alternativ können Patienten in einem Intensivbett transportiert werden. Dieses muss dann konsequent in einer entsprechenden Vorrichtung

am Fahrzeugboden fixiert werden. Allerdings ist auch hier die Sicherung des Patienten selbst nicht zu vernachlässigen. Krankenhausbetten an sich verfügen jedoch nicht über Sicherheitsgurte. Hier bietet sich das Segufix-Fixiersystem an, welches sich bereits in unterschiedlichen Pflegebereichen bewährt hat. Neben der zuverlässigen Fixierung erlaubt das System durch die Verwendung vielfältiger Gurtsysteme eine maximale Bewegungsfreiheit des Patienten, die auch sämtliche Lagerungen zulässt. Das patentierte Magnetschloss lässt sich nur von einer Pflegekraft öffnen. Neben dem Beckengurt gibt es auch ein Schultergurtsystem, welches seitens des Herstellers auch für den Rettungsdienst empfohlen wird (Segufix). Zusätzlich stehen Gurte für die Extremitäten zur Verfügung. Als Mindestsicherheitsstandard für den Betttransport im ITW sollte jedoch der Einsatz des Bauch- und Schultergurtsystems gelten. Zusätzlich sollte das Kopfteil des Patientenbettes in erhöhter Position sein, um im Falle eines plötzlichen Bremsmanövers einer Verletzung des Kopfes vorzubeugen.

> Grundsätzlich erfolgt der Transport auch hier entgegen der Fahrtrichtung!

3.4.4 Kinderrückhaltesysteme

Für den Transport von Kindern, die nicht mehr in einem Inkubator transportiert werden können, empfiehlt sich dringend der Einsatz eines Kinderrückhaltesystems. Beispielhaft wird hier die PediMate Kindersicherheitsdecke der Fa. Ferno vorgestellt (◘ Abb. 3.7).

Das PediMate Kinderrückhaltesystem sichert Kleinkinder mit einem Gewicht von ca. 4,5–18 kg und einer Größe von ca. 65–130 cm auf der Krankentrage. Es besteht aus strapazierfähigem Vinylmaterial, ist leicht zu desinfizieren und zu reinigen. Nach Gebrauch kann dieses System einfach zusammengerollt und somit platzsparend im ITW/RTW untergebracht werden. Beim Einsatz in sitzender oder liegender Position gewährleistet es höchste Sicherheit.

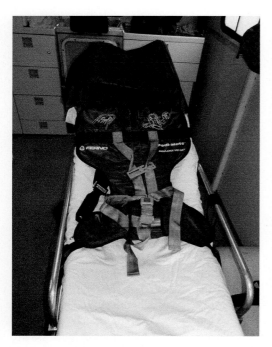

◘ **Abb. 3.7**   PediMate auf Ferno-Trage fixiert. (Bild: Medienzentrum Uniklinik Heidelberg, mit freundlicher Genehmigung)

Der kleine Patient wird mittels einer Hosenträgerbegurtung gesichert und das Pedi-Mate selbst mit 3 Gurten auf der Trage befestigt. Ein Crashtest mit 20-facher (negativer) Erdbeschleunigung (wobei also die 20-fache Gewichtskraft wirksam wird) unterstreicht die hohe Sicherheit des Systems.

? **Kontrollfragen zu ▶ Abschn. 3.4**
   — **Frage 3.13:** Welche Lagerungen können problemlos im Intensivtransport zur Anwendung kommen?
   — **Frage 3.14:** Bei welchen Lagerungsarten ist mit Problemen zu rechnen?
   — **Frage 3.15:** Wie erfolgt die Sicherung eines Patienten, wenn dieser in seinem Bett transportiert wird?
   — **Frage 3.16:** Was ist beim Transport von Kindern zu beachten?

Literatur

Adams HA, Flemming A, Schulze K (Hrsg) (2008) Kursbuch Intensivtransport, 5. Aufl. Lehmanns Media, Berlin, S 56

Deutsche Interdisziplinäre Vereinigung für Intensiv- und Notfallmedizin – DIVI. Stellungnahme der BAND und DIVI zur Konstruktion und Ausstattung von Intensivtransportwagen (ITW). http://www.divi.de/images/Dokumente/Empfehlungen/Intensivtransport/2004_StellungnahmeIntensivtransportwagen.pdf (aberufen 19.08.2017)

DIN-Normenausschuss Rettungsdienst und Krankenhaus (NARK). DIN EN 1789. Rettungsdienstfahrzeuge und deren Ausrüstung – Krankenkraftwagen; Deutsche Fassung EN 1789:2007+A2:2014. http://www.din.de/de/mitwirken/normenausschuesse/nark/normen/wdc-beuth:din21:222303920

DRF Luftrettung. Station Bad Berka. www.drf-luftrettung.de/station-bad-berka.html

Madler C, Jauch KW, Werdan K, Siegrist PFG (Hrsg) (2005) Das NAW-Buch Akutmedizin in den ersten 24 Stunden, 3. Aufl. München, Urban & Fischer

Mefina medical. http://mefina-medical.de/ITW_DIN_Norm.html

RescueMed. Inteerhospitaltransfer/Intensivtransport. www.rescuemed-rettungsdienst.com/Interhospital.htm

Segufix. www.segufix.de/segufix/auswahl.htm

Statistisches Bundesamt (2014) Pressemitteilung 386/14 vom 5.11.2014

Luftgestützter Intensivtransport

Christoph Schramm

© Springer-Verlag GmbH Deutschland 2018
U. Hecker, C. Schramm (Hrsg.), *Praxis des Intensivtransports*,
https://doi.org/10.1007/978-3-662-54379-5_4

Zum Einstieg

In diesem Kapitel wird nur auf Besonderheiten des luftgestützten Transports eingegangen, die allgemeinen Verfahrensweisen sind den jeweiligen Kapiteln zu entnehmen.

4.1 Standorte und Statistik

2017 existierten in Deutschland 82 Luftrettungsstandorte, davon 55 vorwiegend als Basis eines Rettungshubschraubers (RTH), 16 vorwiegend als Basis eines Intensivtransporthubschraubers (ITH) und 11 als Basis in doppelter Funktion (Dual-Use). Die Allgemeine Deutsche Automobil Club Luftrettung GmbH (ADAC) betrieb 37 Stationen im Jahr 2017, die Deutsche Rettungsflugwacht Luftrettung (DRF-Luftrettung) 29 Stationen, das Bundesministerium des Innern (BMI) 12 Stationen und die Johanniter-Unfall-Hilfe (JUH) 5 Stationen. Die Luftrettungsstationen werden von den einzelnen Organisationen im Auftrag der Länderministerien des Innern oder den Sozialministerien der Bundesländer betrieben. Von den insgesamt 82 Stationen waren 69 nur tagsüber in Betrieb und 13 rund um die Uhr. Der Einsatzradius einer Station für Primäreinsätze beträgt etwa 50–70 km, bei Intensivtransporten sind die Distanzen in der Regel größer.

Im Jahr 2016 wurden 107.166 Einsätze geflogen. Davon wurden 75,0 % von Rettungshubschraubern, 13,4 % von Intensivtransporthubschraubern und 11,6 % von Dual-Use-Hubschraubern durchgeführt. Von allen Einsätzen waren 74 % Notfalleinsätze bei Tag, 2 % Notfalleinsätze bei Nacht, 20 % Intensivtransporte bei Tag und 4 % Intensivtransporte bei Nacht. Täglich werden in Deutschland im Durchschnitt etwa 40 Intensivtransporte geflogen.

> **❓ Kontrollfragen zu ▶ Abschn. 4.1**
> - **Frage 4.1:** Wie viele Luftrettungszentren gab es 2017 in Deutschland?
> - **Frage 4.2:** Wie viel Prozent aller Luftrettungseinsätze waren im Jahr 2016 Intensivtransporte?
> - **Frage 4.3:** Wie viele Intensivtransporte werden durchschnittlich täglich in Deutschland geflogen?

4.2 Hubschraubertypen und Ausstattung

Die Hubschraubertypen EC 135 und die neue H 135 werden vorwiegend für Primäreinsätze als Rettungshubschrauber (RTH) eingesetzt. Ihr Rufzeichen ist „Christoph" in Kombination mit einer Zahl. Sie benötigen eine Landefläche von ca. 20 × 20 m und fliegen in der Regel von 7:00 Uhr morgens bis Sonnenuntergang. Eine Ausnahme ist Christoph 26 (Sande), der zusammen mit dem Lifeliner Europa 4 (Groningen, Niederlande) die nächtliche Notfallversorgung der Nordseeinseln übernimmt.

Die hauptsächlich als Intensivhubschrauber (ITH) eingesetzten größeren Maschinen vom Typ EC 145, AS 365 und die neue H 145 sind häufig rund um die Uhr einsatzbereit. Das Rufzeichen der ITHs ist „Christoph" in Kombination mit einem Städte- oder Bundesländernamen, z. B. Christoph Mittelhessen mit Standort Reichelsheim bei Frankfurt am Main. Länderübergreifende Stationen erhalten den Zusatz „Europa", z. B. Christoph Europa 1 mit Standort Würselen mit grenzüberschreitenden Einsätzen in Belgien und den Niederlanden.

Zu den Stationen mit 24-Stunden-Betrieb zählten im Jahr 2017
- Christoph 26 (Sande),
- Christoph 42 (Rendsburg),
- Christoph 62 (Bautzen),
- Christoph Regensburg (Regensburg),
- Christoph Berlin (Berlin),
- Christoph Brandenburg (Senftenberg),
- Christoph München (München-Großhadern),
- Christoph Niedersachsen (Hannover),
- Christoph Nürnberg (Nürnberg),
- Christoph Sachsen-Anhalt (Halle),
- Christoph Thüringen (Bad Berka bei Erfurt) und
- Christoph Westfalen (Greven),
- Lifeliner Europa 4 (Groningen, NL), grenzüberschreitend für die Nordseeinseln.

◘ **Tab. 4.1**	Aktuelle Hubschraubertypen in der deutschen Luftrettung (2017)							
Typ	Geschwin-digkeit	Flug-höhe	Reich-weite	Max. Gew.	L	H	B	Rotor
BK 117-B2	240 km/h	3000 m	500 km	3350 kg	13,0 m	3,4 m	2,7 m	11,0 m
EC 135	250 km/h	6000 m	670 km	2835 kg	12,2 m	3,6 m	2,7 m	10,2 m
H 135	259 km/h	6000 m	607 km	2980 kg	12,2 m	3,5 m	2,7 m	10,2 m
EC 145	254 km/h	6000 m	700 km	3585 kg	13,0 m	3,5 m	3,1 m	11,0 m
H 145	262 km/h	5485 m	687 km	3650 kg	13,6 m	4 m	2,8 m	11,0 m
AS 365	285 km/h	3700 m	900 km	4250 kg	13,7 m	4,0 m	2,1 m	11,9 m

Max. Gew. Maximales Abfluggewicht, *L* Gesamtlange inklusive Hauptrotor, *H* Hohe, *B* Breite, *Rotor* Rotordurchmesser.

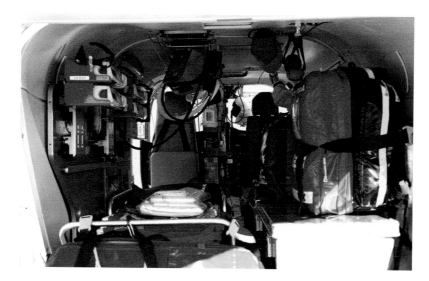

◘ **Abb. 4.1**   Innenansicht einer BK 117, Blick von hinten durch die geöffneten Hecktüren. (Pressestelle DRF, mit freundlicher Genehmigung)

Zu den weiteren Charakteristika der Hubschauber ◘ Tab. 4.1.

Zur Ausstattung eines Rettungshubschraubers (◘ Abb. 4.1) gehören:

— Notfallrucksack mit Materialien für Säuglinge und Kleinkindern,

— Monitoringeinheit (12-Kanal-EKG, Pulsoxymetrie, nichtinvasive und invasive Blutdruckmessung, Kapnographie), ggf. zusätzlich Temperaturmessung (kabelgebundene oder kabellose Ausführung),

— Defibrillator mit Schrittmacherfunktion,

— mehrere Spritzenpumpen (mindestens 4),

— Transportbeatmungsgerät (Optionen: kontrollierte Beatmung und assistierte Spontanatmung von intubierten Patienten, nichtinvasive Beatmung, Sauerstoffinhalation) und Vakuumpumpe,

— Sauerstoffvorrat ca. 2200 l,

- Vakuummatratze, Schaufeltrage, ggf. Spineboard, Rettungskorsett,
- Thoraxdrainage-Set,
- Schienungssysteme, Tourniquets, Hämostyptika, Decken, Tücher, Verbrauchsmaterial, Infektionsschutzsets,
- *optional*: Inkubator, mobiles Ultraschallgerät, Burn-Pac, 220-Volt-Inverter, Druckluft.

Die Mindestausstattung für RTH ist in den EU-Normen DIN EN 13230–10, DIN EN 13718–1 und DIN EN 13718–2 festgelegt.

Zusätzlich zur Ausstattung eines Rettungshubschraubers ist beim Intensivtransporthubschrauber meist Folgendes verfügbar oder kann aufgrund des größeren Platzangebots integriert werden:

- höherer Sauerstoffvorrat von bis zu 6000 l, Druckluft,
- zusätzliche Spritzenpumpen,
- intraaortale Gegenpulsation (IABP),
- extrakorporale Membranoxygenierung (ECMO),
- Herz-Lungen-Maschine (HLM),
- Beatmung mit Stickstoffmonoxid (NO-Beatmung).

Die Mindestausstattung eines ITH ist in DIN 13718–2 festgelegt.

4.3 Team

Die Besatzung eines RTH oder ITH besteht aus einem Piloten, einem Rettungsassistenten mit der Zusatzausbildung zum „Helicopter Emergency Medical Services Technical Crew Member" (TC HEMS) und einem Arzt. Für die sichere Durchführung eines Einsatzes ist die vertrauensvolle Arbeit im gesamten Team essenziell. So sollte beispielsweise der nicht direkt in den Anflug auf eine Einsatzstelle integrierte Arzt auf Hindernisse (Stromleitungen) an der Landestelle hinweisen, die eventuell vom Piloten und TC HEMS übersehen wurden.

Der Pilot ist in der Regel bei der jeweiligen Luftrettungsorganisation angestellt. Er hat die Berechtigung zum Berufshubschrauberführer (Commercial Pilot License Helicopter, CPL [H]) und verfügt über mindestens 1000 Flugstunden Berufserfahrung, die er oft bei der Luftwaffe oder der (Bundes-)Polizei erworben hat. Er muss für den jeweiligen Hubschraubertyp eine Musterberechtigung erwerben; diese wird in den Luftfahrerschein eingetragen.

Gemäß der europäischen Richtlinien EASA-OPS und „Flight Crew Licensing" (FCL) muss der Pilot mit in regelmäßigen Abständen durchgeführten Überprüfungsflügen die Beherrschung des Luftfahrzeugs nachweisen. Bei den nicht so zeitkritischen Intensivtransporten ist eine Flugvorbereitung mit Einholung von Wetterdaten und Navigationsdaten Pflicht. Der Pilot entscheidet letztlich, ob eine sichere Flugdurchführung unter den gegebenen Umständen möglich ist und kann ggf. den Flug absagen.

HEMS-Technical-Crew-Members, die zur fliegerischen Besatzung des Hubschraubers gehören, haben als Cockpitassistent, Rettungsassistent und Bergungsspezialist in der Luftrettung vielfältige Aufgaben. Als Cockpitassistent übernimmt der TC HEMS u. a. den Funksprechverkehr mit den Rettungsleitstellen, bedient das Navigationssystem, beobachtet den Luftraum und spricht den Piloten bei der Landung ein. Als Rettungsassistent (ab 2020 Notfallsanitäter) übernimmt er u. a. zusammen mit dem Arzt die Patientenversorgung, überwacht die medizinischen Einrichtungen an Bord, dokumentiert Patientendaten für die Abrechnung und sorgt für die Einhaltung von Hygienerichtlinien. Bei Bergungen aus den verschiedenen Gefahrenbereichen wie alpinen Gebieten oder Industrieanalgen übernimmt der Hoist-Operator (Windenführer) die Steuerung der Taue und die Peilung bei Verschütteten. Die Voraussetzung zur Arbeit als TC HEMS umfasst die Qualifikation Rettungsassistent (ab 2020 Notfallsanitäter), mehrjährige Berufserfahrung und die HEMS-TC-Zusatzausbildung gemäß den Vorgaben der European Air Safety Agency (EASA).

Der Arzt hat in der Regel die Zusatzbezeichnung Notfallmedizin oder eine äquivalente Qualifikation. Die Teilnahme des Arztes an einem Kurs Intensivtransport sowie umfangreiche Erfahrung im bodengebundenen Rettungsdienst sind sinnvoll. In einigen Bundesländern existieren zusätzliche Anforderungen. So ist beispielsweise in Baden-Württemberg der Kurs Intensivtransport Pflicht. Bei der Einsatzplanung eines Intensivtransports übernimmt der Arzt zunächst die Telefonate mit der verlegenden Klinik und ggf. der Zielklinik. Er übernimmt zusammen mit dem TC HEMS den Patienten auf der Intensivstation und sorgt für einen sicheren Transfer in die Zielklinik. Spezielle Transporte, wie beispielsweise mit einem Inkubator oder einer ECMO, werden meist von einem Arzt und einer Pflegekraft der aufnehmenden Klinik begleitet.

Zum Luftrettungsteam können noch ein zusätzlicher Pilot bei Nachtflügen oder ein Bergretter gehören.

❓ **Kontrollfragen zu ▶ Abschn. 4.3**
 – **Frage 4.4:** Wie ist die Reichweite eines H 135?
 – **Frage 4.5:** Wie unterscheiden sich Rettungshubschrauber von Intensivtransporthubschraubern?
 – **Frage 4.6:** Welche Aufgaben kommen einem TC HEMS zu?

4.4 Praktische Durchführung eines luftgestützten Intensivtransports

Nach Eingang eines Auftrags für den Intensivhubschrauber durch die Rettungsleitstelle oder die Zentrale einer Luftrettungsorganisation wie beispielsweise der „Zentralen Koordinierungsstelle der DRF" in Rheinmünster werden die folgenden Vorbereitungen vom Luftrettungsteam parallel durchgeführt:

 – Der Pilot holt Informationen zu den Landeplätzen ein und plant je nach Luftraumstruktur und Wetter die Flugstrecke. Im Nachtflugbetrieb muss ein Flugplan aufgegeben werden.
 – Der TC HEMS unterstützt bei der Flugplanung und bereitet ggf. das für einen

besonderen Einsatz benötigte Material vor, wie beispielsweise Halterungen für einen Inkubator.
 – Der Arzt telefoniert mit der verlegenden Klinik (▶ Abschn. 2.3.3) mit besonderer Berücksichtigung der folgenden Punkte:
   – Indikation des Transports,
   – Gewicht (Gewichtsbeschränkung je nach Außentemperatur, Höhe der Landeplätze, Tankfüllung, Leistungsdaten des Hubschraubermusters),
   – Infektionsstatus (multiresistente Keime?),
   – kardiopulmonale Stabilität/Beatmungsparameter,
   – Zugangswege (z. B. arterielle Druckmessung),
   – Zielklinik und Station, Telefonnummer des Ansprechpartners in der Zielklinik,
   – gewünschte Vorbereitungen für den Lufttransport.

Bei der Transportplanung sollte bedacht werden, dass die Zugangsmöglichkeit zum Patienten aufgrund des geringen Platzangebots sehr eingeschränkt ist. Daher sollten spontan atmende Patienten mit stark eingeschränkter Lungenfunktion *vor* dem Transport intubiert werden. Weiterhin sind besondere Geräte wie IABP, HLM und ECMO häufig nicht für einen längeren Betrieb ohne Netzanschluss ausgelegt, sodass ein voller Akku vonnöten ist und die Geräte während des Flugs am 220-V-Inverter betrieben werden. Bei der IABP ist auf einen ausreichenden Heliumvorrat zu achten. Aufgrund der niedrigen Höhe der Kabine ist die Tropfrate von frei laufenden Infusionen stark reduziert. Daher sollten Infusionen, die während des Flugs weiterlaufen sollen, über Spritzenpumpen gegeben werden.

> **Praxistipp**
>
> Gelegentlich empfiehlt es sich, auch mit der Zielklinik zu telefonieren, um sicher zu sein, dass zur geschätzten Ankunftszeit auch ein Bett verfügbar ist.

Während des Anflugs wird die voraussichtliche Ankunftszeit der zuständigen Leitstelle übermittelt, damit der häufig notwendige Transfer mit einem RTW zwischen Landeplatz und Klinik organisiert werden kann.

In der verlegenden Klinik lassen sich der Arzt und der TC HEMS eine ausführliche Übergabe vom Intensivpersonal geben und schätzen nochmals die Transportfähigkeit ein. Die vorbereiteten Unterlagen werden gesichtet. Nicht unbedingt benötigte Zugänge sollten abgestöpselt werden; die benötigten Zugänge werden auf gute Fixierung kontrolliert. Vor oder nach Umlagerung auf die Hubschraubertrage wird das Transportmonitoring angeschlossen und die Spritzenpumpen der Klinik auf die Pumpen des Hubschraubers umgehängt. Zuletzt wird der Transportrespirator angeschlossen, nachdem die Beatmungsparameter nach den aktuellen Bedürfnissen des Patienten eingestellt wurden. Vor der Abfahrt wird die Fixierung des Patienten und der Geräte überprüft.

Während der Patientenübernahme bleibt der Pilot meist am Hubschrauber, dokumentiert den Flug und plant den Weiterflug.

Das Einladen des Patienten in den Hubschrauber erfolgt oft in Gemeinschaftsarbeit von bodengebundenem Rettungsdienst oder Klinikpersonal und ITH-Besatzung. Die Geräte werden in den vorgesehenen Halterungen fixiert und an das Bordnetz angeschlossen. Da akustische Alarme während laufender Triebwerke nicht hörbar sind, sollten die optischen Alarme von den Positionen des Arztes und des TC HEMS gut eingesehen werden können. Die laufende Kontrolle der Landeplatzumgebung auf Personenfreiheit wird während des Anlassvorgangs der Triebwerke vom TC HEMS überwacht. Während des Flugs sitzt der TC HEMS meist in der Kabine, führt den Funkverkehr mit den Leitstellen durch und überwacht mit dem Arzt den Patienten. Die Dokumentation durch den Arzt erfolgt aus Zeitgründen meist während des Transports.

Der Transport vom Landeplatz bis zur Zielklinik findet ggf. wieder mit einem RTW statt. Auch hier wird der Patient vom Arzt und dem TC HEMS begleitet. Nach Übergabe des Patienten hat der Pilot den Rückflug geplant und wieder die Zeiten dokumentiert.

Auf der Heimatstation werden die Verbrauchsmaterialien wieder aufgefüllt und die Einsatzbereitschaft wiederhergestellt. Abschließend dokumentiert der Pilot den Flug in vorgeschriebener Weise, während HCM und Arzt die Abrechnungsdaten und die medizinischen Daten in das EDV-System eingeben.

? **Kontrollfragen zu ▶ Abschn. 4.4**
- **Frage 4.7:** Welche besonderen Gesichtspunkte sind beim Arzt-Arzt-Gespräch zu beachten?
- **Frage 4.8:** Was ist bei der Mitnahme spezieller Geräte (IABP, ECMO, HLM) zu beachten?
- **Frage 4.9:** Wer übernimmt die Dokumentation des Fluges, wer die Abrechnung und wer die Eingabe der medizinischen Daten?

Literatur

Allgemeiner Deutscher Automobilclug – ADAC. Pressestelle des ADAC. http://www.presse.adac.de
Deutsche Flugrettung DRF. http://www.drf-luftrettung.de
Die Johanniter. Johanniter Lufrettung. http://www.johanniter.de/dienstleistungen/im-notfall/rettungsdienst/luftrettung/
RTH.info. http://www.rth.info

Luftwegs- und Beatmungsmanagement

Uwe Hecker und Christoph Schramm

© Springer-Verlag GmbH Deutschland 2018
U. Hecker, C. Schramm (Hrsg.), *Praxis des Intensivtransports*,
https://doi.org/10.1007/978-3-662-54379-5_5

Zum Einstieg

Die Sicherung des Atemweges ist nach wie vor Gegenstand zahlreicher wissenschaftlicher Arbeiten und Publikationen. Grund hierfür ist unter anderem der Zuwachs spezieller Atemwegshilfsmittel, die von der Industrie angeboten werden und zwischenzeitlich auch Einzug in präklinische Versorgungsstrategien gehalten haben.

Nach aktuellen Untersuchungen beträgt die Inzidenz der schwierigen Maskenbeatmung 2 % (1:50) bei nichtselektierten Elektivpatienten. Mit einer unmöglichen Maskenbeatmung muss in 0,15 % (1:667) der Fälle gerechnet werden. Die Häufigkeit der schwierigen direkten Laryngoskopie beträgt 1,5–8,0 % (1:67–1:12). Die Inzidenz der sehr gefährlichen „cannot intubate – cannot ventilate"-Situation beträgt 0,008 % (1:12.500) bis 0,004 % (1:25.000) (Arbeitsgemeinschaft der Wissenschaftlich-Medizinischen Fachgesellschaften – AWMF 2015).

Bei Notfallpatienten sind die Häufigkeiten für schwierige Maskenbeatmungen und Intubationen aufgrund der Nichtnüchternheit, verringerten Vorbereitungszeit und vorbestehender unzureichender Oxygenierung deutlich höher. Dies zeigt, dass alle im Intensivtransport beteiligten Personen jederzeit mit dem Auftreten einer solchen Gegebenheit rechnen und dafür vorbereitet sein müssen. Daher ist es das Ziel dieses Kapitels, neben der herkömmlichen Intubation Alternativen aufzuzeigen.

Zudem soll an dieser Stelle der vorherrschende Mythos „Der Patient braucht einen Tubus!" entkräftet werden. Stattdessen hat die Aussage „Der Patient muss ausreichend mit Sauerstoff versorgt werden!" oberste Priorität, wenn auch die endotracheale Intubation nach wie vor den „Goldstandart" darstellt. Wurde in früherer Zeit die Beatmung des Patienten regelmäßig mit Hilfe von Hypnotika, Sedativa und Muskelrelaxanzien dem Beatmungsgerät angepasst, so muss in Hinblick auf den Gesamtzustand des Patienten die heutige Forderung lauten: „Die Beatmung ist dem Patienten anzupassen!" Dies wird durch den Einsatz moderner Transportrespiratoren und der nichtinvasiven Beatmung bereits realisiert.

5.1 Atemwegsmanagement beim Erwachsenen

Das Erkennen und Vorhersagen von schwierigen Atemwegen bedarf der besonderen Schulung und Erfahrung. Es ist daher unumgänglich, bei einem bevorstehenden Intensivtransport in dieser Hinsicht Informationen über den Patienten einzuholen. Dies kann durch eine auf das Atemwegsmanagement bezogene Anamnese erfolgen, die im Idealfall bereits durch die abgebende Klinik erhoben werden sollte, um Überraschungen während des Intensivtransportes zu vermeiden. Gegebenenfalls muss die Ausstattung des Transportfahrzeugs ergänzt werden, um auf Komplikationen vorbereitet zu sein.

Cave

Häufig führen Risikopatienten einen Anästhesieausweis (■ Abb. 5.1) mit sich, welcher Auskunft über die Art der Atemwegsprobleme und deren Behebung gibt. Diese Angaben müssen unbedingt Teil des Arzt-Arzt-Gespräches sein. Ein bereits früher als erfolgreich dokumentiertes und durchgeführtes Atemwegssicherungsmanöver sollte bei erneutem Auftreten der gleichen Problemsituation wieder angewendet werden.

5.1.1 Vorhersage des schwierigen Atemwegs

Mallampati-Klassifikation

Mit der Untersuchung nach Mallampati soll die Wahrscheinlichkeit für eine erschwerte Laryngoskopie vorhergesagt werden. Dazu sitzt oder steht der wache Patient und streckt die Zunge bei neutraler Kopfhaltung maximal aus dem Mund – ohne Stimmbildung und ohne dabei den Kopf zu bewegen. Die Sichtbarkeit von Uvula und Gaumenbögen wird beurteilt und in 4 Klassen eingeteilt (■ Tab. 5.1, ■ Abb. 5.2).

5

a

Dieser Ausweis dient dem Anästhesisten zur Information über Besonderheiten und Schwierigkeiten bei vorausgegangenen Narkosen. Der Ausweis sollte dem Anästhesisten vor einer Anästhesie vorgelegt werden.
Für Notfälle empfiehlt es sich, den Anästhesieausweis stets bei sich zu tragen.

UEMS und DGAI sind nicht für den Inhalt dieses Ausweises verantwortlich.

This card is made to alert the anaesthesiologist to problems that occured during anaesthesia. The card should always be given to the anaesthesiologist before anaesthesia. It should be carried by the holder in case of emergency surgery.

Neither UEMS nor DGAI can accept legal liability for the content of this card.

Nachname (Surname) ....

Vorname (Given name) ....

Geburtsdatum (Date of birth) ☐☐ ☐☐ ☐☐☐☐

Europäische Vereinigung der Fachärzte (UEMS)

Deutsche Gesellschaft für Anästhesiologie und Intensivmedizin (DGAI)

Anästhesie-Ausweis

Union Européenne des Médecins Spécialistes (UEMS)

German Society of Anaesthesiology and Intensive Care Medicine (DGAI)

Anaesthesia Problem Card

Stempel der Klinik / Abteilung

DGAI Geschäftsstelle: Roritzerstraße 27, D-90419 Nürnberg

b

Anästhesie-Ausweis (Anaesthesia Problem Card)

☐ **Intubationsprobleme (Intubation problems)**
1. Stimmbänder einsehbar *(Vocal cords can be seen)* .... ☐
2. Hinterer Glottisanteil einsehbar *(Posterior extremity of glottis can be seen)* ... ☐
3. Nur Epiglottis einsehbar *(Only epiglottis can be seen)* .... ☐

Sonstige Intubationsprobleme (Other Intubation problems)
☐ ja (yes) ☐ nein (no) Details (Specify):

Maskenbeatmung möglich? (Could the patient be ventilated with a mask?)
☐ ja, leicht (yes, easily) ☐ ja, mit Schwierigkeiten (yes, with difficulty)
☐ nein (no)

Wie wurde das Problem gelöst ? Empfehlungen für künftige Intubationen:
(How was the problem solved; recommendations for future intubations):

1. Medikament *(Commercial/generic name)* ....
2. Medikament *(Commercial/generic name)* ....
3. Medikament *(Commercial/generic name)* ....

Art der Nebenwirkung (Adverse reaction type)
1. leicht: Hautreaktion *(light: skin rash)* ☐
2. mittelgradig: Kreislauf, Atmung *(moderate: haemodynamics, respiration)* ☐
3. schwer: Kreislauf, Atmung *(severe: haemodynamics, respiration)* ☐

Wie wurde das Problem gelöst? Empfehlungen für künftige Anästhesien:
(How was the problem solved; recommendations for future anaesthesias):

☐ **Disposition zur malignen Hyperthermie (malignant hyperthermia susceptibility)**
In-vitro-Kontrakturtest (IVCT): .... ☐
MH-assoziierte Mutation: .... ☐
Keine Anästhesie mit Trigger-Substanzen (Avoid volatile anaesthetics and succinylcholine; Dantrolene must be available)

☐ **Anästhesierelevante Begleiterkrankungen: (Stoffwechselstörungen, etc.):**
Other anaesthesia relevant diseases (metabolic diseases) Details (Specify):

....

Anästhesist (Anaesthesiologist) *Datum (Date)*

⬛ Abb. 5.1 a, b Wichtige Informationsquelle: der Anästhesieausweis (DGAI, mit freundlicher Genehmigung)

Tab. 5.1	Mallampati-Klassifikation Wahrscheinlichkeit für eine erschwerte Laryngoskopie
Einteilung	Kennzeichen
I	volle Sichtbarkeit des weichen Gaumens, der Uvula und der seitlichen Gaumenbögen
II	seitliche Gaumenbögen und Spitze der Uvula nicht mehr sichtbar
III	nur weicher Gaumen sichtbar
IV	nur harter Gaumen sichtbar

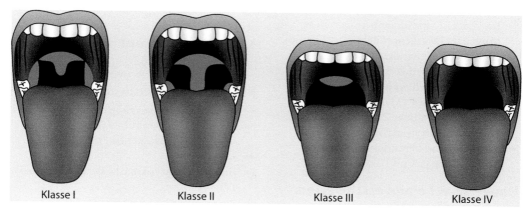

Klasse I   Klasse II   Klasse III   Klasse IV

Abb. 5.2 Mallampati-Klassifikation (mod. n. Samsoon und Young)

Test nach Patil

Beim Test nach Patil (■ Abb. 5.3) wird der Abstand zwischen Kinnspitze und Prominentia laryngea am Schildknorpel (Adamsapfel) zur Vorhersage einer unter direkter Sicht durchführbaren Intubation bestimmt (thyromentaler Abstand). Dieser sollte unter maximaler Reklination des Kopfes gemessen werden und mehr als 6,5 cm betragen. Bei einem Abstand zwischen 6 und 6,5 cm könnte die direkte Laryngoskopie erschwert, bei einem Abstand unter 6 cm (weniger als 3 Querfinger) unmöglich sein.

> Die gezielten Untersuchungen nach Mallampati und Patil weisen nur eine mäßige Sensitivität und Spezifität auf und geben daher lediglich einen Hinweis auf eine möglicherweise eingeschränkte Sicht bei der Laryngoskopie.

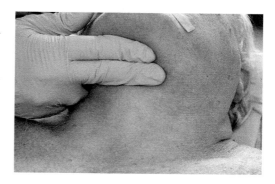

Abb. 5.3 Test nach Patil: Deutlich zu erkennen ist der verkürzte thyromentale Abstand

5.1.2 Klinische Hinweise auf einen erschwerten Atemweg

Es existieren weitere Hinweise und Symptome, die insbesondere bei Mehrfachnennung eine Vorhersage ermöglichen, ob ein schwieriger

Atemweg zu erwarten ist oder nicht. Die folgenden Kriterien weisen darauf hin, dass die Maskenbeatmung, das Einführen eines pharyngealen Ateminstrumentes oder die konventionelle Intubation erschwert oder unmöglich sind.

Hinweise auf eine erschwerte Maskenbeatmung

- Gesichtstraumen sowie Narben, Tumoren und lokale Entzündungen im Bereich von Lippen und Gesicht.
- Bartträger, insbesondere Träger eines Vollbartes (Maskenundichtigkeit, Verdecken eines „fliehenden Kinns").
- Kieferveränderungen.
- Zahnverlust (fehlende Zahnprothese).
- Sehr große Zunge (Makroglossie) oder andere pathologische Zungenveränderungen (Tumoren, anaphylaktische Reaktionen).
- Pathologische Veränderungen von Pharynx, Larynx und Trachea.

Hinweise auf einen erschwerten pharyngealen Atemweg

- Mundöffnung von 2 cm und darunter (Distanz zwischen den Schneidezähnen).
- Trauma, Narben, Tumoren, lokale Entzündungen von Pharynx und Larynx.

Hinweise auf eine erschwerte endotracheale Intubation

- Sehr lange obere Schneidezähne.
- Starker Überbiss des Oberkiefers.
- Die unteren Schneidezähne können nicht an oder vor die oberen positioniert werden.
- Mundöffnung unter 3 cm (Schneidezahndistanz).
- Uvula unsichtbar bei sitzender Position, ausgestreckter Zunge und Phonation.
- Gaumendach spitzbogenartig oder sehr eng.
- Die Gewebe des mandibulären Raumes erscheinen voluminös, fest bzw. wenig dehnbar.
- Thyromentale Distanz kleiner als 6 cm breit (Test nach Patil).
- Kurzer oder umfangreicher Hals.

- Patient kann das Kinn nicht bis zur Brust bewegen und den Kopf nicht strecken (Einschränkungen im Bereich der Halswirbelsäule).

> **! Cave**
> Auch ein Body-Mass-Index >26 kg/m² sowie ein Körpergewicht >110 kg gelten als Hinweise auf einen schwierigen Atemweg!

5.1.3 Management des normalen Atemwegs

Pharyngeale Atemwegsinstrumente
- Nasopharyngealer Tubus (Wendl-Tubus)
- Oropharyngealer Tubus (Guedel-Tubus, während der Maskenbeatmung)
- Larynxmaske
- Intubationslarynxmaske (z. B. Fasttrach, ITLM)
- Larynxtubus (LTS oder iLTS-D)

▪ Nasopharyngealer Tubus (Wendl-Tubus)
Wendl-Tuben bestehen aus weichem Gummi oder Silikon, weshalb sie sich den Atemwegen sehr gut anpassen. Der Außendurchmesser wird in Charrière angegeben (1 Ch. = 1/3 mm). Die Atemluft gelangt durch das innere Lumen, hierüber kann der Patient ggf. auch abgesaugt werden. Am Ende des Wendl-Tubus befindet sich eine Gummiplatte, die ein zu tiefes oder komplettes Hineinrutschen des Tubus in den Nasengang verhindert. Der Wendl-Tubus wird von den Patienten häufig besser toleriert als ein Guedel-Tubus. Er weist allerdings auch einige Kontraindikationen auf:

> ⊳ Bei Frakturen im Nasen- oder Gesichtsbereich und bei unklaren Verletzungen im Rahmen eines Schädel-Hirn-Traumas sowie bei ausgeprägter Blutungsneigung darf kein Wendl-Tubus eingesetzt werden.

Einsetzen eines Wendl-Tubus

- Gegebenenfalls Nasenreinigung und/oder abschwellende Nasentropfen.
- Auswahl der richtigen Größe des Wendl-Tubus. Die Länge entspricht in etwa der Entfernung Nasenspitze – Ohrläppchen, die Dicke wird entsprechend des größeren Nasenlochs gewählt. Für einen Erwachsenen empfiehlt sich ein Durchmesser von 30 Charrière. Lässt sich ein Wendl-Tubus dieser Größe nicht einführen, so wählen Sie einen mit geringerem Außendurchmesser.
- Streichen Sie die Spitze des Wendl-Tubus mit einem Gleitmittel (z. B. 2 %iges Xylocain Gel) ein. Sollten Sie kein Gleitmittel zur Hand haben, eignet sich auch physiologische Kochsalzlösung.
- Nehmen Sie den Wendl-Tubus in die führende Hand. Mit der anderen Hand heben Sie die Nasenspitze des Patienten an und ziehen sie dabei etwas stirnwärts.
- Führen Sie nun den Wendl-Tubus in das größere Nasenloch ein und schieben ihn entlang des unteren Nasenganges (nicht parallel zum Nasenrücken) bis zur geschätzten Einführtiefe oder bis zur Besserung des Atemgeräusches (sehen, hören, fühlen) vor.
- Sollte der Patient jetzt zu husten beginnen, liegt der Tubus zu tief; die Spitze berührt den Kehlkopf. Ziehen Sie in diesem Fall den Tubus 1–2 cm zurück. Der Hustenreiz müsste aufhören.
- Je nach Modell und Patient muss der Tubus gegen ein tieferes Hineinrutschen gesichert werden. (verschiebbare Platte oder Pflasterfixierung).

> Ein Wendl-Tubus wird bei Patienten eingesetzt, bei denen eine ausreichende Spontanatmung vorhanden ist, die Zunge jedoch aufgrund verschiedener Ursachen die Atemwege verlegt. Ein Wendl-Tubus kann leicht verstopfen (z. B. durch Sekret), weshalb die Durchgängigkeit regelmäßig zu prüfen ist.

■ **Oropharyngealer Tubus (Guedel-Tubus)**
Ein eingelegter Guedel-Tubus hält die oberen Atemwege frei und erleichtert häufig die Maskenbeatmung. In der Regel ist die Anwendung dieses Hilfsmittels problemlos, jedoch kann bei einem Patienten mit erhaltenen Schutzreflexen ein starker Würgereiz durch Kontakt mit dem Zungengrund ausgelöst werden. Wenn gleichzeitig bronchoskopiert wird, eignet sich ein im Querschnitt wie der Buchstabe „H" geformter Guedel-Tubus besser als ein regulärer, da die seitlichen Aussparungen ein leichteres Einführen des Bronchoskops ermöglichen (■ Abb. 5.4).

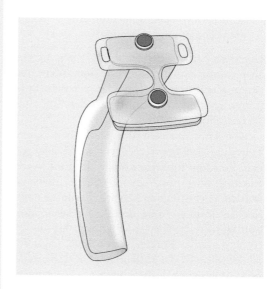

■ **Abb. 5.4**   Guedel-Tubus

■ **Larynxmaske**

Der Umgang mit der Larynxmaske wird häufig als sehr einfach beschrieben, bedarf allerdings einer gewissen Übung des Anwenders. Generell gilt, dass die Platzierung einer Larynxmaske schneller und einfacher gelingt als die eines Endotrachealtubus. Dies gilt insbesondere für in der Intubation weniger geübtes Personal. Auch erfolgt die Beatmung effizienter und leichter im Vergleich zur klassischen Beutel-Masken-Beatmung (Deakin et al. 2010). Die klinische Praxis zeigt, dass bei korrekter Anwendung innerhalb von Allgemeinanästhesien die gleiche Dichtigkeit erreicht werden kann wie bei der herkömmlichen Intubation.

❗ **Cave**
Die Verschlussdrücke von Larynxmasken sind deutlich niedriger die als von Endotrachealtuben und weisen – in Abhängigkeit des verwendeten Typs – Werte zwischen 20 und 28 cmH$_2$O auf (Arbeitsgemeinschaft der Wissenschaftlich-Medizinischen Fachgesellschaften – AWMF 2015). Als Verschlussdruck wird der maximale Beatmungsdruck bezeichnet, bei dem eine einwandfreie Ventilation ohne Auftreten von Leckagen oder einer Magenbeatmung stattfindet!

Die Handhabung bei der Einführung ist bei allen Modellen ähnlich. Alle Varianten mit einem blockbaren Cuff müssen vor dem Einführen entlüftet werden, so dass der Cuff eine „Schüsselform" annimmt.

Die zum Blocken des Cuffs benötigten Volumina sind auf der Larynxmaske angegeben. Vor dem Einführen sollte der Cuff angefeuchtet oder mit einem Gleitgel benetzt werden. Hierzu eignen sich u. a. sterile 0,9 %ige Kochsalzlösung, Aqua destillata sowie Lidocain-Spray oder -Gel. Auf ein möglichst sauberes und steriles Vorgehen ist achten. Zwar ist die Mundhöhle des Patienten nicht steril, dennoch ist es denkbar, dass durch das Einbringen exogener Keime, die durch Verletzungen der Mundschleimhaut in den Organismus gelangen können, eine sekundäre Infektion für den Patienten droht.

Beim Einführen wird zunächst der Mundraum des Patienten wie bei der Laryngoskopie mit dem Kreuzgriff geöffnet. Alternativ kann ein zweiter Helfer einen Esmarch-Handgriff durchführen. Die Larynxmaske sollte dann vorsichtig ohne Gewalt soweit eingeführt werden, bis ein federnder Widerstand erreicht wird.

❗ **Cave**
Bei nicht korrekt eingeführter Larynxmaske kann es zu einem Umschlagen der Cuffspitze kommen, sodass sich diese nach dem Blocken nicht mit Luft füllt und auch nicht abdichtet. Es besteht dann die Gefahr einer partiellen Magenventilation!

Diese Gefahr ist bei Larynxmasken, die anstelle eines luftgefüllten Cuffs einen Gel-Cuff haben, nicht gegeben. Beispielhaft sei hier die I-Gel-Larynxmaske genannt. Ihr Cuff ist aus thermoelastischem Material, daher muss sie nach erfolgter Positionierung nicht geblockt werden. Außerdem beinhaltet sie einen Drainagekanal und einen integrierten Beißschutz. In zwei Studien konnte nachgewiesen werden, dass ihr Einführen deutlich schneller gelingt als das Einführen anderer Atemwegshilfen.

Grundsätzlich weisen die aktuellen ERC-Guidelines aus dem Jahr 2015 (Soar et al. 2015) auf Folgendes hin:

» Die optimale Strategie zur Sicherung der Atemwege ist zum gegenwärtigen Zeitpunkt nicht definitiv geklärt.

» In der Praxis sollten schrittweise verschiedene Arten der Atemwegssicherung bei der Reanimation zum Einsatz kommen.

» Der beste Atemweg oder verschiedene Kombinationen von Techniken hängen von diversen Umständen ab. Hierzu zählen … natürlich die Fertigkeiten des Anwenders.

Dennoch sind auch die Nachteile der Larynxmaske bei der Reanimation zu beachten: Hierzu zählen das erhöhte Aspirationsrisiko und die fehlende Möglichkeit, Patienten mit einer geringen Lungen- oder Thoraxcompliance adäquat zu beatmen. Darüber hinaus liegen derzeit keine Daten vor, die eine Aussage zur ununterbrochenen Ventilation bei laufender Thoraxkompression erlauben. Hier bietet der Endotrachealtubus klare Vorteile (Deakin et al. 2010).

> ❯❯ Zu den wichtigsten Produktmerkmalen der Larynxmaske zählen die Möglichkeit der fiberoptischen Intubation über das Beatmungslumen sowie der Drainagekanal zum Einführen einer Magensonde. Letzterer soll ein Absaugen des Magens ermöglichen und somit die Gefahr der Aspiration mindern.

▪ **Larynxtubus**

Der Larynxtubus (LT) ist ein Atemwegshilfsmittel, das eine weitere Alternative im Atemwegsmanagement darstellt und als Weiterentwicklung bzw. als modifizierte Version des Combitubus angesehen werden kann. Einer Studie zur Reanimation am Übungsphantom zufolge kann festgestellt werden, dass seine Anwendung im Vergleich zum Endotrachealtubus die „Now-flow-Zeit" signifikant verkürzt, was die einfache Handhabung unterstreicht (Deakin et al. 2010).

Der Larynxtubus besteht aus einem an beiden Enden geöffneten Schlauch aus flexiblem Kunststoff. Der Beatmungskanal endet zwischen zwei Cuffs. Der proximale Cuff umgibt den Tubus etwa in der Mitte und kommt nach dem Einführen im Rachenraum zu liegen, während der distale Cuff am Ende angebracht und nach dem Einführen im Ösophagus gelegen ist. Bei korrekter Platzierung endet das Lumen des Beatmungskanals in Höhe des Kehlkopfes, sodass durch die Abdichtung der Manschetten nach oben und unten die Beatmung erfolgen kann.

Der Tubus wird blind über den Mund des Patienten eingeführt, dabei sollte der Kopf in Neutralstellung oder leicht überstreckt sein. Nach der erfolgreichen Positionierung des Tubus wird er mit Hilfe der beigefügten farbcodierten Spritze geblockt. Die benötigte Luftmenge kann anhand der korrespondierenden Farbe des Tubuskonnektors ermittelt werden (z. B. wird der Larynxtubus # 4 mit rotem Tubuskonnektor wird mit 80 ml Luft geblockt – dies entspricht der roten Markierung auf der Blockerspritze).

Der Larynxtubus ist sowohl einlumig (LT, LT-D) als auch doppellumig (LTS II, LTS-D) erhältlich. Bei der doppellumigen Version wurde wie bei der Larynxmaske ein Drainagekanal (in der Bezeichnung mit „-D" gekennzeichnet) eingearbeitet.

Beide Versionen sind sowohl als wiederverwendbare Produkte erhältlich als auch zum Einmalgebrauch, um das Risiko von Infektionen zu reduzieren. Larynxtuben gibt es in 6 Größen (0–5) für Patienten von <5 kg (Neugeborene) bis hin zu Erwachsenen.

Maskenbeatmung und konventionelle Intubation

Die Intubation stellt sowohl in der Notfall- als auch in der Intensivmedizin eine der am häufigsten durchgeführten Maßnahmen dar. Das Beherrschen ihrer Durchführung mit einer adäquaten Assistenz ist im Intensivtransport unverzichtbar. Unumstritten ist, dass die Präoxygenierung die Patientensicherheit deutlich erhöht und zu Beginn der Maßnahme in ausreichender Zeit erfolgen sollte.

> ❯❯ Durch die geeignete Zuführung von O_2 (ausreichend hoher, mehrere Minuten andauernder Frischgas-Flow über eine dicht anliegende Maske) wird der Sauerstoffspeicher der Lunge, die sogenannte funktionelle Residualkapazität (FRC), mit O_2 gefüllt und der in den Lungen befindliche Stickstoff ausgewaschen. Dies bezeichnet man als Denitrogenisierung.

Hierdurch wird die Dauer, die der Patient ohne Eigenatmung auskommen kann, ohne dabei Anzeichen einer Hypoxie zu entwickeln, deutlich verlängert. In dieser Zeit kann die Atemwegssicherung in Ruhe erfolgen. Die Entscheidung in Richtung auf mehr pharmakologische und methodische Invasivität sollte dabei immer schrittweise erfolgen. Gemäß der neuen Leitlinie Atemwegssicherung der AWMF kann gleich vor Überprüfung der Möglichkeit der Maskenbeatmung relaxiert werden.

Bei schwieriger Maskenbeatmung wird zunächst der Zweihandgriff (doppelter C-Griff) angewendet (◻ Abb. 5.5). Ein zweiter Helfer übernimmt dann die Beatmung.

Der Einsatz von Muskelrelaxanzien wird (präklinisch) schon lange kontrovers diskutiert und ist im Wesentlichen von der Erfahrung des durchführenden Arztes abhängig. Grundsätzlich ist aber kurzwirksamen (Succinylcholin) bzw. reversierbaren Muskelrelaxanzien (Rocuronium, Reversierung mit Sugammadex) unter außerklinischen Bedingungen der Vorzug zu geben.

Die Durchführung der Intubation erfolgt dabei zunächst mit dem Macintosh-Spatel. Die laryngoskopische Sicht auf den Kehlkopf erlaubt eine Gradeinteilung der zunehmend schwierigen Laryngoskopie und Intubation, die von Cormack und Lehane angegeben wurde (◻ Abb. 5.6).

Bei der Cormack-Lehane-Einteilung wird die Sichtbarkeit von Stimmbändern, hinterer Kommissur und Epiglottis unter direkter Laryngoskopie beurteilt. Auch hier erreicht die Sensitivität

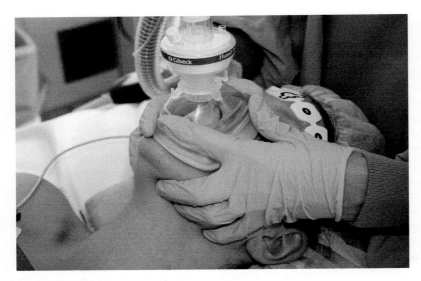

◻ **Abb. 5.5**   Doppelter C-Griff bei schwieriger Maskenbeatmung (Maske: Gibeck)

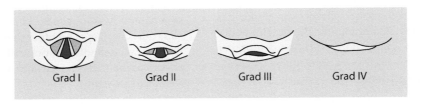

◻ **Abb. 5.6**   Einteilung der laryngoskopischen Sicht nach Cormack und Lehane

zur Vorhersage einer schwierigen Intubation nur etwa 50 %. Es gilt die in ◘ Abb. 5.6 und ◘ Tab. 5.2 dargestellte Einteilung.

Bei einem Laryngoskopiebefund nach Cormack und Lehane Grad II–IV können einfache Handgriffe die Sicht verbessern. Als solche sind die OELM („optimal external laryngeal manipulation") und BURP-Manöver („backward-upward-rightward pressure") sinnvoll (◘ Abb. 5.7).

Der in früherer Zeit häufig gelehrte Sellick-Handgriff beschreibt den mit der Hand gegen den Ringknorpel (Cartilago cricoidea) ausgeübten Druck, der den oberen Ösophagus verschließen soll. Er sollte der Minderung der Aspirationsgefahr während des Intubationsvorgangs dienen und wurde im Rahmen klinischer wie auch präklinischer Narkoseeinleitungen bei nicht nüchternen Patienten im Rahmen der sogenannten Ileuseinleitung oder Rapid Sequence Induction (RSI) angewendet. Sein klinischer Nutzen ist jedoch gerade in jüngster Zeit umstritten. Bei einer evtl. erschwerten Laryngoskopie werden die Bedingungen durch den Druck auf den Ringknorpel weiter erschwert, sodass es möglich ist, dass die Intubation schließlich nicht gelingt. Außerdem besteht durch die Möglichkeit des plötzlichen Erbrechens bei nicht rechtzeitigem Loslassen die Gefahr einer Ösophagusruptur!

Neben diesen Handgriffen besteht aber auch die Möglichkeit, mit anderen Laryngoskopen die Sicht auf den Kehlkopf zu verbessern. Insbesondere das Hebellaryngoskop nach McCoy ist hier zu nennen. Darüber hinaus können auch Spatel nach Miller oder Henderson, das retromolare Intubationsfiberskop nach Bonfils oder das Bullard-Laryngoskop zum Einsatz kommen. Neuere Entwicklungen wie das Airtraq-System oder videooptische Laryngoskope mit kleinem portablem Monitor haben hier bereits ebenso ihren Nutzen erwiesen.

◘ **Tab. 5.2** Cormack-Lehane-Einteilung der laryngoskopischen Sicht	
Einteilung	Kennzeichen
I	Gesamte Stimmritze einsehbar
II	Stimmritze teilweise sichtbar (hintere Kommissur)
III	Nur Epiglottis (Kehldeckel) einsehbar
IV	Nur weicher Gaumen sichtbar (Epiglottis nicht einsehbar)

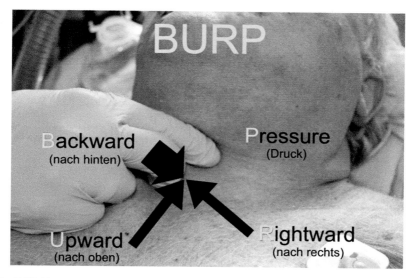

◘ **Abb. 5.7** BURP-Manöver

Lagekontrolle
Die Lagekontrolle des eingeführten Tubus erfolgt standardmäßig klinisch durch:
- Inspektion des Larynx während, vor und nach Passage des Tubus* (tracheale Intubation unter Sicht),
- Inspektion der Atembewegung des ventilierten Thorax,
- Auskultation von Magen (immer zuerst) und Lungen bds. (sowohl Lungenspitzen als auch basale Lungenabschnitte)

sowie durch Monitoringverfahren wie
- Volumetrie,
- Kapnometrie (eindeutiges Signal)*
- Pulsoxymetrie (verzögerter Abfall der Sauerstoffsättigung bei Fehlintubation),
- endoskopische Kontrolle mit dem Fiberbronchoskop*.

(* Kontrollen, welche die größtmögliche Sicherheit der korrekten Platzierung des jeweiligen Atemwegsinstrumentes bieten.)

Mittlerweile ist die Kapnometrie (Zahlenangabe des endtidalen CO_2) und Kapnographie (Graphische Darstellung des ausgeatmeten CO_2) in die Monitoringsysteme der Rettungsdienste integriert. Sie sollte bei jedem Transport eines beatmeten Patienten eingesetzt werden. Zu den Elementen der risikoarmen trachealen Intubation bei Aspirationsgefahr zählen somit:
- Pufferung des sauren Magensekrets mit Natriumcitrat,
- Lagerung mit erhöhtem Oberkörper,
- Applikation einer Magensonde und Absaugen des Magens vor der Narkoseeinleitung,
- Bereitstellung eines leistungsfähigen Absauggerätes mit vorbereitetem großlumigen Absaugkatheter zur Narkoseeinleitung,
- suffiziente Präoxygenierung des wachen Patienten,

- kurzwirksame, schnell anschlagende Muskelrelaxation,
- Verzicht auf manuelle Beatmung und
- Trachealtubus mit Führungsstab.

5.1.4 Management des schwierigen Atemwegs

Definitionen
Die nachfolgenden Definitionen beziehen sich auf klinische Situationen, in denen gut ausgebildete, in alternativen Methoden geschulte anästhesiologische Fachärzte zum Einsatz kommen.

> Als schwierig gilt die Atemwegsfreihaltung, wenn die gewählte Technik aktuell nicht gelingt (Deutsche Gesellschaft für Anästhesiologie und Intensivmedizin u. Berufsverband Deutscher Anästhesisten 2004).

Betrachtet man die gegenwärtige personelle Situation im Intensivtransport, so muss davon ausgegangen werden, dass hier die Schwelle des schwierigen Atemweges deutlich niedriger einzuordnen ist. Dies gilt sowohl für ärztliches als auch nichtärztliches Personal, zumal die personelle Rückfallebene (Hinzurufen einer Fachpflegekraft, eines Oberarztes etc.) unter den hier gegebenen Bedingungen schwierig ist. Auch die Vielfalt der alternativen Hilfsmittel ist meist deutlich eingeschränkt.

Der schwierige Atemweg kann begründet sein durch:

Schwierige Gesichtsmaskenbeatmung Die Maskenbeatmung gelingt wegen nicht vermeidbarer Leckagen oder zu hohem Beatmungswiderstand nicht. Meist finden sich klinische Zeichen wie fehlende thorakale Atembewegungen, fehlende, ungenügende oder spastische Atemgeräusche, Zyanose, Magenblähung, niedrige oder fallende Sauerstoffsättigung, fehlende oder ungenügende Volumenmessung der Ausatemluft sowie die klinischen Zeichen der Hypoxie und Hyperkapnie.

Schwierige pharyngeale Atemwegsfreihaltung Die Einlage eines pharyngealen Instrumentes ist auch nach mehreren Versuchen nicht möglich, sodass keine Ventilation erfolgen kann. Es gelingt nicht, auf der pharyngealen Ebene eine Dichtigkeit herzustellen.

Schwierige Laryngoskopie Es ist auch nach mehreren Versuchen nicht möglich, das Laryngoskop so einzusetzen, dass Teile der Stimmlippen sichtbar werden.

Schwierige tracheale Intubation Die endotracheale Intubation gelingt nicht, obwohl die Laryngoskopie die Stimmlippen mindestens teilweise sichtbar macht. Pathologische Veränderungen von Larynx oder Trachea können diesen Schwierigkeiten zugrundeliegen.

Misslungene Intubation Die Platzierung des Trachealtubus ist endgültig gescheitert.

Was tun bei schwieriger Atemwegsfreihaltung?

Ist bekannt, dass es sich um einen Patienten mit schwierigem Atemweg handelt, so müssen zunächst die Ausstattung und das Vorhandensein alternativer Methoden auf dem Fahrzeug überprüft und ggf. Ergänzungen vorgenommen werden.

Wie eine solche Ausstattung aussehen kann, zeigt ◘ Tab. 5.3.

◘ **Tab. 5.3** Ausstattungsvorschlag für das Management des schwierigen Atemwegs

Material	Anzahl
Zubehör für schwierige Maskenbeatmung:	
Guedel-Tuben	1 Komplettsatz
Wendl-Tuben	1 Komplettsatz
Zubehör für schwierige Intubation:	
McCoy-Laryngoskop	1 Spatel Gr. 3
	1 Spatel Gr. 4
Laryngoskop nach Miller (gerade)	Je 1 Spatel der Größe 00–4
Magill-Zangen (klein, mittel, groß)	Je 1
Spezielles Zubehör schwierige Intubation:	
Videolaryngoskop (z. B. C-Mac mit Pocket-Monitor der Fa. STORZ) mit verschiedenen Spatelgrößen	1 Set
Truview EVO2 Infant Indirect Laryngoscope Set, bestehend aus: Netzteil, Akkugriff, Optik und 2 modifizierten Führungsstäben	1 Set
Intubationsfiberoptik mit LED-Lichtquelle	1 Stück
Zubehör alternativer Atemweg:	
Larynxmasken Gr. 1, 1,5, 2, 2,5, 3, 4, 5	Je 1 Stück
Larynxtuben Gr. 0–5	Je 1 Stück

(Fortsetzung)

◘ Tab. 5.3 (Fortsetzung)

Material	Anzahl
Trachealkanülen Gr. 3,0–8,0	Je 1 Stück
Umintubationssonden, z. B. Cook-Katheter	1×8 Fr./45 cm
	1×11 Fr./45 cm
	1×14 Fr./83 cm
	1×19 Fr./83 cm
Zubehör alternativer Atemwegs-(Notfall-)zugang:	
Manujet (für Druckluft und O$_2$-Anschluss geeignet)	1 Stück
mit Jetventilationskanülen und	1 Stück 16 G Baby
	1 Stück 14 G Kinder
	1 Stück 12 G Erwachsene
Endojetadapter	1 Stück
Chirurgische Schere (spitz) steril	1 Stück
Skalpell Nr. 11 steril	1 Stück
Trachealspreizer steril	1 Stück

Offensichtlich ist, dass dieses komplette Equipment nicht auf jedem regulären Rettungsmittel vorzufinden ist, welches einen Intensivtransport durchführt. Jedoch weist diese Zusammenstellung die Besonderheit auf, dass alle vorhandenen Systeme entweder durch Batterie- oder Akkubetrieb eine ausreichende Betriebsdauer besitzen, welches sie auch für außerklinische Bedingungen nutzbar macht!

> ❯ Die Auswahl hat nach den Kriterien der höchsten Patientensicherheit zu erfolgen, muss aber auch die Erfahrung und Sicherheit des Personals bei der Anwendung berücksichtigen. Gegebenenfalls müssen solche Abläufe am Simulationsmodell geschult und regelmäßig trainiert werden.

Sofern es der Zustand des Patienten zulässt, wird dieser zu Beginn der notwendigen Maßnahmen über die Vor- und Nachteile der verwendeten Techniken informiert. Die Präoxygenierung ist dabei einer der wichtigsten Bestandteile aller nachfolgenden Maßnahmen. Ihr muss eine hohe Priorität eingeräumt werden.

Die Strategie des Vorgehens hängt dabei vom Allgemeinzustand des Patienten sowie von den vorhandenen Möglichkeiten und der Erfahrung des Personals ab. Die grundsätzlichen Optionen sind:
- eine Atemwegsinstrumentierung im Wachzustand oder nach Narkoseeinleitung,
- die Erhaltung oder Unterbrechung der Spontanatmung und
- die Auswahl einer nichtinvasiven oder invasiven Technik (Koniotomie, Tracheotomie).

Eine Planung für die Art des Vorgehens und die Reihenfolge der Maßnahmen ist unverzichtbar. Dabei muss auch die Frage beantwortet werden, welche Möglichkeiten es gibt, wenn einzelne Schritte nicht erfolgreich sind.

Die erwartet schwierige Atemwegsfreihaltung

Das Bewusstsein und die Spontanatmung sind solange zu erhalten, bis der Atemweg mit einem pharyngealen oder trachealen Instrument zur Freihaltung gesichert ist. Im Falle einer fehlenden Patientenkooperation sollte mindestens die Spontanatmung erhalten werden. Die fiberoptische Intubation oder die Einlage einer Larynxmaske im wachen Zustand bzw. mit leichter Sedierung ist in einem hohen Prozentsatz erfolgreich und mit einem geringen Risiko verbunden. Dabei ist ein Rückzug jederzeit möglich.

In Ausnahmefällen kann die **elektive Tracheotomie in Lokalanästhesie** erforderlich sein, insbesondere wenn alternative Methoden der Atemwegsfreihaltung nicht verfügbar sind oder nicht beherrscht werden.

Ein anderer Ansatz ist die **Atemwegsinstrumentierung nach Narkoseeinleitung**. Er sollte gewählt werden, wenn eine Instrumentierung des wachen Patienten nicht durchführbar ist. Ein pharyngealer Atemweg kann dabei als Überbrückung bis zur Intubation verwendet werden, wenn diese unabdingbar indiziert ist.

Die unerwartet schwierige Atemwegsfreihaltung

Die unerwartet schwierige Atemwegsfreihaltung, insbesondere die Intubation, ist das zentrale Problem der bekannten Atemwegsalgorithmen. Da das Bewusstsein ausgeschaltet ist und meist eine Muskelrelaxation durchgeführt wurde, bleiben in dieser Situation 4 Optionen, die von der Konzeption her in Richtung auf eine geringere Invasivität laufen (◘ Abb. 5.8):

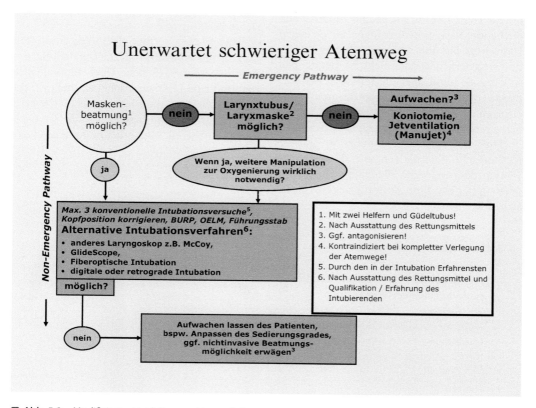

◘ Abb. 5.8 Modifizierter Heidelberger Airway-Pathway

1. Weitere Intubationsbemühungen am anästhesierten, muskelrelaxierten Patienten, auch mit alternativen Intubationsmethoden. Zwischenzeitlich ist die Gesichtsmaskenbeatmung erforderlich.
2. Rückkehr auf die Versorgung mit Larynxmaske, Intubationslarynxmaske oder einem anderen pharyngealen Instrument. Falls erforderlich, kann dann die Intubation blind oder endoskopisch z. B. über die Larynxmaske erfolgen.
3. Warten auf die Spontanatmung und Durchführung der fiberoptischen Intubation bei sicherer Spontanatmung.
4. Spontanes Wiedererwachen des Patienten abwarten.

Die 1. Option birgt das Risiko von Verletzungen und Ödembildung. Sie sollte nur sehr zurückhaltend verfolgt und frühzeitig aufgegeben werden, um den Patienten nicht unnötig zu gefährden. Die 2. Möglichkeit wird gewählt, um die Hände frei zu haben und zunächst ausreichende Narkosebedingungen zu erzeugen. Dann folgt die Entscheidung, ob eine Intubation erforderlich ist oder nicht. Ist dies der Fall, so kann sie blind über die Intubationslarynxmaske oder mittels Fiberoptik unter Sicht erfolgen. Gelingt die Intubation nicht, so bleiben – nichtinvasiv – nur die Optionen 3 und 4.

Für die schwierige Intubation gibt es methodische Alternativen, die dann genutzt werden können, wenn die entsprechende Erfahrung besteht. Eine Auswahl zeigt die nachstehende Übersicht:

> **Alternative Intubationsmethoden**
> - Alternative Laryngoskope
> - Intubationslarynxmaske und andere pharyngeale Instrumente zur Intubation
> - Instrumentarium für die fiberoptische Intubation
> - Intubationstracheoskop (Notrohr)
> - Blinde Intubation
> - Digitale Intubation
> - Transillumination (Trachlight)

Alternative Laryngoskope

■ Hebellaryngoskop nach McCoy

Bei diesem Laryngoskoptyp ist die Spatelspitze mit einem Gelenk versehen. Dadurch kann die Epiglottis aufgeladen und angehoben werden, sodass die Stimmbandebene sichtbar wird. Hilfreich ist hierbei auch ein mit Führungsstab versehener Tubus, der die Form eines Hockeyschlägers hat (◘ Abb. 5.9).

■ Airtraq-System

Dieses neuere Instrument zur Atemwegssicherung (◘ Abb. 5.10) zeichnet sich ebenfalls durch seine einfache Anwendung aus. Es ist in 7 verschiedenen Größen erhältlich, sodass es vom Säugling bis zum Erwachsen angewendet werden kann. Grundsätzlich ist es sowohl für die nasale als auch für die orale Intubation geeignet. Es wird aber davon ausgegangen, dass die meisten „schwierigen Intubationen" über den oralen Zugangsweg erfolgen, was die vorliegenden Erfahrungsberichte bestätigen.

Das System verfügt über eine Serie von Linsen, die eine vergrößerte Darstellung des Atemweges ermöglichen. Über Einmalbatterien und eine LED wird dabei ein helles Licht erzeugt, welches die Sicht weiter verbessert. Das integrierte Antibeschlagsystem ist nach 30 s einsatzbereit. Dies erkennt der Anwender

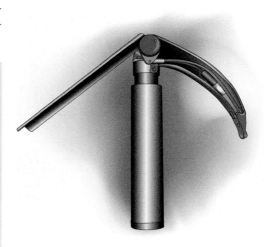

◘ **Abb. 5.9** McCoy-Laryngoskop

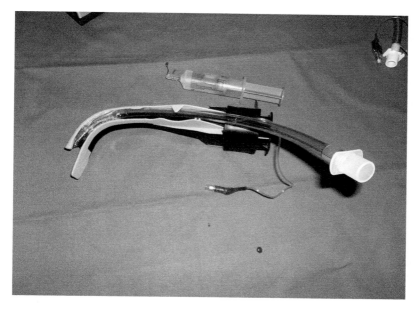

◻ Abb. 5.10 Airtraq-System zur Intubation. (Fa. Medisize GmbH, mit freundlicher Genehmigung)

daran, dass die LED aufhört zu blinken. Diese Zeit kann dafür genutzt werden, den Tubus in den seitlichen Kanal einzulegen. Dabei sollte darauf geachtet werden, dass etwas Gel sowohl auf den Tubus als auch auf die Laryngoskopspitze des Airtraq aufgetragen wird.

Anders als ein konventionelles Laryngoskop wird der Airtraq in der Mittellinie des Mundes eingeführt, um die Zunge nicht in den Hypopharynx zu schieben. Dabei kann das Vorschieben durch das Okular beobachtet werden. Der Airtraq wird wie ein Laryngoskopspatel vor dem Kehldeckel platziert, wodurch dieser durch Zug nach vorne angehoben werden kann (Macintosh-Technik) oder nach Miller aufgeladen und dann die Stimmritze sichtbar wird. Danach wird der Tubus vorgeschoben und geblockt. Im Anschluss erfolgt die Lagekontrolle. Danach wird der Airtraq vorsichtig vom Tubus gelöst, es empfiehlt sich eine erneute Lagekontrolle vor der endgültigen Tubusfixierung.

Beim Einsatz des Airtraq-Systems zeigte sich, dass die laryngoskopische Sicht im Vergleich zur konventionellen Laryngoskopie deutlich verbessert werden kann (Cormack/Lehane I–II versus Cormack/Lehane III–IV) (Flake 2010).

Im Vergleich zu anderen bildgebenden Systemen ist der Anschaffungspreis als günstig anzusehen.

▪ **Videolaryngoskope**

Videolaryngoskope (◻ Abb. 5.11) gibt es zwischenzeitlich vielfach auf dem Markt. Die meisten davon verwenden einen Macintosh-Spatel, in dem eine Optik sowie eine Lichtleitfaser eingearbeitet wurden. Einige Hersteller haben die Spatelform z. B. durch eine stärkere Krümmung modifiziert, was die Sicht bei schwierigen Atemwegen häufig verbessert. Ebenso gibt es Modelle, bei denen der Monitor – der dann allerdings recht klein ist – auf den Griff aufgesetzt ist.

In der Anwendung gleichen die Geräte dem normalen Macintosh-Laryngoskop. Hinsichtlich Wartung und Pflege gibt es jedoch einige Eigenschaften, die vor der Anschaffung zu bedenken sind:

— Die Bildfläche des Monitors sollte nicht zu groß, aber auch nicht zu klein sein, sie sollte auch bei heller Umgebung ein einwandfreies Bild darstellen.

— Die Spatel sollten entweder gut zu reinigen und problemlos zu desinfizieren oder alternativ als Einwegmaterial erhältlich sein.

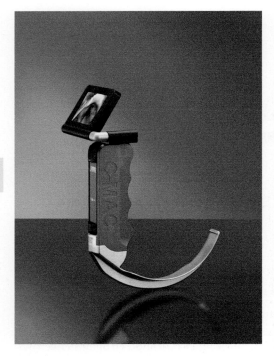

▢ Abb. 5.11   C-Mac Videolaryngoskop der Fa. Storz. (Quelle: Fa. KARL STORZ, mit freundlicher Genehmigung)

— Die Akkukapazität sollte auch eine längere Atemwegssicherung oder einen direkten Folgeeinsatz problemlos aushalten (>4 h).
— Es sollten eine USB-Schnittstelle und ein Bildspeicher vorhanden sein, um eine Bilddokumentation vornehmen und die Bilder anschließend bearbeiten und verwerten zu können.

Fiberoptische Intubation

Grundsätzlich gilt, dass die Atemwegssicherung, die den Einsatz eines Bronchoskops erfordert, in die Hände eines klinisch bereits in dieser Maßnahme erfahrenen Arztes gehört. Der letztliche Erfolg dieser Maßnahme ist sehr von der Erfahrung des durchführenden Arztes abhängig. Üblicherweise bleibt der Patient während der Maßnahmen zur Sicherung des Atemweges kommunikationsfähig, seine Eigenatmung ist in der Regel erhalten. Diese Tatsache ermöglicht es, ggf. das Verfahren abzubrechen, wenn die Positionierung des Endotrachealtubus nicht gelingt, ohne dass der Patient hierbei in eine Phase der Hypoxie gerät.

Mit einer oberflächlichen Analgosedierung kann die fiberoptische Intubation erleichtert werden. Dazu existieren verschiedene Empfehlungen. In der Situation des Intensivtransportes ist der Einsatz möglichst kurzwirksamer Medikamente günstig. Eine Option wäre die Verwendung von Remifentanil und Propofol. Beide Medikamente haben sich seit Jahren im klinischen Alltag bewährt, zudem besteht die Möglichkeit der kontinuierlichen Verabreichung über Spritzenpumpen. Angesichts der geringen Personalressourcen wird damit einerseits für freie Hände bei den Helfern gesorgt, andererseits ist bei der kontinuierlichen Applikation auch die Kreislaufsituation der Patienten stabiler als dies bei Einzelapplikationen der Fall ist. Selbstverständlich können auch andere Sedierungskonzepte zur Anwendung kommen.

Oberste Priorität hat die Sicherheit des Patienten! Daher müssen Arzt und Assistenzpersonal mit der Anwendung dieser Maßnahme bestmöglich vertraut sein.

Die eigentliche Durchführung kann grundsätzlich sowohl oral als auch nasal erfolgen. An dieser Stelle soll allerdings darauf hingewiesen werden, dass bei einer schwierigen Atemwegssituation der nasale Zugang vorgezogen werden sollte – unabhängig davon, ob der Patient eine kleine Mundöffnung hat oder bereits eine HWS-Immobilisation erfolgte. Die Applikation von Sauerstoff ist in dieser Situation obligat.

Wie bei der Bronchoskopie schafft die Oberflächenanästhesie der Schleimhaut die Basis für die Toleranz des Eingriffs. Hierzu wird in der Regel Lidocain als Spray (4 %) oder Gel (2 %) verwendet. Dabei ist auf die Einwirkzeit zu achten; gerade in der Akutsituation wird diese häufig unterschritten. Der Patient wird aufgefordert zu schlucken, damit möglichst wenig Speichel in der Mundhöhle ist. Ein Tubus (Männer 7,0, Frauen 6,5) wurde zuvor auf ein Intubationsbronchoskop (▢ Abb. 5.12) aufgefädelt und ggf. mit einem Pflasterstreifen am oberen Ende des Geräts fixiert. Nach

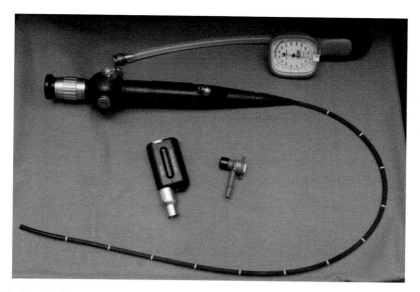

◘ Abb. 5.12   Bronchoskop mit Zubehör

Beginn der Sedierung wird das Endoskop unter Sicht entweder durch das größere Nasenloch oder oral mit Beißschutz eingeführt, bis die Glottis sichtbar wird. Bei Sichtbarwerden der Stimmritzen wird mit dem weiteren Vorschieben des Endoskops gewartet. Es empfiehlt sich nun, dass eine Assistenzkraft 2 ml 2 %iges Lidocain durch den Arbeitskanal des Endoskops injiziert, um nochmals eine Lokalanästhesie der Stimmbänder zu erreichen. Möglicherweise wird der Patient bei diesem Schritt noch husten.

Nach kurzem Warten wird dann der Larynx passiert und die Spitze des Endoskops im oberen Drittel der Trachea im subglottischen Raum gehalten, möglichst ohne dass die Trachealwand berührt wird. Das Bronchoskop verbleibt nun in dieser Position, während der zuvor gleitfähig gemachte Tubus mit leichten Drehbewegungen über das Bronchoskop in Richtung Trachea vorgeschoben wird. Besonders bei der nasalen Vorgehensweise ist dabei auf Verletzungen und Blutungen der Schleimhäute zu achten.

Nach erfolgreicher Positionierung erfolgt die Blockung des Tubus (Cuff auf Unversehrheit prüfen), die Lagekontrolle mittels Fiberoptik oder auskultatorisch und schließlich die Vertiefung der Sedierung.

Blinde Intubation

Der Begriff der „blinden" Intubation ist nicht einheitlich definiert, vielmehr müssen inzwischen 4 Arten der blinden Intubation unterschieden werden. Allen gemeinsam ist, dass die direkte Sicht auf die Stimmbandebene mit der konventionellen Intubation nicht möglich ist. Hinsichtlich der Vorgehensweise werden die blind-nasale Intubation, die blind-orale Intubation, die digitale Intubation sowie die blinde Intubation über eine Intubationslarynxmaske unterschieden.

▪ Blind-nasale Intubation

Die blind-nasale Intubation wurde bereits 1921 durch Rowbotham und Magill beschrieben und war ursprünglich als Ultima-ratio-Maßnahme gedacht in einer Zeit, in der es noch keine Fiberoptik gab.

Die Durchführung erfolgt in der Regel unter Spontanatmung. Zunächst ist eine adäquate Oberflächenanästhesie z. B. mit 4 %igem Lidocain-Pumpspray durchzuführen. Der Tubus und das Nasenloch werden mit Lidocain-Gel eingerieben. Im ersten Schritt wird der Tubus über den unteren Nasengang horizontal bis in den Oropharynx vorgeschoben. Unter Drehbewegungen des Tubus wird mit dem Ohr am

Tubusende der Tubus vorgeschoben und so das lauteste Atemgeräusch ausfindig gemacht. Dabei kann auch der Kopf des Patienten in Richtung Brust bewegt werden. In der Phase des lautesten Atemgeräusches wird der Tubus während der Inspiration unter größter Vorsicht vorgeschoben. Anschließend erfolgt die auskultatorische und kapnometrische Lagekontrolle.

Von Vorteil ist wie auch beim nasalen Zugang der fiberoptischen Intubation, dass dieses Verfahren ohne Passage der Mundöffnung möglich ist, eventuell ist es bei Blutungen oder starker Verschleimung der bronchoskopischen Intubation sogar überlegen. In der Hand des Geübten zeigt sich eine hohe Erfolgsrate. Nachteilig sind die häufig vermehrt notwendigen Versuche, die fehlende Einsicht in Pharynx- und Glottisregion und die Gefahr der Verletzungen und der damit verbundenen Blutungen aus dem Epi- und Mesopharynxbereich sowie die mögliche Schädigung der Halswirbelsäule durch Kopfbewegungen (Heck und Fresenius 2010).

■ **Blinde (Um-)Intubation über Larynxmaske**

Voraussetzung für die blinde Intubation über eine Larynxmaske ist, dass diese zuvor erfolgreich eingeführt werden konnte und dass der Patient darüber sicher ventiliert werden kann. Produktspezifisch darf sie keinerlei Hindernisse (Stege/Spangen) im Bereich der distalen Öffnung des Beatmungskanals aufweisen, da dies die Passage eines Führungsmediums unmöglich machen würde.

Ist der Patient sicher ventiliert, sollte man zur Vereinfachung des weiteren Prozederes zwischen der Larynxmaske und dem Beatmungsschlauch eine Gänsegurgel anbringen. Diese ermöglicht das Einführen eines Cook-Katheters oder einer harten Magensonde bei gleichzeitiger Beatmung durch den Beatmungskanal. Bei der Verwendung von Magensonden muss deren Konnektor zuvor abgeschnitten werden. Hat der Cook-Katheter oder die Magensonde die notwendige Tiefe erreicht, so kann die Larynxmaske vorsichtig entfernt werden. Dabei ist zu beachten, dass Cook-Katheter

oder Magensonde zwingend in ihrer Position verbleiben müssen, da sie im nächsten Schritt als Führungsschiene für den Tubus dienen werden. Der Tubus wird dann über den Cook-Katheter oder die Magensonde in der Trachea platziert und bei korrekter Lage fixiert.

■ **Digitale Intubation**

Auch die digitale Intubation zählt zu denjenigen Maßnahmen, die „ohne großen technischen Aufwand" zur Atemwegssicherung durchgeführt werden können (◘ Abb. 5.13). Zur Intubation wird ein herkömmlicher Tubus mit Führungsstab benutzt. Der Intubierende steht dabei seitlich vom Patienten. Sein linker Zeige- und Mittelfinger übernimmt die Funktion des Laryngoskopspatels und schiebt die Zunge zur Seite. Mit dem Mittelfinger sollte versucht werden, die Epiglottis zu tasten und anzuheben; dieser Finger dient somit auch als Führungsschiene für den Tubus, der nun mit der rechten Hand eingeführt wird (Bledsoe 2006).

■ **Transillumination (Trachlight)**

Bei der Transilluminationstechnik wird der Tubus blind-oral über ein spezielles Einführungsstylet mit beleuchteter Spitze eingeführt. Ein gängiges System ist das Trachlight-System.

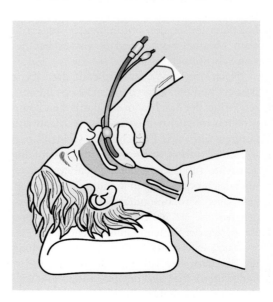

◘ **Abb. 5.13**   Digitale Intubation

Es besteht aus einem wiederverwendbaren Handgriff und einem als Einmalmaterial erhältlichen Führungsstab. Das Trachlight ist ein in der Länge veränderbarer, kunststoffummantelter Führungsstab, dessen innere Metallführung herausnehmbar ist. An seiner Spitze befindet sich die batteriebetriebene Lichtquelle, am oberen Ende der Handgriff mit Klemmvorrichtung für den Tubus. Eine Kontrolllampe beginnt zu blinken, falls die Intubationsdauer 30 s überschreitet.

Nach dem Zusammenbau wird der Tubus so aufgefädelt, dass die Spitze des Trachlight in Höhe der Tubusspitze abschließt. Das Trachlight wird dann so geformt, dass es den erwarteten anatomischen Gegebenheiten entspricht (Hockeyschläger). In möglichst dunkler Umgebung wird nun das Trachlight im Mund in Richtung Larynx bis zur Stimmbandebene vorgeschoben. Ist das Licht von außen in Höhe des „Adamsapfels" sichtbar, so ist das Intubationsstylet korrekt platziert (Bledsoe 2006). Der Tubus kann nun in die Trachea vorgeschoben werden. Nach dem Lösen der Klemmvorrichtung wird der Trachlight vorsichtig entfernt.

Ist nur ein schwaches oder gar kein Licht zu erkennen, liegt der Trachlight im Ösophagus.

Vorteile des Verfahrens sind
- die kurze Intubationszeit,
- die Vermeidung von Zahnschäden durch ein Laryngoskop sowie
- die einfach erlernbare Technik (Schäfer et al. 2009).

Situation des „Can't intubate, can't ventilate"

Sollte trotz aller intensiven Bemühungen zur Maskenbeatmung und Intubation des Patienten eine ausreichende Oxygenierung und Ventilation des Patienten nicht möglich sein (Situation des „can't intubate, can't ventilate"), so sind pharyngeale Instrumente (Larynxmaske, Larynxtubus) oder die Vorwärtsstrategie in Richtung Notfallkoniotomie zügig indiziert. Die Primärindikation hierzu besteht allerdings nur bei Patienten mit supraglottischer oder auf Glottisebene befindlicher Atemwegsobstruktion. Diese Atemwegsobstruktion

macht den wirksamen Einsatz eines Endotrachealtubus bzw. eines pharyngealen Atemweges unmöglich (Mutzbauer et al. 2008)!

Es gibt drei unterschiedliche Vorgehensweisen für die Koniotomie:
- perkutan mit einer 2-mm-Kanüle zur Sauerstoffinsufflation bzw. Jetventilation oder
- mit einer 4-mm-Kanüle sowie
- als chirurgische Technik für die Insertion eines 6-mm-ID-Tubus.

■ **Notfallzugang zur Luftröhre mit Punktionstechnik**

Jetventilationskatheter gibt es in den Größen 16 G für Babys, 14 G für Kinder und 13 G für Erwachsene. Sollten diese nicht vorhanden sein, können alternativ Venenverweilkanülen in der entsprechenden Größe Verwendung finden. Dann ist es allerdings notwendig, einen Tubusadapter 3,0 (Kindernotfallkoffer) auf den Luer-Lock-Anschluss aufzusetzen, um so die passende Verbindung zu einem Beatmungssystem herzustellen. Dies kann sowohl eine reine Sauerstoffinsufflation sein oder auch die Ventilation mittels eines Jet-Systems (z. B. Manujet), bei dem unter hohen Drücken die Luft „stoßweise" in die Atemwege gelangt. Punktionsort ist das Ligamentum cricothyroideum.

🚸 **Cave**
Dabei ist zu beachten, dass das unter hohem Druck insufflierte Gas komplett entweichen kann, da ansonsten die Gefahr eines Barotraumas besteht. Die besten Jetventilationsbedingungen schafft die chirurgische Koniotomie.

■ **Notfallzugang zur Luftröhre in chirurgischer Technik**
(◘ Abb. 5.14)
Zur Durchführung der chirurgischen Technik benötigt man lediglich ein Skalpell mit spitzer Klinge Nr. 11, einen blockbaren 6,0-er Endotrachealtubus (Magill/Woodbrigde), einen Führungsstab und eine 10-ml-Spritze. Zunächst wird die Haut über dem Lig. cricothyreodeum ca. 3 cm von kranial nach kaudal

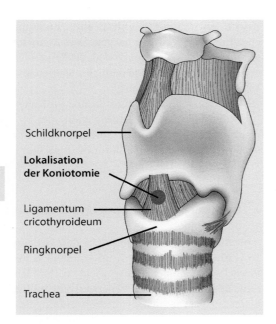

Abb. 5.14 Koniotomie. (*1* Schildknorpel, *2* Ligamentum cricothyroideum, *3* Ringknorpel, *4* Trachea, *A* Lokalisation der Koniotomie)

inzidiert. Danach wird die Membran selbst durchtrennt.

Anschließend wird der Griff des Skalpells durch das eröffnete Ligamentum cricothyreoideum ein- und dann mehrmals hin- und hergeführt, schließlich in die Senkrechte gedreht und so belassen. Dies dient dem Auseinanderdrängen von Schild- und Ringknorpel (Striebel 2010). Im Anschluss wird der mit Führungsstab – als innere Schiene – versehene Tubus in die Trachea vorgeschoben und geblockt.

Auch bei dieser Maßnahme erfolgt eine obligatorische Lagekontrolle. Auf eine sichere Fixierung zu achten!

Die Atemwegsfreihaltung bei pathologischen Zuständen der Halswirbelsäule

Besondere Situationen wie das Vorliegen eines HWS-Traumas oder eine fortgeschrittene rheumatoide Arthritis gelten durch die speziellen Lagerungs- und Laryngoskopiebedingungen als gefährlich für die Integrität des zervikalen Rückenmarks. Es kommt hier darauf an, dieses

Risiko – durch vorsichtige Lagerung und Anlage von Halsmanschette bzw. Kopfextension durch einen Helfer – möglichst gering zu halten. Die fiberoptische Wachintubation und die Intubation über die Intubationslarynxmaske vermeiden Bewegungen von Kopf und HWS weitestgehend, so dass diesen Verfahren in solchen Fällen der Vorzug zu geben ist.

5.1.5 Dokumentation und Patienteninformation

Die Dokumentation eines schwierigen Atemwegs in der Krankenakte muss so erfolgen, dass eine zukünftige Versorgung sicher abgewickelt werden kann. Dazu gehören ein Eintrag in die Krankenakte, eine Erwähnung im Arztbrief sowie die Information aller nachfolgenden Behandlungseinrichtungen (Ärzte, Pflegekräfte, Rettungsdienstmitarbeiter). Ebenso sollte eine – der Priorität entsprechende – Erwähnung in der Pflegeanamnese stattfinden. Der Patient sollte über die eingetretenen Schwierigkeiten informiert sein und sowohl eine schriftliche Information als auch den ausgefüllten Anästhesieausweis erhalten. Darüber hinaus sollten Name des behandelnden Arztes, Klinik sowie Zeitpunkt und Art der Versorgung enthalten sein.

> **! Cave**
> Aus der schriftlichen Dokumentation zum schwierigen Atemweg muss hervorgehen, welche Methoden erschwert waren und welche Methoden mit Erfolg eingesetzt werden konnten und daher bei Wiederkehr der Problemstellung empfehlenswert sind.

> **? Kontrollfragen zu ▶ Abschn. 5.1**
> – **Frage 5.1:** Beschreiben Sie die Klassifikation nach Cormack und Lehane!
> – **Frage 5.2:** Definieren Sie die schwierige Atemwegsfreihaltung und nennen Sie die 5 möglichen Ursachen hierfür!
> – **Frage 5.3:** Nennen Sie die 3 Möglichkeiten der Koniotomie!

— **Frage 5.4:** Nennen Sie 4 alternative Intubationsmethoden!
— **Frage 5.5:** Nennen Sie Hinweise auf einen erschwerten pharyngealen Atemweg!

5.2 Beatmung des Erwachsenen

5.2.1 Indikationen zur Beatmung

Die Indikation zur Beatmung besteht immer dann, wenn unter der vorhandenen Spontanatmung eine ausreichende Sauerstoffaufnahme bzw. ein ausreichendes Abatmen des Kohlendioxids über die Lunge nicht möglich ist. Diesen Zustand bezeichnet man als *respiratorische Insuffizienz*.

Die respiratorische Insuffizienz wird unterteilt in die *Partialinsuffizienz* und die *Globalinsuffizienz*. Maßgebend dabei sind die arteriellen Sauerstoffpartialdrücke (p_aO_2) und die arteriellen Kohlendioxidpartialdrücke (p_aCO_2). Handelt es sich lediglich um einen erniedrigten p_aO_2, so spricht man von einer Partialinsuffizienz: Die Aufnahme des Sauerstoffs ist zwar vermindert, aber das Abatmen des CO_2 funktioniert noch. Ist dagegen der p_aCO_2 gleichzeitig erhöht, spricht man von einer Globalinsuffizienz (Striebel 2009). Das Abatmen des CO_2 ist nicht mehr gewährleistet – es besteht die Gefahr einer CO_2-Narkose!

Die Entscheidung zur Beatmung (■ Tab. 5.4) erfolgt unter individueller Berücksichtigung der aktuellen Ist-Situation des Patienten und der therapeutischen Ziele. Neben einzelnen laborchemischen Parametern ist auch die klinische Krankenbeobachtung von Bedeutung. Maßgebend ist aber nicht das Abweichen einzelner Werte von der Norm, sondern die tendenzielle Verlaufsrichtung.

5.2.2 Ursachen der respiratorischen Insuffizienz

Dem Auftreten einer respiratorischen Insuffizienz können unterschiedliche Erkrankungen oder Einflüsse zugrundeliegen. Dies sind:

— **Zentrale Atemlähmung:** Als Ursache dafür kommen u. a. Schädigungen des Atemzentrums im Rahmen eines Schädel-Hirn-Traumas (SHT) oder Hirntumoren infrage. Ebenso können Intoxikationen (Drogen) eine zentrale Atemlähmung hervorrufen. Auch atemdepressiv wirkende Medikamente (Opiate, Benzodiazepine, Barbiturate) spielen hier eine Rolle.
— **Periphere Atemlähmungen** kommen im Rahmen der Anästhesie (Muskelrelaxanzien) oder im Zusammenhang mit einer hohen Querschnittslähmung vor.
— **Störungen der Atemmechanik** treten z. B. bei Frakturen im Thoraxbereich (Rippenserienfrakturen oder Sternumfrakturen) auf. Ebenso spielt hier die Atemmuskulatur eine große Rolle. Das Verhältnis von Brust- zu Zwerchfellatmung variiert trainings- und belastungsabhängig und kann darüber hinaus auch willkürlich

■ **Tab. 5.4** Parameterübersicht zur Indikationsstellung der Beatmung

Parameter	Normwerte	Indikation zur Beatmung
Atemfrequenz (AF)	12–16	>35
Arterieller Sauerstoffpartialdruck (p_aO_2)	75–100 mm Hg	<60 mm Hg (unter O_2-Gabe)
Arterieller Kohlendioxidpartialdruck (p_aCO_2)	35–45 mm Hg	>55 mm Hg
Vitalkapazität (VC)	65–75 ml/kg KG	<15 ml/kg KG
Atemminutenvolumen (AMV) in Ruhe	5–8 l/min	>10 l/min (deutliche Hyperventilation)

beeinflusst werden. Ein weiterer Faktor ist das Alter. Bei Säuglingen und alten Menschen dominiert die Zwerchfellatmung, bei Erwachsenen mittleren Alters beträgt ihr Anteil zwischen 60 und 80 %.

- **Pulmonale Insuffizienz:** Ursächlich kommen hier u. a. das Lungenödem, die Pneumonie, Atelektasen und die Lungenkontusion in Frage. Weitere Krankheitsbilder sind die Lungenembolie und das ARDS (▶ Abschn. 6.4 u. ▶ 6.5).
- **Zunahme der Atemarbeit** ist bei starker Erhöhung der Resistance (Atemwegswiderstand) oder Reduzierung der Compliance (Elastizitätsabnahme) gegeben.

Bei der Durchführung der Beatmung unter den o. g. Umständen sprechen wir von einer *therapeutischen* Beatmung. Im Gegensatz hierzu unterscheiden wir die *prophylaktische* Beatmung von Patienten, bei denen derzeit noch keine respiratorische Insuffizienz besteht, diese sich allerdings aufgrund des fulminanten Erkrankungsverlaufs oder eines akuten Ereignisses entwickeln könnte. Das ist z. B. der Fall

- bei allen bewusstlosen Patienten – hier wird deshalb auch von *Schutzintubation* gesprochen, um eine Aspiration zu verhindern,
- nach einer (schweren) Aspiration, da sich hier eine pulmonale Insuffizienz entwickeln wird,
- im Rahmen eines Schockgeschehens, des SIRS oder einer Sepsis,
- bei Verbrennungspatienten, insbesondere bei stattgefundenen Inhalationstraumata,
- zur Senkung der kardiopulmonalen Belastung,
- bei intrakraniellem Druckanstieg zur kontrollierten Hyperventilation.

> Eine Beatmung zieht nicht immer auch die Intubation nach sich, aber eine Intubation immer eine Beatmung!

Bei der Beatmung wird die Übernahme der inspiratorischen Atemarbeit durch ein Beatmungsgerät (Respirator) übernommen. Dabei wird durch den Respirator periodisch ein Überdruck erzeugt, der dafür sorgt, dass die Luft Richtung Lungen strömt. Einzige Ausnahmen bilden hier sogenannte „Kammerrespiratoren", welche sich aber ausschließlich in klinischer Anwendung finden.

5.2.3 Beatmungszugang

Zur Auswahl stehen prinzipiell invasive und nichtinvasive Beatmungsverfahren. Bei den nichtinvasiven Beatmungsverfahren wird dem Patienten entweder eine Gesichtsmaske oder eine Nasenmaske aufgesetzt und mit zwei elastischen Haltebändern hinter dem Kopf fixiert.

Bei den invasiven Beatmungsverfahren erfolgt die Beatmung über einen **Endotrachealtubus**, der entweder oral oder nasal eingeführt wird. Die nasale Intubation findet in der klinischen Intensivmedizin heute kaum noch Anwendung. Lediglich im Bereich der HNO- und MKG-Chirurgie sowie in der Pädiatrie (Neonatologie) ist sie noch anzutreffen. Ihre Vorteile liegen in der besseren Fixierung des Tubus, der besseren Toleranz durch den Patienten und der einfacheren Handhabung einer Mundpflege. Gleichzeitig ist sie aber schwieriger durchführbar und fördert Entzündungen der Nasennebenhöhlen, da der Sekretabfluss behindert ist. Zudem kommt es bei der Passage der Nase zu einer Kontamination des Tubus, der dann die Keime direkt in die unteren Atemwege verschleppt. Häufig ist die nasale Intubation auch begleitet mit Verletzungen der Nasenschleimhaut, daher wird bei Erwachsenen meist ein dünnerer Tubus eingesetzt. Dieser bereitet jedoch aufgrund seines geringeren Lumens wiederum Schwierigkeiten in der Entwöhnung von der Beatmung und beim endotrachealen Absaugen.

Bei der heute frühzeitig angestrebten Tracheotomie wird eine Trachealkanüle zur Sicherung der Atemwege eingesetzt (z. B. Tracheoflex, ▯ Abb. 5.15). Ihr Vorteil besteht in einem geringeren Infektionsrisiko, einer Verringerung des Totraums, guter Toleranz durch den Patienten und einer einfacheren Mund-Nasen-Rachenraum-Pflege. Erwähnt werden muss jedoch das Blutungsrisiko unmittelbar während und nach der Neuanlage, bedingt durch die Nähe zur A. thyroidea.

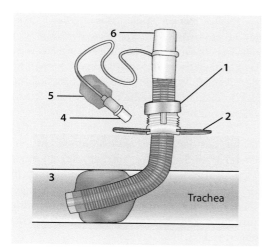

◘ Abb. 5.15 Tracheoflexkanüle (*1* Fixierschraube, über welche die Länge der Kanüle geringfügig angepasst werden kann, *2* Halteplatte, *3* Cuff, *4* Cuffventil, *5* Ballon, *6* Ansatzkonus)

Die Trachealkanüle wird in der korrekten Tiefe mit einem Schraubverschluss an der Halteplatte fixiert, die wiederum mittels eines Bandes am Hals befestigt wird. Dadurch wird eine versehentlich zu tiefe Intubation mit einseitiger Beatmung verhindert. Zwischen der Halteplatte (*2*) und dem Patienten sollten sowohl aus Gründen der Hygiene als auch des Patientenkomforts eine Schlitzkompresse eingelegt sein. In der Praxis hat es sich bewährt, zwischen der Tracheoflexkanüle und dem Beatmungssystem eine „Gänsegurgel" einzusetzen. Diese bietet neben der höheren Flexibilität durch einen Drehkonnektor auch eine Öffnung, über die ggf. abgesaugt werden kann. Besondere Vorteile bieten sich aber auch in der Entwöhnung von der Beatmung (Weaning), auf das später noch eingegangen wird.

5.2.4 **Beatmungsparameter**

An modernen Respiratoren lassen sich zahlreiche Beatmungsparameter einstellen. Hierzu zählen der Sauerstoffanteil am inspiratorischen Gasgemisch (F_iO_2, „fraction of inspiratory oxygen"), das Tidal- bzw. Atemminutenvolumen, das Verhältnis von Inspirations- zu Exspirationszeit (I:E) sowie der maximale Inspirationsdruck und der PEEP (positiver endexspiratorischer Druck).

5.2.5 **Beatmungsformen**

Jegliche Form der äußeren Atmung kommt durch Druckdifferenzen zustande. Während sich bei der Einatmung unter Spontanatmung Thorax und Zwerchfell dehnen, entsteht intrathorakal ein Unterdruck, welchem die Luft in der Atmosphäre folgt. Bei der Beatmung dagegen wird mit Hilfe eines Respirators ein Überdruck von außen erzeugt, sodass die Luft in die Lungen des Patienten gepresst wird. Dieses Verfahren wird als intermittierende Überdruckbeatmung („**i**ntermittent **p**ositive **p**ressure **v**entilation", IPPV) bezeichnet.

Eine Einteilung der verwendeten Beatmungsformen lässt sich anhand der Kontrollparameter, des Steuerungsprinzips und der Begrenzung vornehmen.

Anhand der Kontrollparameter lassen sich unterscheiden:

- volumenkontrollierte Beatmung,
- druckkontrollierte Beatmung,
- Flow-kontrollierte Beatmung,
- zeitgesteuerte Beatmung.

Nach demselben Prinzip kann die Steuerung erfolgen, also die Erkennung des Zeitpunktes, an dem eine Inspiration vom Respirator beendet werden muss. Auch die Steuerung kann

- volumengesteuert,
- druckgesteuert,
- Flow-gesteuert oder
- zeitgesteuert erfolgen.

Ferner bieten moderne Respiratoren integrierte Überwachungssysteme, die sich mittels akustischer und optischer Warnsysteme bemerkbar machen, wenn es für den Patienten zu Gefahrensituationen kommt wie z. B. der

Diskonnektion vom Respirator oder einem zu hohen Beatmungsdruck. Im zuletzt genannten Fall unterbricht der Respirator die Inspiration bei Überschreiten der oberen Beatmungs-druckgrenze und leitet die Exspiration ein.

Entspricht der endexspiratorische Druck dem Atmosphärendruck (PEEP = 0 mbar), so können bei länger andauernden Beatmungsphasen Lungenbläschen kollabieren (Atelektasen). Daraus resultiert eine lokale Verminderung des Ventilations-Perfusions-Verhältnisses und der Oxygenierung. Daher kann bei den Respiratoren ein externer positiv endexspiratorischer Druck (PEEP) eingestellt werden, der dies verhindert und zugleich die Gefahr eines Lungenödems vermindert.

> **Beatmungsformen**
> Es können verschiedene Beatmungsformen unterschieden werden:
> - assistierte Spontanatmung,
> - kontrollierte Beatmung,
> - Mischform der beiden.

Moderne Respiratoren erlauben die teilweise oder vollständige Übernahme der Ventilation, d. h. sie können die Spontanatmung des Patienten unterstützen, sie aber auch ganz ersetzen. Eine Übernahme der Ventilation durch den Respirator ist indiziert, wenn eine alveoläre Hypoventilation durch Störungen der Atemmechanik oder auch des Atemantriebs vorliegen, welche nicht in hinreichender Zeit beseitigt werden kann, oder wenn durch Erkrankungen des Lungenparenchyms anders nicht zu beherrschende Gasaustauschstörungen auftreten.

Eine Respiratorbehandlung zielt immer auf die Wiederherstellung der Spontanatmung mit einer intakten alveolären Gasaustauschfläche hin. Hierzu ist die Vermeidung iatrogener Schäden der Respiratortherapie Grundbedingung, d. h. die Respiratortherapie muss dem Patienten angepasst sein und nicht der Patient dem Respirator.

Je effektiver die Spontanatmung des Patienten ist, um so differenzierter muss der Respirator den Patienten mit seinem Beatmungsalgorithmus unterstützen; die vollständige Übernahme der Ventilation unter bewusster Ausschaltung der Spontanatmung sollte bei modernen Respiratoren nur noch selten erforderlich sein.

Eine Relaxierung bzw. eine die Spontanatmung des Patienten ausschaltende, hinreichend tiefe Sedierung führt immer zu einer Hypoventilation und Atelektasenbildung in den zwerchfellnahen Abschnitten der Lunge. Dieser Atelektasenbildung kann selbst eine minimale Spontanatmung des Patienten entgegenwirken.

Kontrollierte maschinelle Beatmung (Controlled Mechanical Ventilation, CMV)

Bei dieser Beatmungsform wird der zeitliche Ablauf (I:E-Verhältnis) ebenso wie das Atemzugvolumen (AZV) durch die Respiratoreinstellung bestimmt. Eine Spontanatmung ist nicht möglich. Obwohl diese Beatmungsform grundsätzlich volumen- wie auch druckkontrolliert sein kann, ist in der Praxis mit CMV meist erstere gemeint. Die benötigten Beatmungsdrücke richten sich nach der Beschaffenheit der Lunge (Compliance, Resistance). Daher müssen Respiratoren über die Option „Einstellung des oberen Atemwegsspitzendruckes" verfügen, sodass bei Überschreitung dieses maximal gewünschten Spitzendruckes durch den Respirator gewarnt und in der Regel bei Erreichen des Spitzendruckes der Beatmungshub abgebrochen wird. Der Vorteil dieser Beatmungsform ist die Volumenkonstanz des AZV trotz Veränderung der Lungenverhältnisse (z. B. keine Hyperventilation neurochirurgischer Intensivpatienten durch Verbesserung der Lungencompliance und Anstieg des AZV bzw. keine Hyperkapnie durch Verschlechterung der Compliance).

Diese Beatmungsform verlangt einen tief sedierten (und/oder relaxierten) Patienten, der nicht in der Lage ist, eine Spontanatmung zu entwickeln.

Synchronisierte intermittierende mandatorische (maschinelle) Beatmung (Synchronized Intermittent Mandatory Ventilation, SIMV)

Bei dieser Beatmungsform wird eine feste Beatmungsfrequenz vorgegeben, die aber durch Eigenatmung erhöht werden kann. Dabei werden die maschinellen Beatmungshübe mit der Spontanatmung synchronisiert. Zwischen den maschinellen Beatmungshüben, deren Frequenz frei wählbar ist, kann der Patient selbst atmen. Die Spontanatemdauer setzt sich somit aus einer vorgegebenen Zeit und der bis zur darauffolgenden Inspiration verstreichenden Zeit zusammen. Über die vorgegebene Atemfrequenz und das eingestellte Tidalvolumen (V_T) kann ein minimales Atemminutenvolumen sichergestellt werden. Die Spontanatmung des Patienten wird im Unterschied z. B. zur CMV unterstützt.

Druckkontrollierte Beatmung (Pressure Controlled Ventilation, PCV)

Im Rahmen der druckkontrollierten Beatmung werden bei der Respiratoreinstellung der maximale Spitzendruck und die Atemfrequenz festgelegt. Dadurch kann der optimale Beatmungsdruck für den Patienten festgelegt werden. Das Atemzugvolumen passt sich der Beschaffenheit der Lunge an. Der Respirator beatmet den Patienten mit einem dezelerierenden Flow bis zum Erreichen des eingestellten Spitzendrucks, d. h. der inspiratorische Flow ist primär hoch und dezeleriert dann rasch. Daher muss die Überwachung des Atemminutenvolumens am Respirator entsprechend eng eingestellt werden.

Bei druckkontrollierter Beatmung können Patienten in der Regel mit niedrigeren Atemwegsspitzendrücken beatmet werden als mit volumenkontrollierter Beatmungstherapie (CMV) – dies bei gleich guten (gleich schlechten) Ergebnissen der Blutgasanalyse.

Biphasisch positiver Atemwegsdruck (Biphasic Positive Airway Pressure, BiPAP)

Entwickelt wurde BiPAP aus dem CPAP (s. unten). Der Respirator wechselt dabei zwischen 2 einstellbaren PEEP-Niveaus (oberes und unteres Druckniveau) in einem einstellbaren Zeitrahmen, in welchem die Zeitspanne des unteren Druckniveaus und die des oberen Druckniveaus festgelegt wird. Prinzipiell stellt BiPAP eine druckkonstante Beatmungsform dar, welche zu jedem Zeitpunkt Spontanatmung zulässt.

Daher gibt es eigentlich 3 BiPAP-Formen:
- die druckkonstante kontrollierte Beatmung – der Patient hat keine Spontanatmung,
- Spontanatmung nur auf dem niedrigen Druckniveau – hier stellt BIPAP im Prinzip eine druckkonstante SIMV dar,
- die Spontanatmung erfolgt auf dem oberen und unteren Druckniveau.

Beim Umschalten vom unteren zum oberen Druckniveau erhält der Patient einen maschinellen Atemzug, dessen Volumen abhängig ist von der Differenz der beiden Druckniveaus. Durch stufenweises Angleichen vom oberen an das untere Druckniveau wird der spontanatmende Patient schonend auf die Extubation vorbereitet.

Die Vorteile von BiPAP liegen in der Möglichkeit, dass der Patient zu jedem Zeitpunkt der Beatmung eine Inspiration wie auch eine Exspiration durchführen kann.

Kontinuierlich positiver Atemwegsdruck (Continuous Positive Airway Pressure, CPAP)

Mit CPAP wird eine positive Druckausübung auch während der Exspiration beim spontan atmenden Patienten bezeichnet. Ursprünglich stammt die CPAP-Therapie aus dem Bereich des pädiatrischen Beatmungsregimes. Mittlerweile hat die CPAP-Therapie auch Einzug in den Bereich der Heimbeatmung (z. B. bei

Schlafapnoe) und in den Rettungsdienst gehalten. Aufgabe des CPAP ist die Aufrechterhaltung der funktionellen Residualkapazität (FRC) der Lunge. Neben der Verbesserung der Lungenmechanik durch eine Verschiebung der Atemmittellage in den steilen Teil des Druck-Volumen-Diagramms wird die Oxygenierung durch eine günstigere Gasverteilung und ein verbessertes Ventilations-Perfusions-Verhältnisses positiv beeinflusst.

Durch die Erhöhung der Compliance und die häufig zu beobachtende Reduzierung der (Spontan-)Atemfrequenz kann die Atemarbeit reduziert werden, sodass eine frühere Entwöhnung vom Respirator möglich ist.

Unterschieden werden können zwei Arten von CPAP, die technisch realisiert werden können:

- **High-Flow-CPAP**

Hierbei fließt aus einem Gasmischer, welcher mindestens einen Flow von 30 l/min aufbauen muss, ein Gemisch aus Druckluft und Sauerstoff kontinuierlich in ein Schlauchsystem, an dessen Ende ein Y-Stück angeschlossen ist. Am gegenüberliegenden Schenkel des Y-Stückes sitzt ein PEEP-Ventil. Das dritte Ende des Y-Stückes dient der Verbindung in Richtung Beatmungsmaske oder Tubus. Da sich der Gasfluss in diesem System staut, sorgt das PEEP-Ventil für die Aufrechterhaltung eines kontinuierlichen Druckniveaus (PEEP-Niveau), mit welchem der Patient atmet. Bei nichtintubierten Patienten sollten – aufgrund der Gefahr der Magenüberblähung/Aspiration – nur PEEP-Ventile von 0–10 mm Hg Anwendung finden.

Richtungsventile sind nicht nötig, da bei einem entsprechendem Flow (>25 l/min) keine Rückatmung stattfinden kann. Benötigt der Patient nun plötzlich mehr Gas, kann der kurzfristige Mehrverbrauch durch Öffnen eines weiteren Ventils unter Beimischung angesaugter Raumluft abgedeckt werden. Auch ein Reservoir, das sich bei der Exspiration füllt, kann zum Ausgleich verwendet werden. Der Gasverbrauch ist bei diesem System ohne Einstellungsänderung immer gleich hoch.

> Der Atemgas-Flow soll bei High-Flow-CPAP mindestens das 2- bis 3-Fache des AMV betragen, da sonst die Rückatmung des gerade ausgeatmeten Gases möglich ist. Es ist ein Reservoirbeutel mit ausreichender Compliance zu wählen, um den inspiratorischen Spitzendruck des Patienten ausgleichen zu können; die 4-Liter-Beutel der Anästhesie sind hier nicht geeignet!

- **Demand-Ventil-CPAP**

Beim DV-CPAP der meisten Notfall- und Transportbeatmungsgeräte ist der Beatmungsschlauch unmittelbar mit dem Tubus oder der Maske verbunden. Das System arbeitet mit einem Hochdruckgasmischer für Sauerstoff und Luft, dem das Demand-Ventil nachgeschaltet ist. Über einen Druckwandler wird der vom Patienten bei einem Inspirationsversuch erzeugte Unterdruck zum Demand-Ventil weitergeleitet. Sinkt dieser Druck unter das eingestellte CPAP-Niveau, öffnet sich das Ventil und Atemgas strömt zum Patienten. Beim Ausatmen oder in Atempausen muss dagegen kein Gas nachfließen, was den Gasverbrauch während der Versorgung im Rettungsdienst oder im Intensivtransport deutlich reduziert.

Daneben bieten diese modernen Geräte auch die Möglichkeit des exakten Einstellens der Sauerstoffkonzentration.

> Entsprechende Geräte sind übrigens seit Juni 2009 auf neu zu beschaffende Notarzteinsatzfahrzeuge gemäß der DIN 75079 vorgeschrieben (Bender 2011)!

Indikationen zum CPAP
- Atemfrequenz >30/min
- Atemzugvolumen <5 ml/kg Körpergewicht
- Vitalkapazität <15 ml/kg Körpergewicht
- Entwicklung von Atelektasen
- p_aO_2 <60 mm Hg

❗ Cave

CPAP entspricht nicht einer klassischen Beatmung, da lediglich der Atemwegsdruck erhöht wird. Die Atemfrequenz wird einzig und allein vom Patienten bestimmt, weshalb dieser über eine intakte Atemmechanik verfügen muss. Bei dieser Form der Atemunterstützung muss besonders auf eine ausreichende Oxygenierung und Zeichen der respiratorischen Erschöpfung geachtet werden.

Nichtinvasive Beatmungsformen (non-invasive Ventilation, NIV)

Für die nichtinvasive Beatmung, also eine Beatmung ohne Tubus oder Trachealkanüle, gibt es mehrere Möglichkeiten. Eine zwischenzeitlich etablierte Maßnahme stellt die Maskenbeatmung dar, die sowohl klinisch, im ambulanten Pflegebereich als auch in der präklinischen Versorgung eine zunehmende Rolle spielt. Häufigster anzutreffender Beatmungsmodus ist dabei die CPAP- Beatmung. Im nichtinvasiven Modus ist CPAP somit als Atemhilfe zu verstehen, bei Patienten mit gesicherten Atemwegen spricht man von der CPAP-Beatmung. Der eingestellte exspiratorische Druck wird dabei als PEEP oder CPAP-Niveau bezeichnet.

Voraussetzung für die Anwendung einer nichtinvasiven CPAP-Ventilation ist folglich die Fähigkeit des Patienten zur Eigenatmung, welche ein gewisses Maß an Kooperation, neuromuskulärer Funktion (erhaltene Atemmechanik) und Wachheit (Erhalt der Schutzreflexe) des Patienten erfordert. Unter CPAP wird im Schlauchsystem des Beatmungsgerätes und somit auch in den Atemwegen bis in die Alveolen des Patienten ein positiver, also über dem atmosphärischen Niveau liegender, Druck erzeugt.

Dieser positive Inspirationsdruck hat auf den Patienten folgende Effekte:
- Er erleichtert die Einatmung,
- verhindert den Kollaps von Alveolen bzw. rekrutiert diese,
- erhöht die funktionelle Residualkapazität (FRC),

- verringert den pulmonalen Rechts-links-Shunt und
- verbessert die Oxygenierung.

▪ Durchführung der NIV-CPAP

Wie bei allen nichtinvasiven Beatmungsformen wird dem Patienten eine Maske aufgesetzt, die so dicht wie möglich sein sollte, aber nicht zwingend zu 100 % dicht sein muss. Geringe Undichtigkeiten können auch schon durch das gleichzeitige Liegen einer Magensonde auftreten. Wichtig ist daher die Kontrolle der Atmung, besonders der Thoraxexkursionen. Bei der Auswahl der Maske sollte darauf geachtet werden, dass diese sich gut anpassen lässt.

Zunächst wird der Patient in Oberkörperhochlagerung über die geplante Maßnahme informiert. Er sollte sich dabei entspannen und frei in den Bauch atmen können. Dann wird die Maske von Hand vor dem Gesicht des Patienten gehalten und dabei dessen Atmung beobachtet, insbesondere in Hinblick auf ausreichende Thoraxexkursionen. Dem Patienten muss vermittelt werden, dass er „ganz normal" weiteratmen kann, dies ist wesentlich für den Erfolg der Therapie. Von besonderer Bedeutung ist die passive Exspiration, da nur so eine Erhöhung der funktionellen Residualkapazität (FRC) erreicht wird. Danach wird der Sitz der Maske optimiert und die Maske mit Hilfe des Haltesystems fixiert. Dabei sollte sie nur so viel Druck wie nötig und so wenig Druck wie möglich ausüben.

▪ Indikationen zur CPAP-Therapie

Eine CPAP ist immer dann indiziert, wenn einem Patienten mit reduzierter Atmung eine möglichst schonende Unterstützung gegeben werden soll, z. B. bei:
- Schlafapnoesyndrom (ambulanter Pflegebereich),
- exazerbierter chronisch obstruktiver Lungenerkrankung (COPD),
- akutem kardiogenen Lungenödem (Arbeitsgemeinschaft der Wissenschaftlich-Medizinischen Fachgesellschaften – AWMF 2008),

- akuter respiratorischer Insuffizienz (ARI) bei immunsupprimierten Patienten,
- Entwöhnung vom Respirator bei Patienten mit COPD.

■ **Komplikationen**
- Überblähung des Magens und Erbrechen unter der Maske
- Aspiration
- Druckstellen, v. a. im Bereich des Nasenrückens
- Konjunktivitis und Austrocknen der Schleimhaut durch den Luftstrom
- Stress, Angst, Beklemmungsgefühl, Atemnot

■ **Kontraindikationen**
Eine CPAP-Therapie darf nie angewendet werden, wenn der Patient die Therapie nicht toleriert, bzw. Stress und Angst des Patienten zu einer gesteigerten Atemarbeit führen! Weitere Kontraindikationen sind:
- erhöhte Gefahr des Erbrechens und der Aspiration,
- Verletzungen und Anastomosen im Bereich des Ösophagus und des oberen Respirationstraktes,
- Verletzungen des Gesichtsschädels und Schädel-Hirn-Traumata,
- stark erhöhter Hirndruck.

> Patienten unter CPAP-Therapie dürfen nie alleine gelassen werden, sie bedürfen der kontinuierlichen Überwachung (Ausnahme: Heim-CPAP bei Schlafapnoesyndrom)! Nichtnüchterne Patienten stellen nur eine relative Kontraindikation dar! Helme zur CPAP-Therapie sind für den außerklinischen Einsatz aufgrund ihres benötigten hohen Frischgasflows ungeeignet!

■ **Weitere Beatmungsmodi zur nichtinvasiven Beatmung**
Ähnlich wie bei der invasiven Beatmung, die über einen Endotrachealtubus oder eine Trachealkanüle erfolgt, gibt es auch bei der nichtinvasiven Beatmung (NIV) diverse Verfahren, die vom reinen CPAP über eine Druckunterstützung bei der Einatmung bis hin zu einer kompletten Übernahme der Atmung gehen. Patienten tolerieren diese Beatmung sehr unterschiedlich. Grundsätzlich kann jedoch gesagt werden, dass mit steigernder Invasivität der NIV die Toleranz der meisten Patienten nachlässt.

Um dies zu vermeiden und dennoch eine NIV durchführen zu können, wird meist eine leichte Sedierung, z. B. mit Clonidin, verabreicht und so die Toleranz erhöht und die Situation für den Patienten ertragbarer gemacht. Dabei ist darauf zu achten, dass auch unter der Sedierung alle wichtigen Schutzreflexe erhalten bleiben müssen. Zielwert wäre ein Sedierungsgrad des Patienten von „aufmerksam und ruhig" (Richmond Agitation Sedation Scale 0) bis „erwacht kurz mit Blickkontakt bei Ansprache (<10 sec)" (Richmond Agitation Sedation Scale –2).

🛇 **Cave**
Nichtinvasive Beatmungsverfahren stellen bei richtiger Indikationsstellung ebenso eine ausgereifte und gleichwertige Therapieoption dar wie invasive Beatmungsverfahren (Ullrich et al. 2005)!

Moderne Intensivrespiratoren erlauben bei der nichtinvasiven Ventilation zunehmend Beatmungsmuster, welche bisher der invasiven Beatmungstechnik vorbehalten waren. Dies gilt z. B. z. B. für die BiPAP-Beatmung (Biphasic Positive Airway Pressure) oder die IPPV-Beatmung (Intermittent Positive Pressure Ventilation). Der gesteigerten Aspirationsgefahr kann durch das Legen einer Magensonde begegnet werden, die den Magen entlastet, indem sie im Falle der Überblähung die Luft wieder nach außen führt. Allerdings kann – und das ist gegenwärtig Bestandteil vieler kontroverser Diskussionen – eben diese Magensonde auch als Schiene dienen und somit eine Aspiration begünstigen. Die Nutzung dieser Optionen kann zum gegenwärtigen Zeitpunkt daher nur in den Händen eines in dieser Technik erfahrenen Intensivmediziners erfolgen.

Einen Vergleich der Vor- und Nachteile einer invasiven Beatmung gegenüber einer nichtinvasiven Beatmung zeigt ❑ Tab. 5.5, wobei den mit Fußnote gekennzeichneten Positionen besondere Beachtung zu schenken ist.

5.2.6 Atemtherapie/pflegerische Maßnahmen

Auf Intensivpflegestationen wird die Atemtherapie berufsgruppenübergreifend durchgeführt. Ärzte, Pflegekräfte und Physiotherapeuten arbeiten – unter den vorgegebenen Zielen und Belastungsgrenzen – gemeinsam mit dem Patienten. In den letzten Jahren hat die Möglichkeit

❑ **Tab. 5.5** Vor- und Nachteile von invasiver und nichtinvasiver Beatmung. (Nach Ullrich et al. 2005)

Komplikationen und klinische Aspekte	Invasive Beatmung	Nichtinvasive Beatmung
Ventilator- (Tubus-) assoziierte Pneumonie	Anstieg des Risikos ab dem 3.–4. Tag der Beatmung	Selten
Tubusbedingte zusätzliche Atemarbeit	Ja (während der Spontanatmung und im Falle unzureichender Tubuskompensation)	Nein
Tracheale Früh- und Spätschäden	Ja	Nein [a]
Sedierung	Häufig notwendig	Selten notwendig [a]
Intermittierende Applikation	Selten möglich	Häufig möglich [a]
Effektives Husten möglich	Nein	Ja [a]
Essen und Trinken möglich	Erschwert (Tracheostoma) bzw. Nein (Intubation)	Ja
Kommunikation möglich	Erschwert	Ja [a]
Aufrechte Körperposition	Nur begrenzt realisierbar	Häufig möglich [a]
Schwierige Entwöhnung vom Respirator	10–20 %	Selten
Zugang zu den Atemwegen	Direkt	Erschwert
Druckstellen im Gesichtsbereich	Nein	Gelegentlich
CO_2-Rückatmung	Nein	Selten
Leckage	Kaum	Mehr oder weniger stark meistens vorhanden
Verschlucken des eingeatmeten Gases (Aerophagie)	Kaum	Gelegentlich
Aspirationsrisiko	Minimal	Vorhanden, besonders bei verminderter Vigilanz

[a]Für den Intensivtransport sind besonders diese Positionen durchaus Argumente, die die Anwendung bei geeigneten Patienten zulassen sollten

der Atemtherapie große Fortschritte gemacht, bedingt auch durch neue therapeutische Verfahren und die Entwicklung moderner Transportrespiratoren. Man kann diesen Fortschritt auch als Einzug der intensivmedizinischen Atemtherapie in die Rettungsmedizin ansehen.

Intensivpatienten erfahren sowohl unter Beatmung als auch unter Spontanatmung unterschiedliche, vielfach mit einfachen Hilfsmitteln durchführbare Therapieansätze, die zum Teil auch unter außerklinischen Bedingungen Anwendung finden können. Daher werden hier Maßnahmen vorgestellt, die bei Patienten mit unterschiedlichen Schweregraden der Erkrankung Anwendung finden können.

> **Auswahl der unter Transportbedingungen zum Einsatz kommenden Verfahren**
> - Medikamentöse Maßnahmen
> - Physikalische Maßnahmen/Lagerungsdrainagen
> - Nichtinvasive Beatmungsformen
> - Notfallmaßnahmen:
>   - Endotracheales Absaugen intubierter beatmeter Patienten
>   - Bronchiallavage
>   - Umgang mit geschlossenen Absaugsystemen
>   - Endotracheales „blindes" Absaugen spontan atmender Patienten
>   - Recruitment-Manöver

Medikamentöse Maßnahmen

Medikamentöse Maßnahmen obliegen der ärztlichen Anordnung und sind zum Zeitpunkt der Verlegung oftmals bereits fester Bestandteil eines Therapieplans. Deshalb muss besonderen Wert darauf gelegt werden, diesen auch unter Transportbedingungen einzuhalten.

Hier ist darauf hinzuweisen, dass nicht alle Medikamente in Ampullen einfach intravenös zu verabreichen sind. Vielfach werden Medikamente heute auch inhaliert. Ziel jeder Inhalation ist es, Medikamente über den Atemweg aufzunehmen und/oder durch die Aufnahme von Feuchtigkeit Sekret zu verflüssigen. Hierbei gibt es unterschiedliche Möglichkeiten (◘ Tab. 5.6), bei denen sich die Tröpchengröße bzw. Aerosoldichte unterscheidet:

- **Dampf:** der Patient inhaliert feinste kondensierte Wassertröpfchen.
- **Aerosole:** Nach dem Zerstäuberprinzip wird Wasser mit Luft aufgewirbelt.
- **Ultraschallvernebler:** Mit Hilfe von Ultraschall wird steriles Aqua destillata derart in Schwingungen versetzt, dass sich feinste Tröpfchen ablösen (Kommerell et al. 2001).

Diese Unterscheidung der Inhalationsmöglichkeiten ist besonders von Bedeutung, je peripherer die Lungenabschnitte sind, welche durch das zu verabreichende Medikament erreicht werden sollen. Es gilt daher, vor

◘ **Tab. 5.6** Unterschiedliche Inhalationsmöglichkeiten und ihr Therapieeinsatz. (Adaptiert nach Kommerell et al. 2001)

Inhalat	Tröpchengröße	Wirkungsort	Therapieeinsatz
Dampf	>30 μg	Mund-Nasen-Rachenraum bis Kehlkopf	Erkältungskrankheiten, Schnupfen
Aerosol	10–30 μg	Trachea, Bronchien	Asthma bronchiale, Bronchitis, Infektionen und Sekretmobilisation der unteren Atemwege
Nebel	<10 μg	Bis zu den Alveolen	Anfeuchtung der Atemluft bei Patienten, die durch den offenen Mund atmen, z. B. bei starken Erkältungen oder bei Tamponaden nach Naseoperationen

Transportbeginn – spätestens jedoch bei der Übergabe des abgebenden Krankenhauses – zu prüfen, ob die entsprechenden Medikamente und Inhalationssets auf dem Fahrzeug vorhanden sind oder von der Klinik mitgegeben werden können. Die Dampfinhalation scheidet unter außerklinischen Bedingungen aus; bei der Verwendung von Ultraschallverneblern ist die Betriebart (Strom) zu beachten (Fahrzeugnetzspannung!).

Grundsätzlich ist beim Umgang mit Inhalationssystemen zu beachten:

- Einhalten strengster Händehygiene,
- Medikamente aus Einzelampullen verwenden,
- Lösungskonzentration und Verdünnung beachten,
- Vernebler bei intubierten Patienten immer möglichst patientennah zwischen Tubus und Filter einbringen, nicht zwischen Filter und Beatmungssystem!

Physikalische Maßnahmen – Lagerungsdrainage

Im Rahmen von akuten Atemnotsyndromen ist die Oberkörperhochlagerung mit kombinierter Beintieflage nahezu immer indiziert, sofern der Patient dies hämodynamisch toleriert. Daneben gibt es jedoch einige Variationen der Lagerung, die aus der klinischen Erfahrung heraus zeigen konnten, dass sie der Verbesserung der Ventilation dienen. Neben der unterschiedlichen Ventilation verschiedener Lungenareale dienen sie hauptsächlich der Sekretmobilisation durch die sogenannte Lagerungsdrainage. Ziel ist es nicht, diese Maßnahmen dem Patienten zwingend aufzudrängen. Vielmehr ist zu erfragen, welche der Lagerungen er bereits als angenehm und erleichternd empfand und ihm diese nach Möglichkeit anzubieten.

Notfallmaßnahmen

Im Folgenden sind die Notfallmaßnahmen beschrieben, die im Rahmen der Beatmung erforderlich werden können.

Endotracheales Absaugen intubierter Patienten

Ziel des endotrachealen Absaugens ist es, den Patient in seiner Expektoration zu unterstützen und Ansammlungen von Trachealsekret oder gar einen Sekretstau zu verhindern (Koch und Knipfer 2003). Gerade unter Transportbedingungen im ITW kommt es durch die physikalischen Kräfte, die auf den Patienten einwirken, häufig zur Sekretmobilisation.

- **Vorbereitung**
- Bei Beatmungen mit einer inspiratorischen Sauerstofffraktion (F_iO_2) über 0,5 ist zuvor eine ausreichende Präoxygenierung mit einer F_iO_2 von 1,0 notwendig.
- Oberkörper hoch lagern.
- Mund-Nasen-Rachenraum absaugen, ggf. auch Magensonde ableiten.
- Beatmungsbeutel mit O_2-Zufuhr verbinden und griffbereit halten.
- Notfallspritzen bereithalten.
- Die endotracheale Absaugung folgt keinem festen Zeitplan, sondern wird so oft wie nötig und so wenig wie möglich durchgeführt, ggf. noch auf der abgebenden Intensivstation.

- **Materialien**
- Funktionstüchtige Absaugvorrichtung.
- Absaugkatheter in verschiedenen Größen und Variationen (Luftkissenkathetern [z. B. Aero-Flo-Katheter] sollte der Vorzug gegeben werden, da sie das Festsaugen an der Trachea minimieren).
- Unsterile Handschuhe.
- Steriler Einmalhandschuh.
- Gesichtsmaske.
- Gleitmittel für den Katheter.

- **Durchführung**
(◖ Abb. 5.16)
- Bereitstellen der benötigten Materialien.
- Beatmung auf 100 % O_2 einstellen.
- Hygienische Händedesinfektion.
- Anziehen der unsterilen Handschuhe.

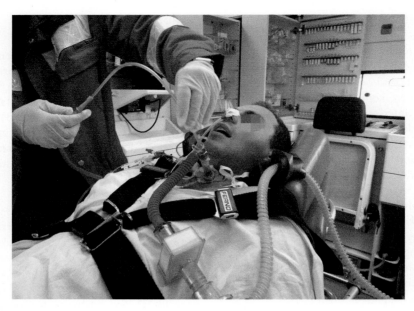

◘ Abb. 5.16   Tracheotomierter Patient mit Gänsegurgel beim Absaugvorgang

- Zunächst Absaugen des Mund-Nasen-Rachenraums.
- Auswahl des Absaugkatheters, dieser muss je nach Innendurchmesser des Tubus oder der Trachealkanüle ausgesucht werden. Generell sollte der Katheterdurchmesser nicht mehr als die Hälfte des Tubuslumens ausmachen. Bei Erwachsenen (Tubus 7,0–9,0 mm ID) sind somit Katheter der Größen 12–16 Charrière geeignet. Größere Katheter lassen sich aufgrund der Reibung im Tubuslumen schlecht vorschieben und zurückziehen und sind daher ungeeignet.
- Absaugschlauch mit sterilem Absaugkatheter verbinden (der Katheter verbleibt aber zum Schutz in der Verpackung).
- Sterilen Handschuh über die Hand ziehen, welche den Absaugkatheter führt.
- Diskonnektion der Beatmung oder Öffnen der Gänsegurgel.
- Ablegen des Beatmungssystems auf dem sterilen Papier des sterilen Handschuhs.
- Einführen des Absaugkatheters ohne Sog, bis ein Widerstand spürbar wird (Ausnahme: Aero-Flo-Katheter; diese werden auch mit Sog eingeführt).
- Dann ca. 1 cm zurückziehen und unter Sog langsam, aber kontinuierlich unter kreisenden Bewegungen zurückziehen.
- Absaugvorgang sollte nicht länger als 15 s dauern.
- Anschluss des Beatmungssystems.
- Entsorgung des kontaminierten Materials.
- Gegebenenfalls nach einer kurzen Erholungspause des Patienten Vorgang wiederholen.
- Gegebenenfalls zurückstellen der Beatmungsparameter in Ausgangssituation.
- Auskultation, Kontrolle der Tubuslage.
- Cuffdruckkontrolle.

■ **Komplikationen**
- Blutungen.
- Atelektasenbildung.
- Hämodynamische Veränderungen.
- Psychischer Stress.
- Verlegung des Tubuslumens durch zähes Sekret und Borken.

Bronchiallavage

Ziel der Bronchiallavage ist in erster Linie die Verflüssigung und Absaugung zähen Sekretes. Weitere Ziele sind der stationären Intensivtherapie vorbehalten und dienen zytologischen und immunhistologischen Untersuchungen.

Die Durchführung gleicht weitgehend der beim endotrachealen Absaugvorgang beschriebenen – abweichend sind folgende Punkte:

- **Material (zusätzlich)**
- NaCl 0,9 %.
- Sterile Einmalspritze 10 ml oder 20 ml.
- Gegebenenfalls zusätzlicher Absaugkatheter zur Applikation.

- **Durchführung**
- Wie beim endotrachealen Absaugvorgang beschrieben, jedoch wird unmittelbar nach der Diskonnektion der Beatmung 0,9 %iges NaCl oder Ringer-Lösung als Spüllösung instilliert.
- Bei der Verwendung eines zusätzlichen Absaugkatheters zur Instillation wird zunächst dessen Konus abgeschnitten und der Katheter mit dem Luer-Ansatz der Spritze verbunden. Hier empfiehlt sich die Verwendung einer 20-ml-Einwegspritze, die nur mit 10 ml gefüllt wird und deren verbleibender Luftanteil den Katheter restlos freispült. Hierdurch wird auch eine feinere Zerstäubung der Spüllösung in den Bronchien erreicht.
- Anschließend kann der Absaugvorgang wie gewohnt durchgeführt werden.

- **Komplikationen**
Die auftretenden Komplikationen entsprechen denen des endotrachealen Absaugvorgangs.

> ❯ Das endotracheale Absaugen hat unter größtmöglicher Sorgfalt und möglichst sterilen Bedingungen zu erfolgen. Dazu zählt auch das Tragen eines Mundschutzes.

Umgang mit geschlossenen Absaugsystemen

Bei Patienten, die aufgrund großer Sekretmengen häufig abgesaugt werden müssen oder bei hohem PEEP empfiehlt sich die Verwendung eines geschlossenen Absaugsystems. Hierbei handelt es sich um einen wiederverwendbaren Katheter, der in einer sterilen Hülle am Verbindungsstück zwischen Tubus und Beatmungsfilter verbleibt (◻ Abb. 5.17).

- **Durchführung**
- Beatmungssystem wird nicht vom Tubus diskonnektiert.
- Es wird kein steriler Handschuh benötigt.
- Patient wird über den Vorgang informiert.
- Absaugkatheter wird vorsichtig bis zum Erreichen des Widerstands eingeführt.
- Absaugkatheter wird unter Sog vorsichtig zurückgezogen.
- Nach Abschluss des Absaugvorgangs wird der Katheter mit steriler Lösung (NaCl oder Ringer) durch ein hierfür vorgesehenes Ventil gespült.

Endotracheales Absaugen spontan atmender Patienten

Das endotracheale Absaugen von Patienten mit nicht gesicherten Atemwegen wird auch als „blindes" Absaugen bezeichnet. Diese Maßnahme ist für die Patienten durch die zusätzliche Traumatisierung des Mund-Nasen-Rachen Raumes besonders unangenehm und bedarf daher einer strengen Indikationsstellung. Zudem ist es nicht möglich, eine Keimverschleppung vom Nasenrachenraum in die Trachea sicher zu verhindern.

- **Durchführung**
- Vor dem Absaugen sollte zur Keimreduzierung möglichst eine Nasen- und Mundpflege durchgeführt werden (z. B. mit Chlorhexamed).
- Katheter wird vor dem Einführen gleitfähig gemacht (z. B. Xylocain-Spray).

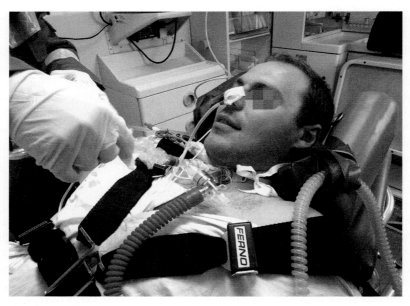

Abb. 5.17 Absaugen mit geschlossenem System. Deutlich zu erkennen: Das Beatmungssystem bleibt während des Vorgangs konnektiert

— Gegebenenfalls wird zur Reizminderung die Rachenhinterwand mit Lokalanästhetikum eingesprüht.

— Verbindung zwischen Absaugkatheter und Absaugschlauch wird erst später hergestellt.

— Absaugkatheter wird bis kurz vor die Stimmritze vorgeschoben (erkennbar am Atemgeräusch, das durch den Absaugkatheter fortgeleitet wird).

— Katheter wird mit der Inspiration des Patienten zügig, aber mit der nötigen Vorsicht vorgeschoben.

— Bei endotrachealer Lage wird der Katheter mit dem Absaugschlauch konnektiert, dann abgesaugt und unter Sog und drehenden Bewegungen zurückgezogen.

Praxistipp

Nicht immer gelingt es, die Trachea zu treffen. Eine Kooperation des Patienten vereinfacht die endotracheale Positionierung des Absaugkatheters, diese ist jedoch nicht zwingend notwendig. Wenn der Patient kooperiert, kann es hilfreich sein, nach erfolgter Positionierung des Absaugkatheters vor der Stimmbandebene einige Atemkommandos zu geben, um den Wechsel zwischen In- und Exspiration steuern zu können, z. B: einatmen – ausatmen, einatmen – ausatmen, einatmen – ausatmen; beim dritten Einatmen wird der Katheter in die Trachea vorgeschoben. Auch wenn die Platzierung des Katheters nicht gelingt, kann durch die meist ausgelösten Hustenstöße eine Sekretmobilisation bewirkt werden.

Recruitment-Manöver

Die Durchführung eines Recruitment-Manövers ist eine Ultima-ratio-Maßnahme mit dem Ziel, eine Wiedereröffnung kollabierter Lungenabschnitte (Atelektasen) zu erreichen und diese anschließend offen zu halten („open the lung, and keep the lung open"). Trotz kontroverser Diskussionen sollte unter akuten, lebensbedrohlichen Hypoxiebedingungen dennoch ein Versuch der Wiedereröffnung unternommen werden.

Hierbei kommen im druckkontrollierten Beatmungsmodus kurzfristig (3–5 Atemzüge) hohe Inspirationsdrücke (ca. 40–60 mbar) zum Einsatz. Wichtig ist dabei, dass das inspiratorische Druckplateau den alveolären Öffnungsdruck überschreitet und somit die kollabierten Abschnitte wiedereröffnet. Im unmittelbaren Anschluss an die Rekrutierung, muss – um ein erneutes Kollabieren der Lungenbezirke zu verhindern – ein ausreichend hoher PEEP (15–25 mbar), dessen Wert oberhalb des Alveolarverschlussdrucks liegt, eingestellt werden.

> ❗ **Cave**
> Während des Recruitment-Manövers kann es in Abhängigkeit von Druckniveau und Dauer zu einem ausgeprägten Blutdruckabfall kommen!

> ❓ **Kontrollfragen zu ▶ Abschn. 5.2**
> − **Frage 5.6:** Nennen Sie Indikationen zur nichtinvasiven Beatmung (CPAP)!
> − **Frage 5.7:** Welche Komplikationen können beim endotrachealen Absaugen auftreten?
> − **Frage 5.8:** Beschreiben Sie die Durchführung und das Ziel eines Recruitment-Manövers!

5.3 Atemwegsmanagement bei Kindern

C. Schramm

5.3.1 Anatomie

> ▶ Die Atemwege von Kindern unterscheiden sich nicht nur in der Größe von Erwachsenen, sondern auch in wesentlichen anatomischen Details, die ein angepasstes Vorgehen erfordern.

Zur Maskenbeatmung darf der Kopf nicht rekliniert werden, sondern sollte in Neutralposition bleiben, da sonst die Atemwege verlegt werden. Dabei ist darauf zu achten, dass beim Halten der Maske nicht der Mundboden komprimiert wird, weil auch dies den Luftstrom beeinträchtigt. Zur Verbesserung der Sicht kann bei der Laryngoskopie der obere Thoraxbereich unterpolstert werden. Die Epiglottis ist meist lang und U-förmig, sodass zur laryngoskopischen Einstellung des Kehlkopfeingangs das Aufladen der Epiglottis erforderlich sein kann. Die Schleimhäute sind extrem empfindlich und können durch Manipulationen gefährlich anschwellen. Dabei führt bereits eine kleine Verringerung des Atemwegsdurchmessers zu einem erheblichen Anstieg des Atemwegswiderstands.

Die engste Stelle im Bereich des Kehlkopfs und der Luftröhre befindet sich bei Kindern unterhalb der Stimmbänder im Bereich des Ringknorpels. Daher wird bei Kindern unter 6 Jahren meist ein Tubus ohne Cuff gewählt, der die Stimmbandebene leicht passiert und ohne Widerstand in der Trachea platziert werden kann. Bei Jugendlichen und Erwachsenen ist die Stimmbandebene die engste Stelle, sodass hier Tuben mit Cuff benutzt werden müssen.

5.3.2 Physiologie

Der Sauerstoffverbrauch bezogen auf das Körpergewicht ist bei Frühgeborenen (8–20 ml/kg/min) und Termingeborenen (6–8 ml/kg/min) viel höher als der des Erwachsenen (etwa 3 ml/kg/min). Zusätzlich befinden sich bei einem Atemstillstand nur geringe Sauerstoffreserven in der Lunge. Dadurch kommt es in niedrigen Altersklassen bei unzureichender Ventilation im Vergleich zu Erwachsenen viel schneller zu einer gefährlichen Hypoxie und Bradykardie. Bei sedierten und narkotisierten Kindern ist daher besonders auf eine ausreichende Atmung bzw. Beatmung zu achten.

Die Lungenbläschen kollabieren bei Kindern leichter als bei Erwachsenen. Aufgrund dieser möglichen Atelektasenbildung sollte bei

Kindern immer mit positivem endexspiratorischem Druck (PEEP) von mindestens 3 mbar beatmet werden. Scheinbar ausreichend atmende, intubierte Früh- und Neugeborene benötigen aufgrund der deutlich erhöhten Atemarbeit und der geringen Reserven immer zumindest eine assistierte Beatmung.

Neugeborene haben normalerweise einen arteriellen Sauerstoffpartialdruck (p_aO_2) von 50–80 mm Hg; das entspricht in der Regel einer pulsoxymetrisch gemessenen Sauerstoffsättigung (S_pO_2) von 90–96 %. Um eine Netzhautschädigung mit der Folge der Erblindung aufgrund einer sogenannten Retinopathia praematorum (ROP) zu vermeiden, dürfen Früh- und Neugeborene mit einem Gestationsalter von unter 44 Wochen einem p_aO_2 >80 mm Hg für nicht mehr als 3 h und einem p_aO_2 >150 mm Hg für nicht mehr als 2 h ausgesetzt sein.

5.3.3 Beatmungsmasken

Der Anteil der nicht am Gasaustausch teilnehmenden Atemwege (Totraum) beträgt in allen Altersstufen etwa 2 ml/kg Körpergewicht. Durch eine Beatmung mit einer Maske oder einem Endotrachealtubus wird dieser unweigerlich erhöht. Daher sollte bei der Auswahl von Kindermasken auf einen möglichst geringen zusätzlichen Totraum geachtet werden.

Zur Beatmung von Früh- und Neugeborenen bieten sich z. B. Masken der Firma Laerdal an (◻ Abb. 5.18). Bei Neugeborenen, Säuglingen und Kinder bis zum Alter von 3 Jahren werden häufig Rendell-Baker-Masken verwendet (◻ Abb. 5.19). Als Anhalt zur Maskengrößenwahl kann ◻ Tab. 5.9 dienen.

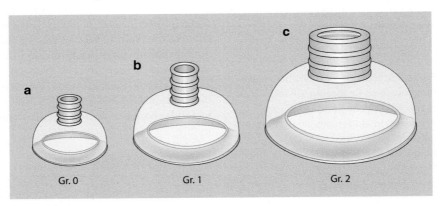

◻ **Abb. 5.18   a-c** Beatmungsmasken für Frühgeborene – Laerdal-Masken der Größen 0, 1 und 2

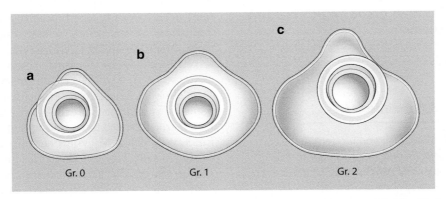

◻ **Abb. 5.19   a-c** Beatmungsmasken für Neugeborene, Säuglinge und Kleinkinder – Rendell-Baker-Masken der Größen 0, 1 und 2

5.3.4 Laryngoskope

Die zur Intubation benötigte Sicht wird bei Kindern wie bei Erwachsenen mit einem passenden Laryngoskop hergestellt. Trotz des vorherigen Auffüllens der Lunge mit reinem Sauerstoff, der sogenannten Präoxygenierung, steht dafür umso weniger Zeit zur Verfügung, je jünger die Kinder sind. Wie zuvor erwähnt, sollte bei der Laryngoskopie und Intubation möglichst atraumatisch vorgegangen werden, da die Schleimhäute sehr empfindlich sind und bei mehreren Intubationsversuchen gefährlich anschwellen.

Bei Früh- und Neugeborenen werden meist gerade Spatel (◻ Abb. 5.20) verwendet. Während der Laryngoskopie kann die Epiglottis aufgeladen, d. h. direkt mit dem Spatel hochgeklappt werden, um Sicht auf den Kehlkopfeingang zu erhalten. Der kleine Finger des Intubierenden kann dabei zur weiteren Verbesserung der Sicht von außen Druck auf den Kehlkopf ausüben. Bei älteren Kindern ist die Technik der Laryngoskopie und Spatelform analog zu der bei Erwachsenen.

Zu den empfohlenen Laryngoskopen bei den verschiedenen Altersstufen ◻ Tab. 5.9.

5.3.5 Endotrachealtuben

Die Wahl der richtigen Tubusgröße ist bei Kindern von entscheidender Bedeutung. Üblicherweise werden die Tuben anhand ihres Innendurchmessers (Inner Diameter, ID) bezeichnet, obwohl der Außendurchmesser (Outer Diameter, OD) eigentlich darüber entscheidet, ob ein Tubus undicht ist, passt oder zu groß ist. Abhängig von der Materialstärke besitzt ein Tubus bei gleichem ID je nach Hersteller einen deutlich unterschiedlichen OD. So hat beispielsweise der ID-3,5-mm-Tubus Rüsch-Safety-Clear einen OD von 4,7 mm, der Vygon Pediatric Endotracheal Tube einen OD von 5,2 mm.

Eine andere Bezeichnung für den Außendurchmesser ist die Einheit Charrière (Ch) oder French (Fr), die 1/3 Millimeter entspricht. Daher kann die Tubusgröße in Charrière leicht berechnet werden, wenn man den OD mit 3 multipliziert. In dem vorigen Beispiel würde das den Größenbezeichnungen Ch 14 (4,7 mm ×3) beim Rüsch-Tubus und Ch 16 (5,2 mm ×3) beim Vygon-Tubus entsprechen (◻ Abb. 5.21).

Da nur eine limitierte Zeit für den Intubationsvorgang zur Verfügung steht, ist die

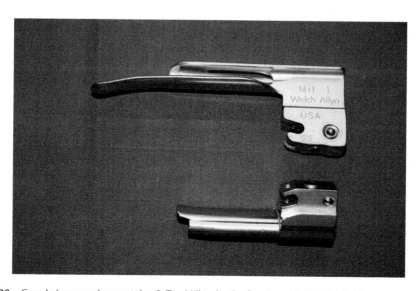

◻ **Abb. 5.20** Gerade Laryngoskopspatel, z. B. Typ Miller der Größen 0 und 1. (Fa. Welch Allyn, Jungingen, Deutschland, mit freundlicher Genehmigung)

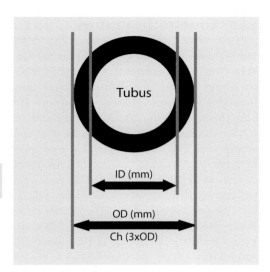

☐ Abb. 5.21 Größenbezeichnungen bei Endotrachealtuben (ID = Innendurchmesser [Inner Diameter] in mm, OD = Außendurchmesser [Outer Diameter] in mm, Ch = Charrière ≙ 3×OD)

Vorhersage der wahrscheinlich passenden Tubusgröße bei Kindern sehr wichtig. Oft wird dazu anhaltsweise der Durchmesser des kleinen Fingers der Kinder herangezogen; gemäß der Literatur hat jedoch die Kleinfingermethode nur eine minimale Trefferquote.

Es existieren viele Formeln, die unter anderem das Alter, das Gewicht, die Länge und den ethnischen Hintergrund berücksichtigen. Ausreichend gute Vorhersagen sind mit den folgenden altersbasierten Formeln möglich, die ab einem Lebensalter von 1 Jahr Gültigkeit besitzen:

Berechnung der Tubusgröße

Tubus-ID ohne Cuff: $4{,}5 + \dfrac{\text{Alter in Jahren}}{4}$

Tubus-ID mit Cuff: $3{,}5 + \dfrac{\text{Alter in Jahren}}{4}$

In Fachkreisen wird heftig diskutiert, ob bei Kindern grundsätzlich Tuben mit Cuff verwendet werden sollen oder nicht. Bisher verwendet die Mehrheit der Ärzte für Kinder bis zum Alter von 6–8 Jahren Tuben ohne Cuff. Bei einer Notfallintubation sollte eine orale Intubation mit einem gecufften Tubus vorgenommen

und dann ggf. ohne Zeitdruck auf den definitiven Tubus gewechselt werden.

Ein Tubus ohne Cuff sollte nicht schon unter einem Beatmungsdruck von 15 mbar eine hörbare Leckage aufweisen. Wenn bei einem Beatmungsdruck von über 20–25 mbar keine Leckage auftritt, wurde ein zu großer Tubus gewählt, der eine Schleimhautschädigung hervorruft. Falls ein Kindertubus mit Cuff eingesetzt wurde, ist der Cuff auf jeden Fall minimal zu blocken, da ein nicht entfalteter Cuff Falten wirft und die Schleimhaut schädigt. Hierbei ist der Cuffdruck regelmäßig mit einem Cuffdruckmesser zu überprüfen.

Zur vorraussichtlichen Einführtiefe der Tuben werden bewusst keine Angaben gemacht, da der Autor die Auffassung vertritt, dass eine Lagekontrolle grundsätzlich per Laryngoskopie und Auskultation und nicht nach einer Formel durchgeführt werden sollte. Zur Tubusgrößenauswahl: ☐ Tab. 5.9, ▶ Abschn. 5.4.4.

5.3.6 Absaugkatheter

Zur endotrachealen Absaugung von Kindern sind Katheter erhältlich, die je nach Größe eine Farbkodierung am Ansatzstück aufweisen. Die Hand, die den Absaugkatheter führt, sollte auf jeden Fall einen sterilen Einmalhandschuh tragen. Es sollte nicht in regelmäßigen Abständen, sondern nur bei Bedarf abgesaugt werden. Zu den Größen, die in die verschiedenen Endotrachealtuben passen: ☐ Tab. 5.7.

5.3.7 Sonstiges Beatmungszubehör

Zur nasalen Intubation wird oft eine Magill-Zange benötigt. Nachdem der Tubus in den Rachenraum vorgeschoben wurde, wird mit der linken Hand laryngoskopiert und mit der rechten Hand die Magill-Zange aufgenommen. Mit ihr wird die Tubusspitze dann gefasst und vorsichtig zum Kehlkopfeingang dirigiert. Das Einführen des Tubus erfolgt dann meist durch „Eindrehen", indem die rechte Hand den

◻ Tab. 5.7 Größen verschiedener Absaugkatheter mit Angabe der Endotrachealtuben, in die sie passen

Absaugkatheter (Größe in Charrière)	Farbe des Ansatzstücks	Tubus ID von – bis (in mm)
6	Hellblau	2,5–3,0
8	Dunkelblau	3,5–4,5
10	Schwarz	5,0–7,0
12–14	Weiß/grün	7,5–8,0

Tubus an der Nasenspitze fasst und unter vorsichtigem Vorschub in die Trachea dreht.

Manchmal muss der Thorax bei der Kinderintubation angehoben werden. Dazu empfehlen sich flache Lagerungskissen oder entsprechend gerollte Tücher.

5.3.8 Intubation

> **Praxistipp**
>
> Für Nicht-Neonatologen und Nicht-Kinderanästhesisten empfiehlt sich bei notfallmäßiger Intubation die orale Intubation, da eine nasale Intubation schwieriger ist und länger dauert. Die orale Intubation erfolgt dabei in ähnlicher Weise wie beim Erwachsenen.

Neonatologen und Kinderanästhesisten bevorzugen die nasale Intubation bei Frühgeborenen, Neugeborenen und Säuglingen, da hier der Tubus besser gegenüber Dislokationen gesichert ist. Bei der nasalen Intubation wird der Tubus ohne Widerstand durch das Nasenloch geschoben, bis er im Rachen zu liegen kommt. Zur Erleichterung der Nasenpassage kann in den Tubus ein Absaugkatheter eingeführt werden, der als Leitschiene dient. Wenn der Tubus im Rachenraum liegt, ist unter manuellem Verschluss des Mundes und des anderen Nasenlochs eine Beatmung über den Tubus möglich. Das Einführen in die Trachea gelingt dann mit einer Magill-Zange – wie oben beschrieben – oder durch eine entsprechende Kopfbewegung. Kindertuben weisen am distalen Ende meist eine Markierung auf (z. B. etwa 2 cm lange Schwarzfärbung), die gerade so in der Luftröhre verschwinden soll. Diese Tubustiefe ab dem Naseneingang wird markiert oder notiert und der Tubus gut fixiert. Auf jeden Fall muss die richtige Lage wiederholt durch Auskultation überprüft werden.

Auch die Tubusfixierung erfordert bei Kindern ein anderes Vorgehen als bei Erwachsenen. Generell gilt: Der Tubus wird bis zur endgültigen Fixierung nicht losgelassen! Um einen sicheren Halt des Pflasters am Tubus zu garantieren, darf dieser nicht mit Sekret oder Speichel verunreinigt sein. Zur Fixierung haben sich verschiedene Pflasterarten bewährt wie z. B. Leukoplast oder Fixomull. Um eine gute Haftung des Pflasters auf der Haut sicherzustellen, sollte diese zuvor entfettet werden. Hierzu eignen sich Alkoholspray, wie es zur Hautdesinfektion vor Injektionen verwendet wird. Händedesinfektionsmittel ist hierfür ungeeignet, da es häufig rückfettende Substanzen enthält! Zum Schutz der Augen sollte der Alkohol nicht aufgesprüht, sondern auf einen Tupfer oder eine Kompresse aufgetragen werden, um die umliegenden Hautpartien zu reinigen.

■ **Tubusfixierung bei oraler Intubation**

Bis zu einer Tubusgröße von 4,5 werden 3 schmale Pflasterstreifen (ca. 0,5 cm breit) vorbereitet. Ab einer Tubusgröße von 5,0 können breitere Pflasterstreifen (ca. 1 cm breit) verwendet werden. Nach erfolgter Reinigung der Haut wird der erste Pflasterstreifen vom linken Mundwinkel entlang der Oberlippe zum Tubus geführt und im rechten Mundwinkel um diesen geklebt. Das zweite Pflaster wird in gleicher Weise entlang der Unterlippe geklebt. Anschließend wird die Tubuslage nochmals auskultatorisch überprüft. Bei korrekter Lage kann nun das dritte Pflaster vom rechten Kieferwinkel ausgehend zum Tubus geführt werden, um diesen endgültig sicher zu fixieren (◻ Abb. 5.22). Ab einer Tubusgröße von 6,5 kann die Fixierung wie bei Erwachsenen erfolgen.

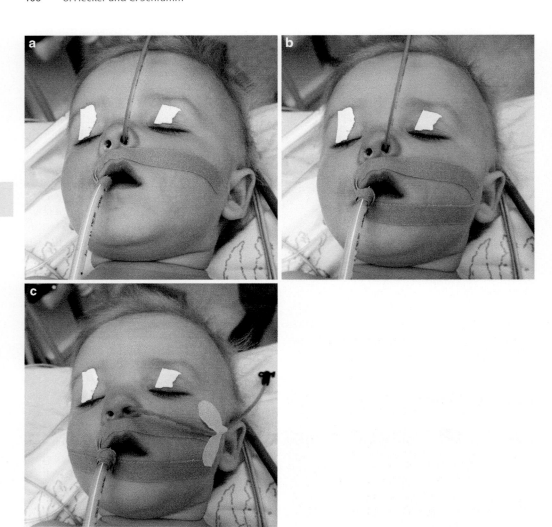

Abb. 5.22   a–c Schrittweise Fixierung des Endotrachealtubus bei oraler Intubation eines Kleinkinds

■ **Tubusfixierung bei nasaler Intubation**

(2 Pflasterstreifen): Auch bei der nasalen Intubation erfolgt zunächst die Reinigung und Entfettung der Hautoberfläche, und zwar von der Stirn über den Nasenrücken und die Oberlippe bis zu den Wangen. Als Pflaster eignet sich z. B. Fixomull, da es an der Rückseite mit einem Schutzpapier versehen ist. Als erstes Pflaster wird ein ca. 1,5–2 cm breiter und 12 cm langer Pflasterstreifen vorbereitet. Dieser wird auf ca. 6 cm der Länge nach in der Mitte eingeschlitzt. Ein zweites Pflaster ist ca. 1 cm breit und erreicht die Länge von Wange

zu Wange des Kindes. Von der Stirn ausgehend über den Nasenrücken wird zunächst das breitere Pflaster aufgetragen und angedrückt, sodass die Kerbe am Tubus anliegt und die schmalen Enden beidseits des Tubus entlang hängen. Nun wird der äußere schmale Teil des Pflasters einmal entgegen dem Uhrzeigersinn enganliegend um den Tubus geführt und auf die gegenüberliegende Wange geklebt.

Das innere schmale Ende des Pflasters wird mit dem Uhrzeigersinn ebenfalls enganliegend um den Tubus geführt (Pflaster auf Pflaster) und an der gegenüberliegenden Wange aufgebracht.

Auch hier erfolgt jetzt nochmals eine Auskultation, bevor das zweite vorbereitete Pflaster entlang der Oberlippe von Wange zu Wange geklebt wird und dabei die beiden schmalen Enden kreuzt (◻ Abb. 5.23).

❓ Kontrollfragen zu ▸ Abschn. 5.3

- **Frage 5.9:** Wo befindet sich bei Kindern im Bereich der Atemwege die engste Stelle, und welche Konsequenz hat dies?
- **Frage 5.10:** Welche physiologischen Besonderheiten weisen Früh- und Neugeborene im Hinblick auf Sauerstoffverbrauch und -reserven auf?
- **Frage 5.11:** Ergänzen Sie die Tabelle (◻ Tab. 5.8)!
- **Frage 5.12:** Beschreiben Sie die nasale Intubation beim Kind!
- **Frage 5.13:** Ergänzen Sie die Berechnung zur richtigen Tubusgröße!

Tubus-ID … Cuff: $4{,}5 + \dfrac{\text{Alter in Jahren}}{4}$

Tubus-ID mit Cuff: …

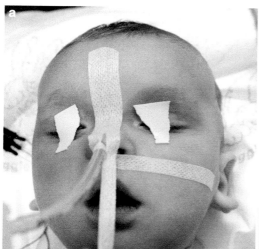
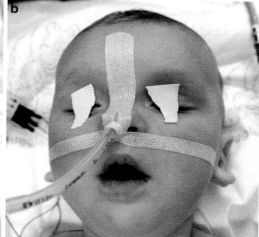
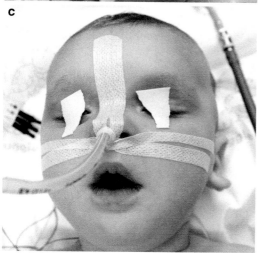

◻ **Abb. 5.23   a-c** Schrittweise Fixierung des Endotrachealtubus bei nasaler Intubation eines Säuglings

■ **Tab. 5.8**   Zu Frage 5.11: Größen verschiedener Absaugkatheter mit Angabe der Endotrachealtuben, in die sie passen

Absaugkatheter (Größe in Charrière)	Farbe des Ansatzstücks	Tubus ID von-bis (in mm)
6	Hellblau	…
8	…	3,5–4,5
…	Schwarz	…
12–14	…	7,5–8,0

5.4   Beatmung bei Kindern

C. Schramm

5.4.1   Transport unter Spontanatmung

Kinder werden meist entweder spontan atmend oder kontrolliert beatmet transportiert. Falls bei Spontanatmung eine Sauerstoffgabe erforderlich ist, wird in der Regel eine Nasenbrille verwendet, die zusätzlich mit zwei Klebefixierungen auf den Wangen gegen Herausfallen gesichert wird. Es sind mittlerweile auch Nasenbrillen verfügbar, die parallel zur Sauerstoffabgabe eine CO_2-Messung zur Atemkontrolle ermöglichen. Mit den bei Erwachsenen üblichen Sauerstoffmasken werden zwar deutlich höhere inspiratorische Sauerstoffkonzentrationen erreicht, diese wirken aber auf kleinere Kinder bedrohlich und können daher nicht eingesetzt werden. Die Laufrate des Sauerstoffs sollte in der Regel übernommen werden, um eine schädliche Hyperoxie (▶ Abschn. 5.3) zu vermeiden.

🛇 **Cave**

Bei Transporten mit spontan atmenden Patienten muss stets das adäquate Intubationszubehör mitgeführt werden, da jederzeit mit einer akuten respiratorischen Verschlechterung gerechnet werden muss.

5.4.2   Transport eines beatmeten Kindes

Intubierte Kinder sind auf Intensivstationen meist oberflächlich sediert und atmen in einem Modus, in dem die Spontanatmung möglich ist. Zum Transport sollten die folgenden Parameter abgefragt werden:

- Beatmungsmodus (z. B. Pressure Controlled Ventilation),
- inspiratorische Sauerstofffraktion F_iO_2 (z. B. 0,4),
- Beatmungsdrücke inkl. PEEP (z. B. 13 und 4 cmH_2O),
- Beatmungszeiten inkl. Atemfrequenz, Inspirations-Exspirations-Verhältnis oder Inspirations- und Exspirationszeit (z. B. 40/min, I:E = 1:2 oder I-Zeit 0,5 s, E-Zeit 1,0 s),
- Atemzugvolumen oder Atemminutenvolumen (z. B. 28 ml oder 1,12 l/min),
- erreichte Sauerstoffsättigung und letzte Blutgasanalyse.

Eventuelle Beatmungsprobleme und die Häufigkeit der Notwendigkeit zur endotrachealen Absaugung sollten mit dem Intensivteam besprochen werden. Die Alarmgrenzen am Transportrespirator (■ Abb. 5.24) müssen vor Abfahrt in engen Grenzen eingestellt werden. Als Anhaltswert sind Alarmgrenzen 20 % über und unter dem aktuellen Messwert sinnvoll, bei aktuellem Atemminutenvolumen von 2 l/min z. B. wäre die untere Grenze 1,6 l/min, die obere Grenze 2,4 l/min.

Bis zum Kleinkindalter wird bei längerer Beatmungsdauer in der Regel nasal intubiert, bei größeren Kindern liegt häufig eine orale Intubation vor. Die nasale Intubation hat den Vorteil, dass die Tubusfixierung viel sicherer möglich und damit die Gefahr der Tubusdislokation deutlich reduziert wird. Da die Trachea eines Neugeborenen nur 4 cm lang ist, führen bereits relativ geringe Tubusbewegungen zu einer einseitigen Beatmung oder zu einem Herausrutschen aus der Luftröhre.

Mit einer Laryngoskopie kann die korrekte Tubuslage vor Transportbeginn verifiziert

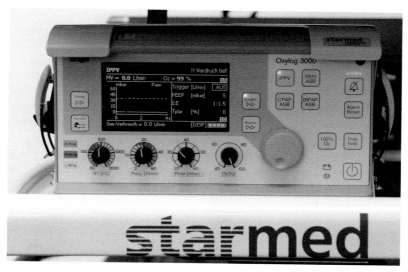

◘ **Abb. 5.24** Beispiel für ein Transportrespirator: Oxylog 3000 (Draeger Medical, Lübeck) auf der Transporttrage von starmed (starmed, Bodenburg, Rimmele und Haid GbR, Grafing). (Medienzentrum der Uniklinik Heidelberg, mit freundlicher Genehmigung)

werden; dabei sollte die schwarze Markierung am distalen Ende des Tubus gerade so zwischen den Stimmbändern verschwinden. Die Auskultation zur Bestätigung der korrekten Tubuslage ist unterhalb des Kleinkindalters zunehmend schwieriger, da die Geräusche bei einer ösophagealen Fehllage des Tubus als Atemgeräusch und die minimalen Unterschiede in der Intensität des Atemgeräusches bei einseitiger Beatmung missgedeutet werden können.

> **Praxistipp**
>
> Für den Transport sollte die korrekte Tubustiefe ab Nasenloch oder Zahnreihe notiert und mit einem Strich auf dem Tubus markiert werden. So kann bei einem Beatmungsproblem eine falsche Tubustiefe mit einem Blick ausgeschlossen werden.

Zum Transport werden Kinder meist stärker sediert, um eine ausreichende Abschirmung vom Transportstress zu erreichen und eine kontrollierte Beatmung zu ermöglichen.

5.4.3 Transport eines tracheotomierten Kindes

Trotz der Notwendigkeit einer längeren Beatmungsdauer werden Kinder aufgrund der höheren Komplikationsrate im Vergleich zu Erwachsenen nur bei ausgewählten Indikationen tracheotomiert (◘ Abb. 5.25). Dazu gehören unter anderem die Notwendigkeit des regelmäßigen endotrachealen Absaugens chronisch fortschreitende neuromuskuläre Erkrankungen und Erkrankungen des Larynx.

Pädiatrische Trachealkanülen werden in Größen ab einem Innendurchmesser von 2,5 mm (ohne Cuff) aufwärts in 0,5-mm-Schritten eingesetzt. Da tracheotomierte Kinder oft wach sind und spontan atmen, muss die Trachealkanüle auf einer Intensivstation nicht so dicht sein. Daher muss für den Transport überprüft werden, ob die Kanüle dicht genug ist und ob gegebenenfalls darüber beatmet werden kann. Im Notfall kann durch Kompression der Trachea von außen die Dichtigkeit kurzfristig erhöht werden.

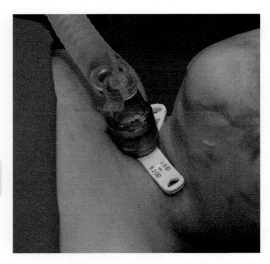

Abb. 5.25 Tracheotomiertes Kind nach Hundebiss-
verletzung, zur übersichtlicheren Darstellung kurzfristig
ohne Halsbandfixierung. (Medienzentrum der Uniklinik
Heidelberg, mit freundlicher Genehmigung)

5.4.4 Überwachung der respiratorischen Situation

Die Überwachung des spontan atmenden und
beatmeten Kindes erfolgt einerseits klinisch
und andererseits apparativ. Dabei sollten möglichst viele der folgenden Verfahren parallel
eingesetzt werden:

- Überprüfung des Hautkolorits (rosig –
  zyanotisch),
- Atemmechanik (sehr elastischer Thorax
  bis zum Kleinkindalter, deshalb führt eine
  vermehrte Atemanstrengung zu Einziehungen am Brustkorb),
- Fluss des Luftstroms bei Spontanatmung
  (hörbare Verlegung der Atemwege durch
  Zunge, Sekret, Fremdkörper, Schleimhautschwellung der oberen Atemwege;
  während des Transports aufgrund der
  Umgebungsgeräusche nicht erhebbar),
- Atemfrequenz (klinische Beurteilung,
  abgeleitet vom EKG-Signal oder von der
  CO_2-Kurve; zur Abhängigkeit vom Alter
  Tab. 5.9),

- Sauerstoffsättigung (Zielwert 90–96 % bei
  einem Gestationsalter von weniger als
  44 Wochen, sonst bis 100 %, beachte auch
  die Vorwerte auf der verlegenden Station!),
- Kapnographie (Zielwert 35–40 mm Hg
  oder 4,5–5,0 Vol.-%, bei Frühgeborenen
  und Neugeborenen physiologisch etwas
  niedriger, bei zu niedrigen Werten unter
  anderem an Hyperventilation, Undichtigkeit des Tubus, Kreislaufversagen und
  Lungenembolie, bei zu hohen Werten an
  Hypoventilation und unzureichende
  Narkose denken!),
- Herzfrequenz (ein akuter Abfall der
  Herzfrequenz unter die altersgerechten
  Grenzwerte ist sehr häufig durch eine
  Hypoxie bedingt).

5.4.5 Maßnahmen bei Beatmungsproblemen

Ein Beatmungsproblem fällt in der Regel
zunächst durch eine abfallende Sauerstoffsättigung oder einen Alarm am Beatmungsgerät
auf. Erst danach entwickeln sich in rascher
Folge eine Zyanose und Bradykardie. Die folgenden Punkte sollen bei der Behebung dieses
respiratorischen Notfalls behilflich sein:

- Als Erstmaßnahme: Erhöhung der
  inspiratorischen Sauerstoffkonzentration
  auf 100 %, manuelle Beatmung mit dem
  Beutel und Auskultation, wenn verfügbar,
  Beobachtung der Kapnographie,
- Überprüfung der korrekten Tubuslage und
  ggf. Korrektur,
- Überprüfung des Beatmungsgeräts und
  dessen Einstellungen,
- Überprüfung der Sauerstoffversorgung,
- bei Verdacht auf Sekretverhalt endotracheales Absaugen,
- Überprüfung der Pulsoxymetrie (diese
  zeigt oft bei unzureichendem Kontakt
  Phantasiewerte an, aber: Eine tiefe
  Sauerstoffsättigung gilt nicht als Artefakt,
  bis das Gegenteil bewiesen ist!).

Tab. 5.9 Wichtige beatmungsrelevante Anhaltsdaten in Abhängigkeit vom Alter. (Adaptiert nach Jöhr 2008)

Lebensabschnitt	Alter	Gewicht (kg)	Atemfrequenz (/min)	Atemzugvolumen (ml/kg)	Maske	Beatmungsbeutel (ml)	Laryngoskop	Tubus ohne Cuff (ID mm)	Tubus mit Cuff (ID mm)	Larynxmaske (max. ml)	Larynxtubus
Frühgeborenes	<28. GW	<1	64	6–10	N0.0 Laerdal	240	0 gerade	2,0–2,5	–	–	–
	28.–32. GW	1,0–2,5	60	6–10	N0.0 Laerdal			2,5–3,0	–	–	–
	32.–36. GW	2,5–3,4	52	6–10	N0.1 Laerdal			2,5–3,0	–	–	–
Neugeborenes	Geburt	3,5	40	6–10	1 Rendell-B		1 gerade	3,0–3,5	3,0	1 (4)	0
	1 Monat	4,5	38	6–10	1 Rendell-B			3,5	3,0		
Säugling	2 Monate	5,5	36	6–10	1 Rendell-B	500	1 gebogen	3,5	3,0	1,5 (7)	1
	6 Monate	8,0	28	6–10	1 Rendell-B			4,0	3,0		
	12 Monate	10	24	6–10	2 Rendell-B			4,0–4,5	3,5		
Kleinkind	2 Jahre	12	23	6–10	2 Rendell-B		2 gebogen	4,5–5,0	3,5–4,0	2 (10)	2
	3 Jahre	14	22	6–10	2 Rendell-B			5,0–5,5	4,0		
	4 Jahre	16	21	6–10	1			5,5	4,0–4,5		
	5 Jahre	18	20	6–10				5,5–6,0	4,5		
Schulkind	6 Jahre	21	19	6–10	2	1600	2 gebogen	6,0	4,5–5,0	2,5 (14)	
	7 Jahre	24	18	6–10				6,0–6,5	5,0		
	8 Jahre	27	18	6–10				6,5	5,0–5,5		
	9 Jahre	30	17	6–10				–	5,5		
	10 Jahre	33	17	6–10				–	5,5–6,0		3
	12 Jahre	40	16	6–10	3			–	6,0		
Jugendlicher	14 Jahre	46	14	6–10			3 gebogen	–	6,5	3 (20)	
	16 Jahre	53	13	6–10				–	7,0		
Erwachsener	18 Jahre	60	12	6–10	4		3 gebogen	–	7,0–8,0	4 (30)	4

GW Gestationswoche, *Rendell-B* Rendell-Baker, *ID* Innendurchmesser, *max. ml* maximales Füllvolumen in ml

❓ Kontrollfragen zu ▶ Abschn. 5.4

- **Frage 5.14:** Nennen Sie 3 Indikationen, die die Tracheotomie eines Kindes notwendig werden lassen!
- **Frage 5.15:** Wie erfolgt die respiratorische Überwachung eines Kindes? Nennen Sie mindestens 4 Beispiele!
- **Frage 5.16:** Welche Parameter sind in Hinblick auf die Beatmung vor einem Transport unbedingt zu erfragen?
- **Frage 5.17:** Welche Punkte überprüfen Sie im Rahmen eines Beatmungsproblems?
- **Frage 5.18:** Welches Equipment müssen Sie auch beim Transport eines spontan atmenden Kindes vorhalten?

Literatur

Arbeitsgemeinschaft der Wissenschaftlich-Medizinischen Fachgesellschaften – AWMF (2015) S1-Leitlinie Atemwegsmanagement (12.3.2015) www.awmf.org, Registernummer 001–028

Arbeitsgemeinschaft der Wissenschaftlich-Medizinischen Fachgesellschaften – AWMF, Deutsche Gesellschaft für Pneumologie und Beatmungsmedizin e.V. (2008) S3-Leitlinie Nichtinvasive Beatmung als Therapie der akuten respiratorischen Insuffizienz. Deutsche Gesellschaft für Pneumologie und Beatmungsmedizin e.V., www.awmf.de, Reg-Nr. 020–004

Bender M (2011) CPAP-Therapie im Rettungsdienst – Beatmen ohne Tubus. Rettungs-Magazin 3:73

Bledsoe B (2006) Critical care paramedic. Pearson Education, New Jersey, S 135 ff

Deakin CD et al (2010) Erweiterte Reanimationsmaßnahmen für Erwachsene („advanced life support"). Sektion 4 der Leitlinien zur Reanimation 2010 des European Resuscitation Council. Notfall und Rettungsmedizin 13:579

Deutsche Gesellschaft für Anästhesiologie und Intensivmedizin, Berufsverband Deutscher Anästhesisten (2004) Airway Management, Leitlinie der Deutschen Gesellschaft für Anästhesiologie und Intensivmedizin. Entschließungen – Empfehlungen – Vereinbarungen – Leitlinien, 4. Aufl. Anästh Intensivmed 45:302–306

Flake F (2010) Airwaymanagement: Das Airtraq-System. Rettungsdienst 33:36–38

Heck M, Fresenius M (2010) Repetitorium Anästhesiologie, 6. Aufl. Springer, Heidelberg

Jöhr M (2008) Kinderanästhesie, 7. Aufl. Urban & Fischer/Elsevier, München

Keul W, Motsch J, Jürs G, Rauch H, Weigand M, Walther A, Martin E (2008) Heidelberger Leitlinie „Unerwartet schwieriger Atemweg" Version 12/2010. Klinik für Anästhesiologie, Universität Heidelberg

Koch F, Knipfer E (2003) Klinikleitfaden Intensivpflege, 3. Aufl. Urban & Fischer, München, S 238

Kommerell T et al (2001) Pflege heute, 2. Aufl. Urban & Fischer, München/Jena, S 119

Larsen R (2006) Anästhesie, 8. Aufl. Urban & Fischer/Elsevier, München

Mutzbauer TS, Bernhard M, Doll S, Völkl A, Gries A (2008) Die notfallmäßige Koniotomie. Notfall Rettungsmed 11:310–316

Schäfer S, Kirsch F, Scheuermann G, Wagner R (2009) Fachpflege Beatmung, 5. Aufl. Elsevier, München, S 86 f

Soar J, Nola JP, Böttziger BW et al (2015) Erweiterte Reanimationsmaßnahmen für Erwachsene („adult advanced life support"). Kapitel 3 der Leitlinien für Reanimation 2015 des European Resuscitation Council. Notfall Rettungsmed 8

Striebel HW (2009) Anästhesie, Intensivmedizin, Notfallmedizin für Studium und Ausbildung, 7. Aufl. Schattauer, Stuttgart/New York

Striebel HW (2010) Die Anästhesie, Bd II. Schattauer, Stuttgart, S 741

Ullrich L, Stolecki D, Grünewald M (2005) Intensivpflege und Anästhesie, 1. Aufl. Thieme, Stuttgart/New York

WHO (2011) Child Growth Standards – Weight-for-age Charts. www.who.int/childgrowth/standards/weight_for_age/en/index.html

Intensivmedizinische Besonderheiten

Andreas Tremml und Uwe Hecker

© Springer-Verlag GmbH Deutschland 2018
U. Hecker, C. Schramm (Hrsg.), *Praxis des Intensivtransports*,
https://doi.org/10.1007/978-3-662-54379-5_6

Zum Einstieg

Häufig ist es im Intensivtransport notwendig, zusätzliche medizinische Geräte mitzuführen, die im Rettungsdienst derzeit (noch) nicht regelmäßig eingesetzt werden. Das Spektrum reicht von Spritzen- und Infusionspumpen, Monitoren und Beatmungsgeräten bis hin zu hochspeziellen Organersatz- oder unterstützungssystemen.

Grundsätzlich gilt, dass alle mitzuführenden Geräte sicher im Fahrzeug befestigt werden müssen. Improvisierte Lösungen zur Mitnahme von Geräten, die nicht sicher fixiert werden können, sind aus Gründen des Haftungsrechts und vor allem der Sicherheit des Patienten sowie der weiteren Fahrzeuginsassen abzulehnen. Gleiches gilt für Geräte, die während des Transports in Betrieb, deren Bedienung aber nicht bekannt ist bzw. für die kein Mitglied des Teams eine Einweisung gemäß des Medizinproduktegesetzes (MPG) nachweisen kann. Lediglich als Ultima Ratio – also dann, wenn die Gefahr für das Leben nicht anders abzuwenden ist – sollten solche Transporte durchgeführt werden (Schneider et al. 2010).

An dieser Stelle kann nicht auf alle auf dem Markt befindlichen Geräte eingegangen werden. Deshalb ist die hier dargestellte Auswahl lediglich als Beispiel zu verstehen. In der Praxis ist es unerlässlich, an einer Einweisung für die vor Ort eingesetzten Geräte nach dem MPG teilzunehmen oder vorab im Rahmen der Organisation des Intensivtransportes die Teamkompetenz sicherzustellen, sodass mindestens eine eingewiesene Person für jedes mitgeführte Gerät an Bord vorhanden ist. Für weitere Informationen sei auf die Bedienungsanleitungen der jeweiligen Gerätehersteller verwiesen. Außerdem besteht bei Geräten, welche nur selten im Rettungsdienst anzutreffen sind, auch die Möglichkeit zur Durchführung von Geräteeinweisungen durch die Mitarbeiter der Bereiche (z. B. Intensivstationen), in denen die entsprechenden Geräte regelmäßig zum Einsatz kommen.

6.1 Transportrespiratoren

Transportrespiratoren dienen der Beatmung eines Patienten auf dem Transport, unabhängig davon, ob dieser Transport zwischen zwei Kliniken, einer Intensivstation und dem OP oder dem Notfallort und dem Schockraum erfolgt.

Da Transportrespiratoren neben einer – volumenkontrollierten auch eine druckkontrollierte Beatmung ermöglichen, ist ihr Aufbau wesentlich komplexer. Für den Antrieb ist Druckgas (meist Sauerstoff) sowie eine Elektrik notwendig, deren Funktion durch Mikroprozessortechnik gesteuert wird. Die applizierte Beatmungsgasmenge wird über einen Flow-Sensor gemessen; die hierbei ermittelten Werte werden graphisch und numerisch auf einem Bildschirm dargestellt (Volumetrie). Charakteristisch ist daher auch die Trennung des Beatmungssystems in in- und exspiratorischen Schenkel, in denen je nach eingestelltem Beatmungsmodus ein konstanter oder variabler Flow zirkuliert.

Die neuesten, derzeit auf dem Markt befindlichen Geräte sind hierbei der Oxylog 3000 plus und der Medumat Transport. Die Geräte sind zwischenzeitlich derart spezifisch, dass sie für den Einsatz im Flugzeug und Hubschrauber zugelassen sind und hierfür einen automatischen Höhenausgleich, bei dem gemessene und verabreichte Volumina entsprechend justiert werden, anbieten oder eine Datenübertragung mit Bluetooth ermöglichen.

Die hier veröffentlichten Beatmungsformen und Grenzwerte gelten beispielhaft für den Oxylog 3000. Bei Verwendung anderer Geräte ist es daher ratsam, einen Blick in die Gebrauchsanleitung zu werfen und die technischen Sicherheitsblätter einzusehen, was jedoch eine Geräteeinweisung nach MPG nicht ersetzt (!).

— Der Oxylog 3000 bietet volumen- und druckbasierende Modi für die kontrollierte, synchronisierte oder augmentierte Beatmung. Durch Anwendung von nichtinvasiver Beatmung (NIV) kann die

Notwendigkeit einer Intubation in vielen Fällen umgangen werden. Das kontrastreiche Display zeigt die Flow- und Druckkurven deutlich an und bietet so eine zuverlässige Patientenüberwachung. Mit den Beatmungsformen

- „intermittent positive pressure ventilation" (IPPV),
- „synchronized intermittent mandatory ventilation" (SIMV) mit/ohne „assisted spontaneous breathing" (ASB),
- „biphasic positive airway pressure" (BiPAP) mit/ohne „assisted spontaneous breathing" (ASB)
- „continious positive airway pressure" (CPAP) mit/ohne „assisted spontaneous breathing" (ASB)

sowie der Option der NIV (Masken-CPAP) stehen viele Beatmungsvarianten eines Intensivbeatmungsgerätes zur Verfügung. Die Möglichkeit, die fraktionelle inspiratorische Sauerstoffkonzentration (F_iO_2) auf 40 % zu reduzieren, sowie ein minimales Tidalvolumen von 50 ml erlauben auch bei Kleinkindern eine sichere Beatmung während des Transports.

Nachteilig wirkt sich das Eigengewicht aus, das laut Herstellerangaben allein für die Basiseinheit etwa 5,4 kg beträgt. Rechnet man zusätzlich das Gewicht einer 2- oder 3-Liter-Sauerstoffflasche und einer geeigneten Transporthalterung sowie einer Tasche für das Equipment hinzu, ergibt sich schnell ein zweistelliger Gewichtsbereich. Daher findet man das Gerät häufig als feste Einheit mit einem Intensivtragesystem oder fest eingebaut im RTW/ITH.

Kliniken benutzen ferner Tragegestelle auf Rollen, welche zusätzlich am Bettbügel einzuhängen sind. Grundsätzlich gilt, dass alle mitgeführten Geräte auf einem Transport durch entsprechend dafür zugelassene Halterungen gesichert werden müssen. In Hinblick auf die Gewichtsreduktion bleibt abzuwarten, wie sich zukünftig Sauerstoffflaschen aus Kunststoff und Carbon durchsetzen.

Positiv anzumerken ist der einfach durchzuführende Geräteselbsttest, der über eine Monitorführung gesteuert wird.

? Kontrollfragen zu ▶ Abschn. 6.1
- **Frage 6.1:** Welcher energetischen Antriebe stehen für Transportrespiratoren zur Verfügung?
- **Frage 6.2:** Wo finden Sie weitere Informationen über die Geräte?

6.2 Intensivrespiratoren

Die Komplexität in der Beatmung setzt sich in den Intensivrespiratoren natürlich nahtlos fort. Dies setzt enormes Fachwissen und praktische Erfahrung des begleitenden Teams voraus, weil mit zunehmender Invasivität der Beatmung unter anderem auch das Aspirationsrisiko steigt.

So kommen zunehmend Leckagekompensationssysteme im Rahmen der nichtinvasiven Beatmung zum Einsatz. Die integrierte CO_2-Überwachung dient der Verifikation der korrekten Intubation und der metabolischen Stabilität und lässt den Reanimationsverlauf beurteilen. Die Bedienung erfolgt teilweise über Touchscreen und teilweise über Drehregler. Alle Veränderungen müssen allerdings durch Drücken des Drehreglers bestätigt werden, ehe sie aktiviert werden.

Nachteil nahezu aller Intensivbeatmungsgeräte ist die zwingende Notwendigkeit eines 220-Volt-Bordnetzes (Spannungswandler). Darüber hinaus benötigen sie – um exakte O_2-Konzentrationen liefern zu können – sowohl Druckluft als auch Sauerstoff. Intensivrespiratoren finden sich je nach ITW-Modell entweder fest aufgebaut auf einer Spezialtrage oder stationär im Fahrzeug.

? Kontrollfragen zu ▶ Abschn. 6.2
- **Frage 6.3:** Welche energetische Versorgung muss für den Betrieb von Intensivrespiratoren vorhanden sein?
- **Frage 6.4:** Welches Überwachungsinstrument überprüft die korrekte Tubuslage und darüber hinaus die metabolische Stabilität?

6.3 Transportmonitore

Ein Transportmonitor für Intensivtransporte überwacht in der Mindestausstattung die folgenden Parameter: EKG, S_pO_2, NIBP, ABP und $etCO_2$. Während für Transporte innerhalb einer Klinik häufig der Bettmonitor benutzt wird, so ist dieses Vorgehen für den Einsatz im Interhospitaltransfer nicht praktikabel. Beim Transport von Intensivpatienten sollte ein voll ausgestatteter Monitor/Defibrillator/Pacer zur Verfügung stehen. Alle Vitalfunktionen des Patienten sollten überwacht werden können.

Für den Bereich der Präklinik bietet der Markt leider nur wenige Geräte an, die all diesen Anforderungen gerecht werden.

■ **Corpuls 3**

Der Corpuls 3 bietet ein vollkommen neues und revolutionäres Gerätekonzept. Er verlässt den traditionellen Weg eines klassischen Kompaktgerätes und ist stattdessen modular aufgebaut. Der eigentliche Überwachungsmonitor, die Patientenbox, an welche sämtliche für die Ableitung der jeweiligen Parameter notwendigen Kabel angeschlossen werden, und die Defibrillatoreinheit sind vollständig voneinander trennbar. Die Kommunikation zwischen den einzelnen Modulen erfolgt per Bluetooth, wobei es auch möglich ist, die Patientenbox autark zu nutzen, da Parameter wie S_pO_2 und Herzfrequenz auf dieser separat angezeigt werden.

Der Vorteil dieses Systems liegt darin, dass eine Überwachung der Vitalparameter z. B. auch während des Transports des Patienten über ein enges Treppenhaus möglich ist, ohne dass sich dabei Kabelverbindungen störend und hinderlich auswirken. Im Intensivtransport bietet sich auch eine teilmodulare Nutzung des Systems an, indem das Defibrillatormodul während der Phase, in der der Patient von der abgebenden Klinik übernommen oder an die Zielklinik übergeben wird, im Fahrzeug verbleiben kann. Aus Gründen der Patientensicherheit und des Komplikationsmanagements sei jedoch an dieser Stelle ausdrücklich empfohlen, zu jedem Zeitpunkt eine Möglichkeit zur Defibrillation zur Verfügung zu haben und damit während der gesamten Transportdauer den Corpuls 3 als Kompaktgerät zu nutzen. Durch die genannten Innovationen stellt dieses Gerät vor allem für den Intensivtransport eine sehr flexible und ergonomische Lösung dar.

■ **Lifepak 15**

Das Lifepak 15 ist ein Gerät, in dem die Herstellerfirma Medtronic einige praktische Neuerungen realisiert hat. Dazu gehören z. B. die Masimo-Rainbow-Technologie, die es ermöglicht, neben der üblichen funktionellen Sauerstoffsättigung des Hämoglobins auch die fraktionellen Sättigungen wie S_pMet oder S_pCO nichtinvasiv zu messen. Ein Metronom erlaubt während einer kardiopulmonalen Reanimation eine gleichmäßige Thoraxkompression, die mit der in den Reanimationsrichtlinien empfohlenen Frequenz durchgeführt wird. Weiterhin gestattet dieses Gerät auch bei einer biphasischen Defibrillation die Eskalation der dafür verwendeten Energie bis 360 J.

Allen genannten Geräten gemeinsam sind Spezifikationen wie die biphasische Defibrillation mit Energiestufen von 2–200 J, die sich je nach Gerät lediglich in der Impulsform unterscheiden, oder transkutanes Pacing mit Optionen wie regulierbarer Frequenz, Amplitude und Demand-Modus, Betrieb im 12 Volt-(DC), 220 Volt- (AC) oder Akkumodus sowie die Zulassung gemäß aller in Deutschland geltender Normen und Prüfzertifikate.

Die in den Geräten programmierten AED-Protokolle entsprechen den „Guidelines for Resuscitation" des European Resuscitation Council (ERC) und der American Heart Association (AHA). Um der Forderung der Reanimationsrichtlinien hinsichtlich der Verbesserung der Qualität der Herzdruckmassage gerecht zu werden, bieten einige Hersteller als Option für ihre Produkte Sensoren an, die während der Reanimation über dem Druckpunkt auf dem Thorax platziert werden und welche in Echtzeit Rückmeldung über die Drucktiefe, die adäquate Entlastung und die korrekte Frequenz geben.

❓ **Kontrollfragen zu ▶ Abschn. 6.3**

- **Frage 6.5:** Welche Parameter sollte ein Transportmonitor darstellen können?
- **Frage 6.6:** Welche wesentlichen Merkmale unterscheiden Transportmonitoren von „Bettmonitoren"?

6.4   Spezielle Monitoringverfahren

6.4.1   Continuous non-invasive arterial Pressure (CNAP)

Um die Sicherheit von kritisch kranken Patienten zu gewährleisten, ist ein lückenloses Monitoring der hämodynamischen Parameter nicht nur im stationären Bereich der Intensivtherapie, sondern auch während eines Transports des Patienten unabdingbar, um eventuelle Veränderungen schnell erkennen und entsprechend darauf reagieren zu können. Die Ableitung eines EKG sowie die Bestimmung von Sauerstoffsättigung, endtidalem Kohlendioxidgehalt oder der Atemfrequenz mittels Thoraximpedanzmessung sind bereits seit langem nichtinvasiv etabliert. Um eine kontinuierliche Überwachung des Blutdrucks zu ermöglichen, war allerdings bislang die Anlage eines arteriellen Zugangs nötig, durch welchen die Messung über eine in der Messleitung befindliche Wassersäule und einen am Überwachungsmonitor angeschlossenen Transducer (Druckabnehmer) erfolgte.

> ⚙ Durch das Messverfahren CNAP ist es nunmehr möglich, auch den Blutdruck des Patienten nichtinvasiv, kontinuierlich und mit einer vergleichbaren Genauigkeit zu messen, wie dies auch bei der invasiven Druckmessung geschieht. Dies wurde bereits in mehreren Studien bewiesen, die die Validität dieses Messprinzips evaluierten.

Die Messung erfolgt über zwei kleine Fingerdruckmanschetten, die über Zeige- und Mittelfinger einer Hand gestülpt werden. Ein optischer Sensor steuert einen Regelkreis, welcher das Fingervolumen über die Druckmanschette konstant hält. Hierbei entspricht der dazu nötige Druck dem arteriellen Druck, der nach regelmäßiger Kalibrierung (15–60 min) mit einer oszillometrischen Blutdruckmessung als arterielle Druckkurve und als Zahlenwert dargestellt wird. Die Finger werden in einem einstellbaren Intervall zur Vermeidung von Komplikationen abgewechselt. Vorteil dieses Systems ist, dass dieses schnell valide und präzise Blutdruckwerte liefert, ohne dass dafür die unter Umständen sehr schwierige Anlage eines arteriellen Zugangs mit konsekutiver Infektions- oder Blutungsgefahr notwendig ist. Dieses Messverfahren ist sowohl als integrierte Lösung wie auch als optionales Modul für die gängigen Überwachungsmonitore und ebenso als Stand-alone-Monitor verfügbar.

6.4.2   Masimo-Rainbow-Technologie

Die Messung der funktionellen Sauerstoffsättigung des Hämoglobins gehört mittlerweile überall dort, wo Patienten kontinuierlich überwacht werden müssen, längst zum Standard. Geräte, mit denen dieses Verfahren durchgeführt wird, sind mittlerweile auch im kleinsten Format zu einem relativ geringen Preis erhältlich.

Die Messung der fraktionellen Anteile anderer Stoffe hingegen, die ebenfalls an das Hämoglobin gebunden sein können, ist nur durch aufwendigere Verfahren wie beispielsweise eine Blutgasanalyse möglich. Die größte Rolle spielt hierbei das Kohlenmonoxid, welches bei jeder unvollständigen Verbrennung entsteht. Wird dieses Gas eingeatmet, besitzt es im Vergleich zu Sauerstoff eine über 300-fach höhere Affinität zum roten Blutfarbstoff. Nach Exposition eines Patienten mit Kohlenmonoxid ist es mit einem herkömmlichen Pulsoxymeter nicht möglich festzustellen, ob es sich bei dem an das Hämoglobin gebundenen Stoff um Sauerstoff oder Kohlenmonoxid handelt.

Grund dafür ist, dass ein Pulsoxymeter durch das Messprinzip der Infrarotspektrometrie lediglich drei Wellenlängen nutzt, um seine

Messungen durchzuführen. Erweitert man nun die Anzahl der Wellenlängen im Infrarotbereich, so ist es möglich, zwischen Sauerstoff, Kohlenmonoxid oder anderen Stoffen zu differenzieren, da diese das Infrarotlicht in den verschiedenen Wellenlängen unterschiedlich absorbieren. Die Masimo-Rainbow-Technologie nutzt 7 Wellenlängen und liefert damit zahlreiche zusätzliche Informationen in Echtzeit, was in Notfällen oder im Intensivtransport eine ausschlaggebende Entscheidungshilfe sein kann.

Neben der Messung der unterschiedlichen Konzentrationen von verschiedenen Stoffen, die an das Hämoglobin gebunden sind, ist weiterhin die Bestimmung der Hämoglobinkonzentration selbst sowie die Ermittlung eines Pulsindex möglich, welcher einen indirekten Rückschluss auf das Herzzeitvolumen des Patienten zulässt und bei der Steuerung einer Volumentherapie behilflich sein kann.

? Kontrollfragen zu ▶ Abschn. 6.4
- **Frage 6.7:** Welchen Parameter erhebt das CNAP-Messverfahren?
- **Frage 6.8:** Wodurch unterscheidet sich die Masimo-Rainbow-Technologie von der Standardpulsoxymetrie?

6.5 Spritzenpumpen

Präzisionsspritzenpumpen wie z. B. der Perfusor der Fa. Braun arbeiten im Förderbereich von 0,1–200,0 ml/h mit einer Genauigkeit der eingestellten Förderrate von ±2 %. Es können 10-, 20- und 50-ml-Spritzen eingesetzt werden, die Erkennung erfolgt automatisch. Daneben besitzen all diese Geräte heute zahlreiche Funktionen wie Volumenvorwahl, Zeitvorwahl, Bolusapplikationen, automatische Berechnung der Förderrate in ml/h aus Eingabe der Spitzenkonzentration in Verbindung mit der gewünschten Dosierung – wahlweise in µg, mg, IE, mmol, zeit- und körpergewichtsbezogen (z. B. µg/kg/min).

Die Veränderung der Basalrate ist ohne Förderstopp möglich. Eine Standby-Infusionspause beträgt maximal 99 h 59 min; dieser

Bedarf kann sicher bezweifelt werden: man bedenke nur, es verbliebe eine 50-ml-Spritze mit einem Medikament 99 h, d. h. über 4 Tage in der Spritzenpumpe und würde dann wieder gestartet (Hygiene?!).

Bei zahlreichen Herstellern lassen sich zwischenzeitlich auch Medikamentennamen im Display hinterlegen. Ob die dort angegebenen Konzentrationen aber mit den in der Spritze befindlichen tatsächlich übereinstimmen, ist zu überprüfen.

Verschiedene Sicherheitssysteme bieten beispielsweise einen Verschlussalarmdruck an, der bei paravenösen Zugängen, thrombosierten Kathetern oder versehentlich umgestellten Drei-Wege-Hähnen frühzeitig Alarm gibt. Auch existieren visuelle und akustische Alarme mit Förderstopp: Druckalarm, Standby-Alarm, Akku-Alarm und sog. Voralarme, die 3 min vor kompletter Spritzenleerung oder entladenem Akku ein Signal geben.

Die Vielfalt dieser Geräte auf dem Markt hat aber auch zur Konsequenz, dass nicht alle Zubehörartikel miteinander kompatibel sind.

Die Space-Serie der Firma Braun stellt die neueste Generation an Spritzenpumpen dar, welche momentan erhältlich sind. Neben den bereits beschriebenen Eigenschaften ist bei diesen Geräten außerdem eine Dosierung der Medikamente mit einer Genauigkeit von 0,01 ml/h möglich, was vor allem in der pädiatrischen Intensivmedizin genutzt wird.

> **Praxistipp**
>
> Einige Patienten reagieren selbst bei kurzzeitiger Unterbrechung von kreislaufwirksamen Medikamenten mit sehr ausgeprägten Blutdruckschwankungen. In diesen Fällen wird ein überlappender Spritzenwechsel nötig. Hierzu legt man die neue Spritze ein und lässt sie anlaufen, während die alte Spritzenpumpe ausgeschlichen wird. Die Vitalparameter müssen besonders beobachtet werden, um den Zeitpunkt des Wirkungseintritts des Medikaments der neuen Spritze nicht

> zu verpassen und das Medikament nicht in der doppelten Dosierung zu verabreichen. Es empfiehlt sich, die ausreichende Mitnahme von befüllten und beschrifteten Reservespritzen!

? **Kontrollfragen zu ▶ Abschn. 6.5**
- **Frage 6.9:** Mit welcher Genauigkeit arbeiten moderne Spritzenpumpen?
- **Frage 6.10:** Zum überlappenden Spritzenwechsel: Wieso müssen die Vitalparameter besonders beobachtet werden, und was ist hierfür zwingend erforderlich?

6.6 Blutgasanalysegeräte

Für den klinischen Bereich gibt es eine Vielzahl von Geräten zur Blutgasanalyse (BGA), die aber aufgrund ihrer Platzgröße und ihres Gewichtes für einen mobilen Einsatz nur selten in Frage kommen. Mobile BGA-Geräte, wie z. B. der I-Stat der Fa. Abbott, können wegen ihrer geringen Größe und des geringen Gewichts im RTW/ITW problemlos verstaut und sogar zum Patienten mitgenommen werden.

Die Stromversorgung ist sowohl über Batterie als auch über Akkubetrieb möglich. Das Gerät verfügt über ein Bedienfeld mit Tastatureingabe und einen LCD-Bildschirm für die Datenausgabe. Weiterhin besteht die Möglichkeit, die Daten via Infrarotschnittstelle über einen speziellen Drucker auszugeben. Die Analyse der einzelnen Parameter erfolgt über entsprechende Kartuschen. Diese müssen bei +2°C bis + 8°C kühl gelagert werden, damit sie bis zum Verfallsdatum einsetzbar sind. Sollte dies nicht der Fall sein, besitzen sie nach Entnahme aus der Kühlung eine Verfallszeit von 14 Tagen (Temp. 18–30°C).

Wird eine einfache Blutgasanalyse benötigt (pH, pCO_2, pO_2, HCO_3^-, BE, Laktat), so ist zuvor die entsprechende Kartusche einzusetzen. Werden zusätzlich weitere Parameter – z. B. noch die Herzenzyme – benötigt, so ist

nach der gelaufenen Messung eine weitere Kartusche einzusetzen und eine erneute Messung spezifisch für diejenigen Werte durchzuführen. Darüber hinaus gibt es die Möglichkeit, im Rahmen einer erweiterten Blutgasanalyse (wie oben, nur inklusive Elektrolyte sowie Glukose, Hb und Hk) die Werte von CK, CK-MB und Troponin I zu erheben.

Wichtig zu wissen ist, dass bei Nichtverwendung von ggf. heparinisierten Spritzen oder Entnahmeröhrchen die Zeit bis zur Durchführung der BGA variiert. Blut koaguliert sofort, sofern es auf körperfremde Oberflächen trifft. Daher sollte die Entnahme mit vom Hersteller des BGA-Gerätes autorisierten Abnahmeröhrchen oder Kapillaren durchgeführt werden.

Für eine komplette Messung bei einem Patienten inklusive der Herzfermente beträgt die Dauer der reinen Analyse ca. 15–20 min.

? **Kontrollfragen zu ▶ Abschn. 6.6**
- **Frage 6.11:** Welche Laborparameter können Sie mit einer einfachen BGA auswerten?
- **Frage 6.12:** Wieso sollte für die Probenentnahme ein heparinisiertes Röhrchen Verwendung finden?

6.7 Intraaortale Ballonpumpe (IABP)

Die intraaortale Ballonpumpe (◻ Abb. 6.1) wird zur Therapie einer schweren Herzinsuffizienz eingesetzt. Sie wird in Seldinger-Technik über die Arteria femoralis in die Aorta descendens eingeführt und kommt dabei unterhalb des Abgangs der linken Arteria subclavia und oberhalb des Abgangs der Nierenarterien zum Liegen. Die Lagekontrolle erfolgt durch Röntgen oder transösophageale Echokardiographie. Der Ballonkatheter wird dann mit der IABP verbunden.

Der Ballon bläst sich unmittelbar nach Schluss der Aortenklappe mit etwa 30–40 cm^3 Helium (abhängig von der Körpergröße des Patienten) auf und vermindert dabei den

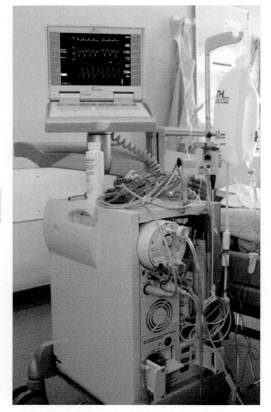

◘ Abb. 6.1 Intraaortale Ballonpumpe. (Medienzentrum der Uniklinik Heidelberg, mit freundlicher Genehmigung)

diastolischen Blutfluss in die untere Körperhälfte. In der oberen Körperhälfte erhöht sich dagegen der diastolische Fluss, was die Perfusion vor allem in den Koronararterien sowie den hirnversorgenden Gefäßen verstärkt. Unmittelbar vor Beginn der Systole entleert sich der Ballon aktiv durch „Leersaugen" wieder und gibt damit den Blutfluss in Richtung untere Körperhälfte frei. Da im Bereich der Aorta, in dem sich in der Diastole der gefüllte Ballon befand, nun ein wesentlich niedrigerer Druck herrscht, wird durch diese reduzierte Nachlast in der Systole die Belastung für den linken Ventrikel und damit der myokardiale Sauerstoffverbrauch reduziert.

Das Gerät wird individuell eingestellt, wobei nicht grundsätzlich jede Herzaktion unterstützt

werden muss. So kann zwischen einer 1:1-, 1:2- oder einer 1:3-Intervallunterstützung gewählt werden. Um den optimalen Zeitpunkt für das Aufblasen und Ablassen des Heliumballons zu ermitteln, wird ein Trigger benötigt. Dieser kann über verschiedene Modi erfolgen:

EKG-Trigger Hierbei dient die R-Zacke als Triggerimpuls, nach der die Zeiteinstellung zur Inflation und Deflation erfolgt.

Druck-Trigger Bei mechanischen Artefakten oder bei schlecht abzuleitendem EKG ist der Drucktrigger über die Druckkurve der Aorta descendens vorzuziehen, um eine verlässliche Unterstützung zu gewährleisten. Der dafür notwendige Anschluss der Druckmessung ist in den Ballonkatheter integriert. Triggerimpuls zur *Deflation* ist der Beginn des systolischen Druckanstiegs – Impuls zur *Inflation* ist der Dikrot'sche Punkt bzw. Aortic Notch (Punkt im diastolischen Anteil der arteriellen Druckkurve, der den Verschluss der Aortenklappe anzeigt).

Interner Trigger Der interne Trigger mit einer fest einstellbaren, asynchronen Frequenz von 40–120/min ist nur in speziellen Situationen wie der kardiopulmonalen Reanimation, bei Einsatz der Herz-Lungen-Maschine oder unter ECMO-Therapie zu verwenden, wenn ein pulsatiler Fluss erzeugt werden soll.

Pacer V/AV, Pacer A Die beiden Pacer-Modi sind indiziert, wenn im EKG der Spike des Herzschrittmachers über die R-Zacke dominiert (Ullrich et al. 2005).

Der wesentliche Effekt der intraaortalen Ballongegenpulsation besteht darin, dass die myokardiale Sauerstoffversorgung erhöht und der myokardiale Sauerstoffverbrauch gesenkt wird:

— Das Aufblasen der IABP in der Diastole erhöht den Blutfluss in der oberen Körperhälfte und verbessert dadurch die Koronar- und Gehirnperfusion. Somit wird eine Erhöhung des myokardialen Sauerstoffangebotes erreicht.
— Das aktive Entleeren der IABP verringert den enddiastolischen Aortendruck und

reduziert so die Arbeitsbelastung im linken Herzen. Durch diese „Arbeitsverringerung" wird auch eine Senkung des myokardialen O_2-Bedarfs erreicht. Das Herzzeitvolumen wird um bis zu 40 % erhöht.

▶ Größte Sorgfalt gilt hier den vor Transportbeginn notwendigen Kontrollen von Akkukapazität und Druck der Heliumflasche. Höchste Priorität ist der Sicherung der Konnektionsstellen einzuräumen.

▪ **Komplikationen**
Spezielle Aspekte hinsichtlich der Überwachung leiten sich außerdem aus den häufigsten Komplikationen im Zusammenhang mit einer IABP-Therapie ab. So ist neben einem umfassenden und lückenlosen Monitoring folgenden Punkten besondere Beachtung zu schenken:

− **Vorhandensein der Fußpulse** (Arteria dorsalis pedis, Arteria tibialis posterior), da vor allem auf der Seite der Insertionsstelle eine Ischämie des Beins drohen kann.
− **Beurteilung von Hautkolorit und -temperatur.**
− **Ausreichende Diurese:** Eine zu tiefe Lage des Ballonkatheters kann einen diastolischen Verschluss der Nierenarterien und damit eine Reduktion der Nierenperfusion verursachen.
− **Darmgeräusche:** Eine zu tiefe Lage des Ballonkatheters kann einen diastolischen Verschluss des Truncus coeliacus und der Arteria mesenterica superior und damit eine reduzierte Perfusion von Magen und Darm bis hin zu einem Mesenterialinfarkt hervorrufen.
− **Blutungssituation:** Der Ballonkatheter stellt eine relativ große Fremdoberfläche innerhalb der Blutbahn dar, was zur Aktivierung der Gerinnungskaskade führt. Daher ist es unbedingt nötig, eine

Antikoagulation (meist Vollheparinisierung) zu etablieren, die auch während des Transports weitergeführt werden muss.

❓ **Kontrollfragen zu ▶ Abschn. 6.7**
− **Frage 6.13:** Wofür steht „IABP"?
− **Frage 6.14:** Nennen Sie 4 Trigger-Möglichkeiten der IABP!
− **Frage 6.15:** Welche Kreislaufeffekte ergeben sich durch die IABP?

6.8 Mechanische Reanimationshilfen

Nachdem die „Guidelines on Resuscitation" bereits 2005 eine bessere Qualität der Thoraxkompressionen bei der Reanimation forderten, begannen mehrere Hersteller mit der Entwicklung mechanischer Hilfsmittel, die diese Aufgabe sowohl im präklinischen als auch im klinischen Setting übernehmen können.

Zahlreiche Studien ergaben bereits, dass nach ca. 2 min Herzdruckmassage durch einen Helfer die Qualität hinsichtlich Drucktiefe und Frequenz deutlich nachließ, sodass kein suffizienter Blutfluss oder -druck erzeugt werden konnte, was das Outcome der Patienten entsprechend verschlechterte. Bei der manuellen Herzdruckmassage werden zudem nur 10–20 % des normalen Blutflusses zum Herzen und nur 30–40 % des normalen Blutflusses zum Gehirn erreicht – selbst wenn sie ordnungsgemäß durchgeführt wird. Darüber hinaus ist gemäß der aktuellen Studienlage die Herzdruckmassage die einzige Maßnahme, die das Outcome eines Patienten mit Herz-Kreislauf-Stillstand signifikant verbessert, was ihre Bedeutung in diesem Zusammenhang unterstreicht.

Zuletzt im Rahmen der Guidelines on Resuscitation 2015 veröffentlichte Studien ergaben, dass die Verwendung von mechanischen Reanimationshilfen zwar der manuellen Herzdruckmassage nicht überlegen ist, allerdings als nahezu gleichwertig anzusehen ist und dabei die zuvor beschriebenen Vorteile bietet (European Resuscitation Counsil – ERC 2015).

6.8.1 Lund University Cardiac Assist System (LUCAS)

Das Lund University Cardiac Assist System (LUCAS) ist ein von der Firma Jolife hergestelltes und in Deutschland von der Firma Medtronic vertriebenes Gerät mit einem Kompressionsbalken am oberen Teil, das um den Brustkorb des Patienten geschnallt wird (◘ Abb. 6.2). Der Balken drückt mit einer Drucktiefe von 5 cm 100-mal pro Minute auf das Sternum des Patienten. Außerdem setzt LUCAS eine aktive Dekompression ein, um den venösen Rückstrom zum Herzen zu erhöhen. Die aktuellste Version, LUCAS 3, ist elektrisch betrieben.

Alle mechanischen Reanimationshilfen verfügen über eine Stromversorgung durch Akkus sowie die Möglichkeit des Betriebs am Stromnetz. Ein Vorteil eines bestimmten Systems gegenüber den anderen konnte hinsichtlich der Effektivität bislang nicht bewiesen werden. Lediglich bei der Häufigkeit der mit der Thoraxkompression verbundenen Komplikationen konnten Unterschiede beobachtet werden, welche zwar im Rahmen von Studien untersucht, jedoch noch nicht publiziert wurden.

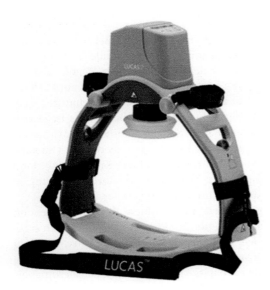

◘ **Abb. 6.2**   Lund University Cardiac Assist System (LUCAS). (Physio Control GmbH, Mit freundlicher Genehmigung)

Im Intensivtransport ist der Einsatz solcher Geräte z. B. beim Transport eines Patienten mit Myokardinfarkt aus einem Krankenhaus der Grundversorgung zu einer Klinik mit Möglichkeit der Herzkatheterintervention, denkbar.

> **Praxistipp**
>
> Neben den medizinischen Effekten, die in erster Linie den Patienten im Fokus haben, darf auch die verbesserte Sicherheit des Rettungsdienstpersonals nicht vergessen werden, da während der Benutzung automatischer Geräte das Personal angeschnallt bleiben kann (Eigenschutz!). Dies war bisher nicht gewährleistet.

❓ **Kontrollfrage**

— **Frage 6.16:** Welchen Vorteil bietet der Einsatz dieser Reanimationsgeräte für das Personal?

6.9 ECMO und pECLA

▪ **ECMO**

ECMO („extracorporal membrane oxygenation") ist eine intensivmedizinische Technik, bei der eine Maschine mit Pumpenantrieb (ähnlich einer Herz-Lungen-Maschine) teilweise oder vollständig die Oxygenierung des Blutes übernimmt. Sie kommt bei Patienten zum Einsatz, deren Lungen schwer geschädigt sind (z. B. ARDS) und den Gasaustausch nicht mehr im erforderlichen Maß ermöglichen können. Bereits bei Neugeborenen kann das Verfahren angewendet werden. Damit wird es möglich, über Tage bis Wochen eine ausreichende Oxygenierung zu gewährleisten, und die Lunge gewinnt genügend Zeit, um ohne Beatmung heilen zu können.

Die Methode gilt als personal- und kostenintensiv sowie zudem sehr risikoreich und komplikationsträchtig und wird daher nur von wenigen Kliniken in Europa angeboten.

- **pECLA**

Bei dem pECLA („pumpless extracorporeal lung assist") handelt es sich um ein arteriovenöses Bypasssystem ohne Pumpaggregat. Hier ist lediglich der mittlere arterielle Druck (Mean Arterial Pressure, MAP) des Patienten für die Blutströmung durch das Gasaustauschmodul verantwortlich.

Bei Patienten mit einem ausreichend hohen Herzzeitvolumen (HZV) ist die Therapie einer Hyperkapnie (erhöhter Kohlendioxidpartialdruck im Blut) mit der pECLA möglich. Da die Kanülierung über die Femoralgefäße erfolgt und damit nur ein geringer Anteil des Herzzeitvolumens das Gasaustauschmodul erreicht, ist dieser Anteil zwar nach Passage der Membran ausreichend oxygeniert, nach der Rückführung des Blutes in den Kreislauf ist der Oxygenierungseffekt jedoch marginal. Daher eignet sich diese Therapie hauptsächlich für Patienten, bei denen trotz maximaler Beatmungsdrücke keine adäquate Ventilation erreicht werden kann, da hier die Elimination von Kohlendioxid aus dem Blut im Vordergrund steht. Erfolgt dies über das pECLA, können die Beatmungsdrücke bis auf ein für die Oxygenierung notwendiges Niveau gesenkt und damit eine lungenprotektive Beatmung realisiert werden.

Das Verfahren ist jedoch ausschließlich Patienten vorbehalten, bei denen keine funktionelle Einschränkung der kardialen Pumpfunktion vorliegt. Aufgrund des geringeren Blutungsrisikos und dem damit verbundenen niedrigeren Transfusionsbedarf profitieren besonders Patienten mit einer gestörten Gerinnung von der pumpenlosen Therapie. pECLA kann prinzipiell bei allen Formen des respiratorischen Versagens eingesetzt werden.

Als bis jetzt bekannte Kontraindikationen gelten eine Kreislaufdepression mit kardialer Ursache und sklerotische Veränderungen an dem zu kanülierenden arteriellen Gefäß.

❓ **Kontrollfragen zu ▶ Abschn. 6.9**
- **Frage 6.17:** Ab welcher Altersklasse kann eine ECMO zur Anwendung kommen?
- **Frage 6.18:** Welche Indikation begründet die ECMO-Anlage?
- **Frage 6.19:** Wodurch unterscheidet sich die ECMO von einer pECLA?

6.10 Mobile Herz-Lungen-Maschinen

Mobile ECMO- bzw. Herz-Lungen-Assist-Systeme gehören zu den bedeutendsten und aktuellsten Neuheiten im Bereich der Therapie des akuten Kreislaufversagens. Mit diesen Systemen ist erstmals die Versorgung von Patienten möglich, die in einer Klinik behandelt werden, welche nicht über die Expertise und die technischen Ressourcen verfügt, um diese Option anzubieten.

Die im Folgenden vorgestellten Systeme besitzen teilweise eine Zulassung für die Anwendung in der Luftfahrt, sodass sie auch luftgebunden schnell zum Patienten transportiert und vor Ort durch ein entsprechend zusammengestelltes und erfahrenes Team implantiert werden können, bevor der Patient in ein spezialisiertes Zentrum verbracht wird.

Cardiohelp-i (Fa. Maquet)
(🔲 Abb. 6.3)
- Zentrifugalpumpe
- Unterstützungsart: HLM, ECMO
- Fluss: 0,5–7 l/min
- Akkulaufzeit: mindestens 90 min
- Stromversorgung: 11–28 V DC,100–240 V AC/50–60 Hz
- Gewicht: rund 10 kg (ohne Einmalprodukt und Gasversorgung)

Lifebridge (Fa. Lifebridge)
(🔲 Abb. 6.4)
- Art: Zentrifugalpumpe
- Fluss: 1–7 l/min
- Akkulaufzeit:
  - System 30 min
  - System und Basisstation 120 min

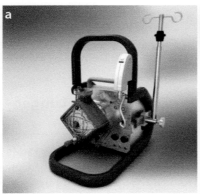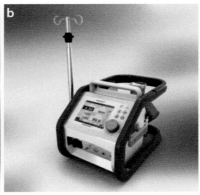

◘ Abb. 6.3   a, b Cardiohelp-i. (Fa. Maquet, mit freundlicher Genehmigung)

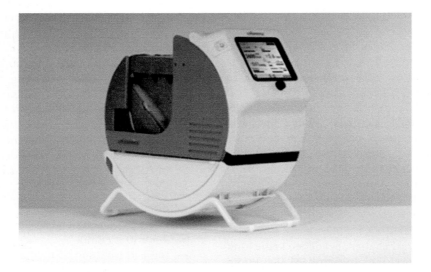

◘ Abb. 6.4   Lifebridge-System. (Fa. Lifebridge, mit freundlicher Genehmigung)

— Stromversorgung:
  – Eingang: 220–240 V AC/50–60 Hz, 450 W
  – Ausgang: 31 V DC; 14,5 A
— Gewicht:
  – Steuermodul 17,5 kg
  – Basisstation 18 kg

❓ Kontrollfrage zu ▶ Abschn. 6.10
— **Frage 6.20:** Wie erfolgt der Antrieb von mobilen Herz-Lungen-Maschinen?

6.11 Umgang mit Blutprodukten

Grundlage für den sicheren Umgang mit Blutprodukten ist das Gesetz zur Regelung des Transfusionswesens (Transfusionsgesetz, TFG) in der Fassung der Bekanntmachung vom 28. August 2007 (BGBl. I S. 2169), das durch Art. 12 des Gesetzes vom 17. Juli 2009 (BGBl. I S. 1990) aktualisiert wurde; die letzte Aktualisierung erfolgte am 18.07.2017. Generell gilt, dass die Kontrolle und Verabreichung von Blutprodukten durch einen Arzt erfolgen muss.

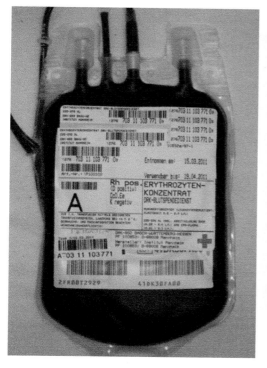

◘ **Abb. 6.5** Erythrozytenkonzentrat

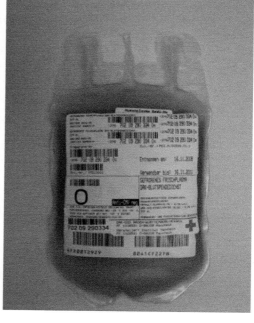

◘ **Abb. 6.6** Frischplasma

An dieser Stelle sollen nur einige grundlegende Sicherheitshinweise gegeben werden.

Generell darf nur blutgruppenkompatibles Blut transfundiert werden. Müssen während eines Intensivtransports Transfusionen durchgeführt werden, sollten die hierfür benötigten Konserven (Erythrozytenkonzentrat EK (◘ Abb. 6.5); gefrorenes Frischplasma FFP (◘ Abb. 6.6) oder Thrombozytenkonzentrat TK) von der abgebenden Klinik vorbereitet und mitgegeben werden. Zur Transfusion müssen spezielle Transfusionssysteme benutzt werden, die einen Filter aufweisen. Eine Transfusion über ein normales Infusionsbesteck ist nicht zulässig. Bei einer lebensbedrohlichen Blutung können Erythrozytenkonzentrate 0 Rhesus-negativ transfundiert werden, wenn die Blutgruppe unbekannt ist.

— Universalspender für Erythrozytenkonzentrat: Blutgruppe 0 Rhesus-negativ.
— Universalempfänger für Erythrozytenkonzentrat: Blutgruppe AB.

— Universalspender für Blutplasma: Blutgruppe AB (egal ob Rhesus-positiv oder Rhesus-negativ, da beide kein Anti-Rh im Plasma haben).
— Universalempfänger für Blutplasma: Blutgruppe 0 (egal ob Rhesus-positiv oder Rhesus-negativ, da beide kein Anti-Rh im Plasma haben).

> ❯ Blutprodukte sind dokumentationspflichtig! Hierfür hat jede einzelne Konserve einen zweigeteilten Begleitschein. Ein Teil verbleibt beim Patienten, während der andere Teil an die ausgebende Blutbank zurückgeschickt werden muss (◘ Abb. 6.7).

❶ **Cave**
Jeder transfusionspflichtige Patient sollte arztbegleitet transportiert werden.

Konservenbegleitschein

105004

Institut für klinische Transfusionsmedizin und Zelltherapie Heidelberg gGmbH
Im Neuenheimer Feld 305 69120 Heidelberg, Tel:56-4040, Fax:-4030

Verbleib in der Krankenakte   vorbereitet am: 25.03.11

Empfänger:
geboren an: anti-CMV: anford. Stelle: **CGEF**

Blutgruppe: **A Rh pos. (D pos.)**   Auftrags-/
Rh-Formel :   Kell: Lab.-Nr: **4411360181**
abholende Stelle: **CGEF**

Konserve: *105004*   **Eryth.-Konz. leukozyt.-depl.**
27670911 **103 721 03   / 1**   Verfallsdatum Konserve: **19.04.2011**

Blutgruppe: **A Rhpos**   Rh-Formel: **Cc D. Ee**   Kell: **Kell neg.**
anti-CMV:

Serologische Verträglichkeitsprobe unbedenklich: Dienstärztin / -arzt der Blutbank / MTA
Kreuzprobe gültig bis 25.03.2011   + 3 Tage

Vom transfundierenden Arzt auszufüllen:
Datum, Uhrzeit   Ergebnis Bedside-T. Patient   Unterschrift
(nur für EK-Transfusion)
Transfusionsbeginn: .   .   :   **A   B   AB   O**
Wichtiger Hinweis: Die leeren Blutkonservenbeutel müssen nach Transfusion für 24h verschlossen u. gekühlt aufbewahrt werden.

Transfusionsrückmeldung   *105004*

Bitte vollständig ausgefüllt zurück an IKTZ Heidelberg gGmbH Fax: 56-4030   Druck am: 25.03.11

27670911 **103 721 03   / 1**   **Eryth.-Konz. leukozyt.-depl.**

A Rhpos

CGEF   Auftragsnr.:   **4411360181**

Fallnr: 000518816969

Konserve
( ) **transfundiert an o.g. Patienten**
    oder:
        ( ) **verworfen auf Station**
        ( ) **Rückgabe an Blutbank (nur EK ohne Unterbrechung der**
            Kühlkette und nach vorschriftsmäßiger Lagerung)

Für die Richtigkeit:
Arzt/Pflegekraft

Bei Komplikationen bitte Meldung über separaten "Meldebogen Transfusionsreaktion"

in Outlook: öffentliche Ordner/Alle öffentlichen Ordner/Blutbank-Transfusionskommission

◘ **Abb. 6.7**   Konservenbegleitschein

◘ **Abb. 6.8** Bedside-Test

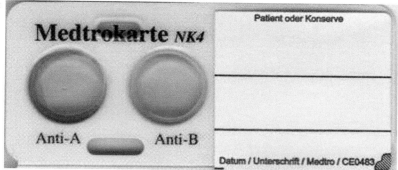

Aus dem Begleitschein gehen hervor:
- Daten des Empfängers (Nachname, Vorname, Geburtsdatum),
- Anfordernde Stelle (z. B. Intensivstation, OP etc.),
- Art des Blutprodukts (EKs, FFPs, TKs etc.),
- Blutgruppe mit Rhesus- und Kell-Status,
- Konservennummer,
- Haltbarkeitsdatum,
- Gültigkeit der Kreuzprobe.

All diese Punkte müssen vor Transfusionsbeginn geprüft werden. Der untere Abschnitt ist ausgefüllt an die ausstellende Blutbank zurückzusenden (Teil der Dokumentation).

Ebenso muss vor der ersten Transfusion eine nochmalige Kurzbestimmung der Blutgruppe „am Patientenbett" (Bedside-Test) durchgeführt werden (◘ Abb. 6.8). Dafür genügen wenige ml Blut des Patienten. Hiervon werden wenige Tropfen mit Hilfe einer feinen Kanüle in das jeweilige Anti-A- und Anti-B-Feld eingebracht.

Der Bedside-Test muss unbedingt mit dem Namen des Patienten beschriftet werden. Anhand der Agglutination (feine, optisch wahrnehmbare Gerinnselbildung) kann die Blutgruppe zugeordnet werden.

> **Praxistipp**
>
> Blutprodukte sollten möglichst noch in der Klinik geprüft werden (Patient, Blutgruppe, Haltbarkeit), dies erleichtert die Arbeit im Rettungswagen erheblich.

❯ Zu jedem Blutprodukt gehört ein Begleitzettel, ohne dessen Vorhandensein das Produkt nicht verabreicht werden darf. Grundsätzlich wird nur blutgruppengleiches, aber zumindest blutgruppenkompatibles Blut übertragen. Für Notfälle gilt die Blutgruppe 0 Rhesus-negativ als Universalspender für Erythrozytenkonzentrate. Ist jedoch blutgruppengleiches Blut vorhanden, ist dieses in jedem Fall vorzuziehen.

❓ **Kontrollfragen zu ▶ Abschn. 6.11**
- **Frage 6.21:** Welche Informationen gehen aus dem Konservenbegleitschein hervor?
- **Frage 6.22:** Welcher Test ist vor Ersttransfusion durchzuführen, und was geht aus ihm hervor?
- **Frage 6.23:** Ein Erythrozytenkonzentrat welcher Blutgruppe kann im lebensbedrohlichen Notfall ohne Kreuzprobe transfundiert werden?

Literatur

European Resuscitation Counsil – ERC (2015) ERC-Guidelines. [Download unter https://cprguidelines.eu/]

Schneider T, Wolcke B, Böhmer R (2010) Taschenatlas Notfall und Rettungsmedizin, 4. Aufl. Springer, Berlin/Heidelberg/New York, S 18

Ullrich L, Stolecki D et al (2005) Thiemes Intensivpflege und Anästhesie. Thieme, Stuttgart/New York

Walsh SJ, McClelland AJJ, Owen CG et al (2004) Efficacy of distinct energy delivery protocols comparing two biphasic defibrillators for cardiac arrest. AM J Cardiol 94:378–380

Spezielle pflegerische Aspekte im Intensivtransport

Uwe Hecker und Andreas Tremml

© Springer-Verlag GmbH Deutschland 2018
U. Hecker, C. Schramm (Hrsg.), *Praxis des Intensivtransports*,
https://doi.org/10.1007/978-3-662-54379-5_7

Zum Einstieg

Im Bereich der Anästhesie- und Intensivpflege spielen pflegerische Maßnahmen eine wesentliche Rolle zur Erhaltung der Gesundheit und Verhütung von weiteren Krankheiten und Komplikationen. Hierzu existieren verschiedene Pflegemodelle und Konzepte, die sich im Klinikalltag bewährt haben. Es gilt jedoch zu beachten, dass es „das Pflegekonzept" für den Intensivtransport nicht gibt. Situations- und praxisorientiert muss man sich darüber im Klaren sein, welche Faktoren für den Patienten von Bedeutung sind.

Die Umsetzung der Maßnahmen erfordert häufig auch Improvisation und soll dennoch unter höchstmöglicher Sicherheit für den Patienten erfolgen. Dabei sind die Optionen in einem ITH/RTH naturgemäß deutlich eingeschränkt, während in einem speziellen ITW, in dem ein Intensivbett mitgeführt wird, die Voraussetzungen denen einer Intensivstation qualitativ nahezu gleich kommen.

7.1 Beinflussende Faktoren

Die qualitative Durchführung aller pflegerischen Maßnahmen ist grundsätzlich an verschiedene Faktoren geknüpft.

- Hier ist zunächst die Anzahl der zu betreuenden Patienten maßgebend, welche sich im zivilen Intensivtransport immer auf einen Patienten begrenzt, es handelt sich also immer um eine individuelle Pflege. Eine Ausnahme stellt die militärische Repatriierung dar, die von den Streitkräften im Rahmen ihrer Auslandseinsätze wahrgenommen wird.
- Hinzu kommt der personelle Faktor der Betreuer: Im Intensivtransport finden wir aus dem nichtärztlichen Bereich gegenwärtig vom Rettungshelfer über den Rettungsassistenten und Notfallsanitäter bis hin zu Gesundheits- und Krankenpflegern für Intensivpflege und Anästhesie zwei unterschiedliche Berufsgruppen mit verschiedenen Qualifikationen und unterschiedlicher Berufserfahrung.

- Als dritter Faktor kommt die Transportdauer hinzu, während der der Patient betreut wird. So ist es offensichtlich, dass bei einem Intensivtransport eines Patienten innerhalb der gleichen Stadt die pflegerische Versorgung eines Patienten weitaus geringere Priorität hat, als dies bei einer Repatriierung aus dem Ausland der Fall ist.

Sind diese drei Faktoren bekannt, so können wir uns über den vierten und letzten Faktor Gedanken machen:

- den Faktor der materiellen und räumlichen Möglichkeiten. Hierunter verstehen wir zunächst einmal die räumliche Enge, die durch das jeweilige Transportfahrzeug vorgegeben ist.

Um zu erfahren, welche pflegerischen Maßnahmen bei einem Intensivpatienten notwendig werden und wie diese auf dem Transport umgesetzt werden können, werden wir uns mit dem Pflegemodell der „Aktivitäten des täglichen Lebens" (ATL) auseinandersetzen.

Hinzu kommen einzelne Elemente der „basalen Stimulation". Dabei handelt es sich um ein Konzept, das ursprünglich für den Bereich der Sonderpädagogik entwickelt und zwischenzeitlich in den Bereich der Pflege übertragen wurde. Ziele sind die Aktivierung der Wahrnehmungsbereiche, die Anregung primärer Körper- und Bewegungserfahrungen sowie Angebote zur Herausbildung einer individuellen nonverbalen Mitteilungsform (Kommunikation) bei Menschen, deren Eigenaktivität aufgrund ihrer mangelnden Bewegungsfähigkeit eingeschränkt ist und deren Fähigkeit zur Wahrnehmung und Kommunikation erheblich gestört ist.

Zu den typischen Patienten, welche von der basalen Stimulation profitieren, zählen solche mit Schädel-Hirn-Trauma, mit hemiplegischem, komatösem oder apallischem Syndrom (Wachkoma). Dabei wird mit einfachen Maßnahmen versucht, den Kontakt zu diesen Patienten herzustellen, um ihnen den Zugang zu ihrer Umgebung und ihren Mitmenschen zu ermöglichen und somit Lebensqualität zu erfahren.

❯ Die Art und Häufigkeit der Durchführung pflegerischer Maßnahmen ist von der Anzahl der zu versorgenden Patienten, dem Begleitpersonal, der Transportdauer sowie der räumlichen und materiellen Ausstattung abhängig. Geeignete Pflegeutensilien finden sich auf nahezu jedem Rettungsmittel oder müssen bei Bedarf ergänzt werden.

Die hier dargestellten Pflegemaßnahmen erheben allerdings nicht den Anspruch auf Vollständigkeit; vielmehr sind sie als Ideen zu verstehen, die den Blick auf den Patienten aus pflegerischer Sicht schärfen und verschiedene Möglichkeiten und Lösungswege aufzeigen sollen.

❓ **Kontrollfragen zu ▸ Abschn. 7.1**
  − **Frage 7.1:** Welche Rolle spielen pflegerische Maßnahmen im Bereich der Anästhesie und Intensivpflege?
  − **Frage 7.2:** Welche Faktoren beeinflussen die Pflege während des Intensivtransportes?
  − **Frage 7.3:** Welche Pflegemodelle kennen Sie?
  − **Frage 7.4:** Welche Patienten profitieren von der basalen Stimulation?
  − **Frage 7.5:** Woher stammt das Konzept der basalen Stimulation ursprünglich?

7.2 Die Aktivitäten des täglichen Lebens (ATL)

Die „Aktivitäten des täglichen Lebens" (ATL) stellen ein ganzheitliches Pflegemodell dar, welches unter anderem in der Alten- und Krankenpflege Anwendung findet. Das Modell wurde von Liliane Juchli im deutschsprachigen Raum etabliert und umfasst 12 Aktivitäten. Festzustellen ist, dass pflegerische Maßnahmen kaum im eigentlichen Sinne der „Ganzheitlichkeit" während eines Intensivtransportes durchgeführt werden können. Ziel ist daher nicht, dem Patienten in der Transportphase alle möglichen Pflegemaßnahmen aufzuzwingen, sondern es geht darum, diese zu kennen, dem Patienten anzubieten und bei Bedarf durchzuführen.

Die 12 Aktivitäten des täglichen Lebens
  − Wach sein und schlafen
  − Sich bewegen
  − Sich waschen und kleiden
  − Essen und trinken
  − Ausscheiden
  − Körpertemperatur regeln
  − Atmen
  − Sich sicher fühlen und verhalten
  − Raum und Zeit gestalten – arbeiten und spielen
  − Kommunizieren
  − Kind, Frau, Mann sein
  − Sinn finden

Bereits beim ersten Betrachten der Übersicht fällt auf, dass auch unter Transportbedingungen intensive Berührungspunkte zu allen Bereichen der ATL existieren. Um die Einflüsse des Intensivtransports besser verständlich und begreiflich zu machen, werden nachfolgend die besonders wichtigen ATL abgehandelt. Die daraus resultierenden pflegerelevanten Probleme werden erörtert, und es werden Anregungen und Ideen zur Problemlösung aufgezeigt.

Es wird deutlich, dass einzelne Maßnahmen gleich auf mehrere ATL und damit auf mehrere Bedürfnisse des Patienten Einfluss nehmen. Die speziellen Maßnahmen zur Atmung werden in ▸ Kap. 5 dargestellt.

❯ Die 12 ATL sind keine Checkliste zur Abhandlung pflegerischer Maßnahmen, sondern stellen Regelkreise und Grundbedürfnisse dar, die uns Orientierung geben. Darüber hinaus zeigen sie die Einschränkungen auf, die ein kranker Mensch – besonders aber ein Intensivpatient – erfährt.

❓ **Kontrollfragen zu ▸ Abschn. 7.2**
  − **Frage 7.6:** Was sind die ATL?
  − **Frage 7.7:** Wer etablierte die Aktivitäten des täglichen Lebens im deutschsprachigen Raum?

7.2.1 Wach sein und schlafen

Intensivpatienten leiden unter einer Vielzahl von Faktoren, die zu einem gestörten Tag-Nacht- – oder besser – Wach-Schlaf-Rhythmus führen. Hierzu gehören auch die Vorbereitungsmaßnahmen, die unmittelbar vor Transportbeginn durchgeführt werden müssen. Dazu zählt die Übergabe am Bett, die sowohl vom Stationsarzt als auch von der betreuenden Fachpflegekraft durchgeführt wird. Hinzu kommen Verbandswechsel, das Leeren von Drainagesystemen, die Wechsel der Spritzenpumpen, das Umlagern des Patienten sowie insbesondere die kurzzeitige Diskonnektion der Beatmung beim Wechsel des Respirators. In Abhängigkeit vom jeweiligen Patientenzustand kann es notwendig sein, vor all diesen Manipulationen die Sedierung anzupassen.

> ⊘ **Cave**
> Eine angepasste bzw. vertiefte Sedierung bedeutet aber nicht automatisch, dass der Patient wirklich nichts von seinem Umfeld mitbekommt, wie Erfahrungsberichte von Intensivpatienten zeigen!

Das Ziel einer Analgosedierung ist lediglich, den Patienten in einen Bewusstseinszustand zu versetzen, in dem er z. B. eine kontrollierte Beatmung toleriert und weitgehend schmerzfrei ist. Eine Analgosedierung mit reduzierter Vigilanz ist nicht mit einer Vollnarkose gleichzusetzen, die durch eine völlige Empfindungslosigkeit charakterisiert ist.

Stressreaktionen des Patienten äußern sich häufig in Unruhe und Agitation sowie in einer Zunahme von Herzfrequenz, Atemfrequenz und Blutdruck, Tränen in den Augen, verengten Pupillen und übermäßigem Schwitzen. Um diese Veränderungen während des Transportes so gering wie möglich zu halten, sind einige wesentliche Punkte zu beachten:

- Alle Geräte (auch Backup-Systeme) müssen vor Transportbeginn auf einwandfreie Funktion, ausreichende Akkukapazität und ausreichende Gasversorgung geprüft sein!
- Der Patient wird über alle durchzuführenden Maßnahmen informiert!
- Laufende Spritzenpumpen müssen über eine ausreichende Medikamentenreserve verfügen (ggf. vor Transport neue Spritze einlegen).
- Die Lagerung des Patienten sollte so erfolgen, dass dieser so bequem wie möglich liegt, aber auch so lange wie nötig – der Indikation entsprechend – in dieser Lage verbleiben kann.
- Spezielle Maßnahmen, wie z. B. das Umlagern eines Tubus, sollten vor Transportbeginn auf der Station geschehen.
- Erforderlich ist das Anheben der Trage an Schwellen, wie sie sich in Bereichen von Aufzügen, Brandschutztüren oder Fußabtretern in Eingangsbereichen befinden.

> **Praxistipp**
>
> Sollte ein Spritzenwechsel während des Transportes notwendig sein, empfiehlt es sich, diese Medikamente bereits auf Station vorbereiten zu lassen. Dies gewährleistet eine gleichbleibende Konzentration des Wirkstoffes und eine höhere Asepsis.

Im Fahrzeug selbst sind während des Transportes die Einflüsse auf den Patienten nochmals verstärkt, die Möglichkeiten, diese zu minimieren, dagegen oft eingeschränkt. Dennoch können einige Maßnahmen ergriffen werden, um den Transport für den Patienten angenehm zu gestalten. Hierzu zählen das Benutzen der Federung des jeweiligen Tragetischsystems, evtl. die Reduktion der Innenraumbeleuchtung sowie schließlich auch eine angepasste Fahrweise. Letzteres gilt insbesondere bei Intensivtransporten unter Verwendung von Sonderrechten.

Ebenfalls von Bedeutung für den Wach-Schlaf-Rhythmus sind die Wirkungen bzw. Nebenwirkungen verschiedener Medikamente, welche der Intensivpatient im Rahmen seines Therapiekonzeptes erhält. Ganz besonders gilt dies für Patienten unter kontinuierlicher Analgosedierung. Zur Beurteilung des Zustandes solcher Patienten hat sich in der Intensivpflege die Richmond Agitation and Sedation Scale (RASS) bewährt. Diese Scores erlauben eine wesentlich vielschichtigere Beurteilung als z. B. die Glasgow Coma Scale (GCS), sie können für die Belange des Intensivtransports auch bei nicht-sedierten Patienten verwendet werden. Sowohl in Verbindung mit der GCS als auch ohne diese ist somit eine umfassendere Beurteilung des Patienten möglich, welche uns eine zuverlässige Aussage über den aktuellen Wachheitszustand erlaubt.

Eine Intubationsempfehlung – falls diese ohnehin nicht schon erfolgt ist – kann ab RASS –4 gegeben werden (◘ Tab. 7.1, nach Sessler et al. 2002).

> Der Schlaf-Wach-Rhythmus eines Intensivpatienten wird durch eine Vielzahl von Faktoren beeinflusst und gestört. Hierzu zählen auch der Intensivtransport und die hierfür bereits im Vorfeld erforderlichen Maßnahmen. Eine strukturierte Vorgehensweise verbessert nicht nur das Wohlbefinden des Patienten, sondern erhöht auch die Sicherheit und Versorgungsqualität. Ebenso fördert ein professionelles Handeln gegenüber wachen Patienten dessen Vertrauen gegenüber dem Team.

? **Kontrollfragen zu ▶ Abschn. 7.2.1**

- **Frage 7.8:** Welche Maßnahmen sollten getroffen werden, um die Stressreaktionen des Patienten während des Transportes so gering wie möglich zu halten?
- **Frage 7.9:** Nennen Sie ein Score-System, das zur Beurteilung des Wachheitszustandes dient!
- **Frage 7.10:** Ergänzen Sie den RASS-Score in ◘ Tab. 7.2.
- **Frage 7.11:** Welche weiteren (außer denen im Text genannten) Faktoren nehmen Ihrer Meinung nach Einfluss auf den Schlaf-Wach-Rhythmus eines Patienten?

◘ **Tab. 7.1** Richmond Agitation Sedation Scale (RASS)

Punkte	Bewertung	Sedierungsgrad
+4	Streitlustig	Offene Streitlust, gewalttätig, Gefahr für das Personal
+3	Sehr agitiert	Zieht oder entfernt Schläuche oder Katheter; aggressiv
+2	Agitiert	Häufige ungezielte Bewegungen, atmet gegen den Respirator
+1	Unruhig	Ängstlich, aber Bewegungen nicht aggressiv oder lebhaft
0	Aufmerksam und ruhig	
–1	Schläfrig	Nicht ganz aufmerksam, aber erwacht anhaltend durch Stimme (>10 sec)
–2	Leichte Sedierung	Erwacht kurz mit Augenkontakt durch Stimme (<10 sec)
–3	Mäßige Sedierung	Bewegung oder Augenöffnung durch Stimme (aber keinen Augenkontakt)
–4	Tiefe Sedierung	Keine Reaktion auf Stimme, aber Bewegung oder Augenöffnung durch körperlichen Reiz
–5	Nicht erweckbar	Keine Reaktion auf Stimme oder körperlichen Reiz

◻ Tab. 7.2   Zu Frage 7.10: Beurteilung des Wachheitszustandes des Patienten anhand des Richmond Agitation Sedation Scale (RASS)

Punkte	Bewertung	Sedierungsgrad
+4	…	Offene Streitlust, gewalttätig, Gefahr für das Personal
+3	Sehr agitiert	…
+2	…	Häufige ungezielte Bewegungen, atmet gegen den Respirator
+1	…	Ängstlich, aber Bewegungen nicht aggressiv oder lebhaft
…	Aufmerksam und ruhig	
−1	Schläfrig	…
…	Leichte Sedierung	Erwacht kurz mit Augenkontakt durch Stimme (<10 sec)
…	Mäßige Sedierung	…
−4	…	Keine Reaktion auf Stimme, aber Bewegung oder Augenöffnung durch körperlichen Reiz
−5	Nicht erweckbar	…

7.2.2   Sich waschen und kleiden

Eine Übernahme der kompletten Körperpflege ist in der Regel nicht notwendig. Diese ist Bestandteil der pflegerischen Versorgung der abgebenden Intensivstation. Insbesondere vor Verlegungen zu einer chirurgischen Intervention sollte die Ganzkörperwaschung dem Patienten nochmals durch die betreuende Pflegekraft durchgeführt werden. Es versteht sich von selbst, dass dabei nicht nur hygienische Faktoren eine Rolle spielen; vielmehr geht es auch um die Repräsentation der abgebenden Intensivstation gegenüber dem Rettungsdienst und der Zielklinik.

Dennoch kann es für den Patienten – der bei all diesen Maßnahmen im Mittelpunkt unseres Handelns steht – von Bedeutung sein, dass ihm auch während des Transports einmal das Gesicht feucht gewaschen oder nach Erbrechen der Mund-Nasen-Rachen-Raum abgesaugt und mit Wasser oder einer Mundpflegelösung gereinigt wird. Im Bereich der Intensivpflege hat sich für solche, auf eine Körperregion fokussierte Pflegemaßnahmen der Begriff der „kleinen Pflegerunde" im Sprachgebrauch eingebürgert.

Diese kleinen Pflegerunden beinhalten z. B. das Waschen des Gesichtes – inklusive der Mund- und Nasenpflege sowie der Augenpflege – und das Waschen der Hände des Patienten. Eine weitere Variante der kleinen Pflegerunde ist die Intimtoilette. Beide Pflegeinterventionen stellen für den Bereich des Intensivtransportes praktikable Lösungen dar, die zum einen das Wohlbefinden des Patienten steigern, zum anderen entscheidenden Einfluss auf die Genesung des Patienten haben.

Zum besseren Verständnis ist es hilfreich, sich einmal einen intubierten bzw. tracheotomierten Patienten vorzustellen, der über mehrere Stunden nicht mehr oral bzw. nasal abgesaugt wurde: Hier bildet sich im Bereich des Hypopharynx ein Sekretsee mit der Gefahr von Mikroaspirationen und damit der potenziellen Keimverschleppung in die Lunge trotz geblockten Cuffs!

Ein weiteres pflegerelevantes Problem ergibt sich durch eine liegende Magensonde, welche gleichzeitig eine Sekretabflussstörung in der Nase verursacht und somit eine Sinusitis begünstigen kann. Auch die Gefahr aufsteigender Harnwegsinfektionen bei stuhlinkontinenten Patienten ist hier zu nennen.

Bevor wir uns jedoch intensiver der Durchführung der einzelnen pflegerischen Maßnahmen widmen, müssen wir uns überlegen, welche Pflegemittel auf dem Transport zur Verfügung stehen bzw. welche Produkte vor Transportbeginn ergänzt werden müssen. Generell ist es hier hilfreich, bereits bei der Transportplanung – ähnlich der Informationssammlung im Arzt-Arzt-Gespräch – zu erfragen, ob der Patient im Besitz eigener Pflegeprodukte ist und ob diese in einem Kulturbeutel mitgegeben werden können. Leider kommt es immer wieder vor, dass auch der Kulturbeutel in den Koffer gepackt und den Angehörigen mitgegeben wird. Für die Pflege während des Transports eignet sich jedoch nichts besser als dem Patienten eigene und vertraute Produkte.

Auch dem Problem des fehlenden fließenden Wassers kann auf einem gut organisierten Transport Abhilfe geschaffen werden.

! **Cave**

Auf Kanistersysteme mit Wasserpumpen, wie dies in früheren Generationen von Rettungsfahrzeugen üblich war, sollte generell verzichtet werden, da sich hier eine Trinkwasserqualität (das bedeutet also maximal 100 Kolonien bildende Einheiten/ml) nicht erreichen lässt (Thierbach 2005).

Mineralwasser aus Tetrapacks oder Mehrwegplastikflaschen und Einmalwaschlappen sind eine gute Alternative. Sie sind vonseiten der Bevorratung einfach zu organisieren, für den Transport wieder verschließbar und zeichnen sich durch geringes Gewicht aus. Alternativ stehen auch feuchte Hygienetücher aus dem Bereich der Babypflege zur Verfügung. Angebrochene Produkte können zudem einfach entsorgt werden, ohne dass erhebliche Kosten verursacht werden.

Durchführung der kleinen Pflegerunde – Gesicht und Hände

Die Durchführung einer kleinen Pflegerunde erfolgt in der Regel bei starkem Sekretausfluss aus der Nase, nach Erbrechen oder bei starkem Schwitzen, spätestens jedoch alle 2 Stunden. Begonnen wird mit dem Absaugen des Nasen-Rachen Raumes, anschließend wird der Mund-Rachen Raum abgesaugt. Hier wird für jedes Nasenloch jeweils ein frischer Absaugkatheter verwendet, ebenso wird für den Mundraum ein frischer Absaugkatheter benutzt.

Bei Patienten, bei denen eine Therapie mit Antikoagulanzien (unfraktioniertes Heparin, Marcumar) durchgeführt wird, sollte auf ein besonders atraumatisches Absaugen geachtet bzw. – soweit vertretbar – darauf verzichtet werden, da dadurch Blutungen verursacht werden können, die vor allem im Rahmen eines Intensivtransports nicht sofort beherrschbar sind. Anschließend kann der Mundraum nochmals inspiziert werden. Sind Beläge an Zähnen oder auf der Zunge oder noch zähes Sekret im Mundraum vorhanden, empfiehlt es sich, diese mit einer Einmalzahnbürste oder einem Mundpflegestick zu reinigen.

Kommerziell sind außerdem Sets für diesen Zweck erhältlich, die diese Materialien als Kombination aus Einmalzahnbürste bzw. Mundpflegestick mit integrierter Absaugmöglichkeit sowie eine gebrauchsfertige Mundpflegelösung beinhalten.

Besondere Sorgfalt erfordert die Mundpflege bei intubierten und tracheotomierten Patienten (◘ Abb. 7.1).

Die Befeuchtung des Mundraumes kann mit Mineralwasser oder einer Mundpflegelösung, z. B. Chlorhexidin 0,1 %, erfolgen. Auch Lieblingsgetränke des Patienten, z. B. Tee, Cola, Saft etc., eignen sich hier, so wie sie auch im Bereich der basalen Stimulation eingesetzt werden, sofern aus therapeutischen Gründen, z. B. bei einer Soor-Infektion, keine Kontraindikationen dafür bestehtn. Dazu wird ein Tupfer oder eine Kompresse in der Flüssigkeit getränkt und anschließend der Mund des Patienten befeuchtet (◘ Abb. 7.2).

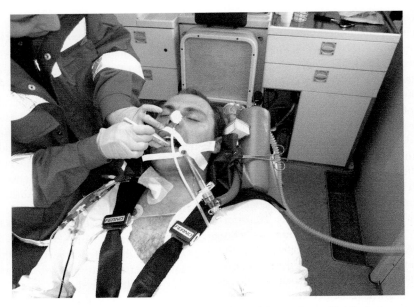

Abb. 7.1   Die Mundpflege beim intubierten Patienten steigert nicht nur dessen Wohlbefinden, sondern erfordert auch besondere Sorgfalt

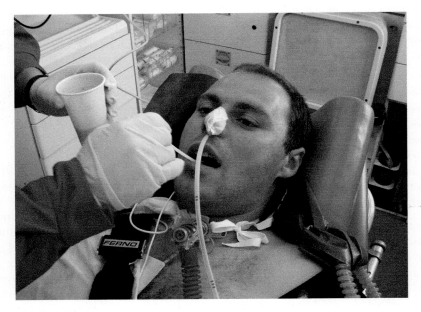

Abb. 7.2   Mundpflege beim tracheotomierten Patienten

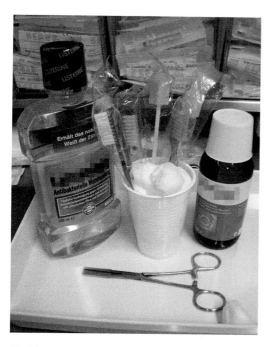

Abb. 7.3 Die Mundpflege bedarf nur weniger Utensilien, die Effekte sind aber von entscheidender Bedeutung.

Nach Abschluss all dieser Maßnahmen wird dem Patienten das Gesicht gewaschen. Dies kann, wie bereits beschrieben, mit Einmalwaschlappen und Mineralwasser oder auch mit feuchten Pflegetüchern geschehen (**Abb. 7.3**). Abschließend werden die Hände des Patienten gereinigt.

Durchführung der kleinen Pflegerunde – Intimpflege

Um eine gründliche Intimpflege durchführen zu können, werden zunächst (sofern möglich) die Beine des Patienten gespreizt, sodass eine ungehinderte Reinigung möglich ist. Indiziert ist die Intimtoilette nach dem Wasserlassen, nach Stuhlabgang oder vor der Neuanlage eines transurethralen Katheters, wenn dies erforderlich ist. Die Durchführung

selbst erfolgt mit Einmalwaschlappen und Wasser, bei starker Verunreinigung evtl. nach grober Reinigung zusätzlich mit einem Schleimhautdesinfektionsmittel (z. B. Octenisept). Hierbei ist die Wischrichtung von vaginal nach anal zu beachten und nicht umgekehrt.

> ❗ **Cave**
> Häufigste Ursache für Harnwegs- und Blasenentzündungen sind aufsteigende Bakterien des Verdauungstraktes. Erreger sind Enterokokken und Escherichia coli, welche in ca. 80 % der Fälle von Harnwegsinfektionen die Ursache sind. Einmal in die Harnwege gelangt, können sich die Keime leicht vermehren und Entzündungen hervorrufen.

> **Praxistipp**
>
> Frauen und Mädchen sollten daher immer von vaginal nach anal gewaschen und abgetrocknet werden (Arbeitsgemeinschaft Wissenschaftlich-Medizinischer Fachgesellschaften – AWMF 2017).

Zusätzlich ist bei Männern bei der Reinigung des Penis die Vorhaut zu berücksichtigen. Sie wird ohne Anwendung von Gewalt zurückgezogen und nach der Reinigung wieder über die Eichel zurückgestreift, um ein Anschwellen der Eichel (Paraphimose) zu verhindern.

Hat der Patient zuvor eingekotet, sollte versucht werden, ein neues Laken einzuziehen oder zumindest weitgehend darunter zu schieben, um den Patienten nicht in seinen Fäkalien liegen zu lassen. Bei Verunreinigung oder starkem Schwitzen ist auch das Nachthemd des Patienten zu wechseln; dabei ist darauf zu achten, dass der Patient möglichst nicht völlig entblößt wird.

Praxistipp

Das Waschen eines Patienten ist im Rahmen eines Intensivtransportes nur selten notwendig. „Kleine Pflegerunden" dienen dagegen nicht nur dem Wohlbefinden des Patienten, sondern beugen Infektionen im Bereich der Atem- und Harnwege vor. Ihre Durchführung erfolgt bei Transportzeiten über 2 Stunden sowie bei Bedarf.

? Kontrollfragen zu ▶ Abschn. 7.2.2
- **Frage 7.12:** Nennen Sie zwei Beispiele zur Durchführung einer „kleinen Pflegerunde"!
- **Frage 7.13:** Welche Probleme kann eine nasal gelegte Magensonde verursachen?
- **Frage 7.14:** Wieso sollten Kanistersysteme zur Wasserversorgung in Fahrzeugen nicht zur Anwendung kommen?
- **Frage 7.15:** Welche Produkte stehen zur Mundpflege zur Verfügung?
- **Frage 7.16:** Begründen Sie die Wischrichtung bei der Durchführung der Intimtoilette!

7.2.3 Essen und Trinken

Eine der wohl häufigsten Irrmeinungen unter nichtärztlichem Rettungsdienstpersonal ist die, dass Intensivpatienten stets nüchtern sind. Gerade wenn es um Diskussionen im Bereich der Intubation oder der alternativen Atemwegssicherung geht, wird diese Ansicht leider noch heute vielfach vertreten. Das Gegenteil ist jedoch der Fall.

Häufig werden Patienten aufgenommen, die plötzlich erkrankt oder verunfallt sind und als nicht nüchtern gelten. Darüber hinaus hat der frühzeitige Kostaufbau in den letzten Jahren, u. a. in der Sepsistherapie, zunehmend an Bedeutung gewonnen.

! Cave
Der Begriff Nüchternheit kann daher beim Intensivpatienten keinesfalls mit der präoperativen Nahrungskarenz gleichgesetzt werden. Er beschreibt bestenfalls den Zeitpunkt der letzten Nahrungszufuhr über den Gastrointestinaltrakt.

Grundsätzlich kann die Ernährung sowohl ausschließlich über *einen* Verabreichungsweg als auch *kombiniert* erfolgen. Zur Verfügung stehen dabei grundsätzlich die
- parenterale Ernährung, die ausschließlich über einen (zentral-)venösen Zugang erfolgt, und die
- enterale Ernährung, die über den Mund erfolgen kann, aber auch über eine Magensonde, eine PEG (perkutane endoskopische Gastrostomie), Jejunalsonde oder (selten) eine Witzel-Fistel (operativ hergestellte Verbindung zwischen Bauchwand und Verdauungstrakt, in die ein Katheter eingelegt wird) verabreicht wird.

Für den Intensivtransport spielt der Umgang mit solchen Ernährungssystemen häufig eine untergeordnete Rolle. Grund hierfür ist, dass die überwiegende Anzahl der Patienten in der Akutphase eines Krankheitsbildes zur operativen Versorgung in ein hierfür spezialisiertes Zentrum gebracht werden müssen und somit bei ihnen Nüchternheit indiziert ist.

Dies vereinfacht zudem die Übersicht der zu- und ableitenden Wege und minimiert das Komplikationsrisiko durch Erbrechen und Aspiration. Daher sind jegliche nicht benötigten Zugänge zur Ernährung zunächst mit Wasser bzw. NaCl 0,9 % durchzuspülen und anschließend sicher zu verschließen. Das gilt sowohl für ZVKs als auch für Magensonden und PEG-Systeme, da diese sonst verstopfen können. Eventuell parallel mitlaufende Insulin-Spritzenpumpen müssen in der Dosierung adaptiert bzw. die Infusion beendet werden. Regelmäßige Blutzuckerkontrollen sind daher nicht nur bei bekannten Diabetikern obligat, vielmehr ist bei Intensivpatienten generell von einer veränderten Stoffwechsellage auszugehen!

> **❗ Cave**
>
> Bei Patienten mit einer liegenden Magensonde oder PEG ist diese im Falle der Intubation oder nichtinvasiven Beatmung zuvor abzusaugen, um das Aspirationsrisiko zu minimieren. Ebenso empfiehlt sich die Verabreichung von Natriumcitrat zur Neutralisierung der Magensäure!

> **❓ Kontrollfragen zu ▶ Abschn. 7.2.3**
>
> - **Frage 7.17:** Erklären Sie den Begriff der Nüchternheit eines Intensivpatienten!
> - **Frage 7.18:** Welche Formen der Ernährung kennen Sie?
> - **Frage 7.19:** Die Adaption welches Medikamentes ist bei Veränderungen in der Ernährung notwendig?
> - **Frage 7.20:** Welche Maßnahmen empfehlen sich vor der Durchführung einer nichtinvasiven Beatmung bzw. Intubation?

7.2.4 Ausscheiden

Neben den physiologischen Ausscheidungswegen über Haut (Schweiß), Blase (Urin) und Darm (Stuhl) weisen Intensivpatienten zahlreiche weitere ableitende Systeme auf. Zu den häufigsten Drainagesystemen gehören:

- transurethrale Katheter,
- suprapubische Katheter,
- Thoraxdrainagen,
- Magensonden,
- Hirndrucksonden,
- Stoma,
- Wunddrainagen.

Transurethrale Katheter

Transurethrale Katheter können sowohl der Urinableitung als auch der Blasenspülung dienen. Am häufigsten finden wir reine Ableitungssysteme. Diese können – je nach Kathertertyp – auch zur kontinuierlichen Temperaturmessung verwendet werden. Bei Indikationen zur Blasenspülung ist darauf zu achten, dass diese auch auf dem Transport kontinuierlich aufrechterhalten wird, um bei Blutungen ein Tamponieren der Blase zu verhindern.

Für alle Systeme gilt, dass Urinauffangbeutel unterhalb des Patientenniveaus hängen müssen und für einen einwandfreien Abfluss zu sorgen ist. Vor dem Umlagern und dem kurzzeitigen Hochhalten der Urinauffangbeutel sind diese unbedingt zu entleeren, um einen Rückfluss in die Blase und die damit verbundene Infektionsgefahr zu verhindern. Zudem erleichtert ein zuvor entleertes System die Dokumentation der auf dem Transport erfolgten Ausscheidungsmenge. Transurethrale Kathetersysteme werden mittels eines – mit Aqua oder einem speziellen Gel gefüllten – Ballons in der Blase fixiert.

Suprapubische Blasenkatheter

Suprapubische Blasenkatheter dienen der längerfristigen Harnableitung. Die Indikationen hierfür sind:

- neurogene Blasenentleerungsstörungen,
- Stenosen der Harnröhre, z. B. Prostatavergrößerung (Hyperplasie),
- urodynamische Untersuchungen,
- Harnröhrenverletzung,
- ein im Rahmen der Pflege oder Rehabilitation geplantes Toilettentraining, um einen gleichzeitigen Abfluss durch die Harnröhre zu ermöglichen und die Funktion des Schließmuskels nicht zu beeinträchtigen.

Auch hier gibt es blockbare Systeme, die entweder analog dem Prinzip der transurethralen Dauerkatheter funktionieren oder die mit Hilfe einer Naht fixiert werden. In beiden Fällen ist die Eintrittsstelle mit einem sterilen Verband zu versehen. Das Legen und Wechseln dieser Katheter ist eine ärztliche Aufgabe. Für den Umgang mit Ableitungssystemen gelten die gleichen Richtlinien wie bei transurethralen Urinableitungen.

> **Praxistipp**
>
> Zur Harnableitung stehen transurethrale und suprapubische Katheter zur Verfügung. Harnableitende Systeme sollen immer unterhalb des Patientenniveaus hängen, ohne dabei den Boden zu

berühren. Das Hochhalten des Urinauffangbeutels ist wegen der Gefahr des Refluxes und damit der aufsteigenden Infektion zu vermeiden. Vor Transportbeginn sind die Auffangbeutel zu entleeren.

Thoraxdrainagen

Wie in der präklinischen Notfallmedizin werden auch in der Intensivmedizin Thoraxdrainagen zur therapeutischen Ableitung von Blut, Sekret, Chylus oder Luft – zwecks Wiederherstellung der physiologischen negativen intrapleuralen Druckverhältnisse – angewendet. Seltener werden sie zur Spülung oder Medikamentenverabreichung eingesetzt. In Abhängigkeit des Zugangsweges werden sie Bülau- oder Monaldi-Drainage benannt. In beiden Fällen liegen sie jedoch im Pleuraspalt, weshalb sie, sprachlich korrekter, auch als Pleuradrainagen bezeichnet werden. Weitere im Thorax befindliche Drainagen sind Mediastinal- und Perikarddrainagen, welche in der Herzchirurgie postoperativ als Wunddrainage zum Einsatz kommen (Ullrich et al. 2005, S. 241).

 Tab. 7.3 fasst die wichtigsten Ursachen und Indikationen zur Anlage einer Pleuradrainage zusammen (mod. n. Ullrich et al. 2005, S. 242).

Während im Rettungsdienst meist nur ein Sekretauffangbeutel angeschlossen wird, werden unter klinischen Bedingungen Thoraxdrainagen stets unter Sog gesetzt, um den Abfluss des Wundsekretes und die Entfaltung der Lunge zu unterstützen. Das Funktionsprinzip ist dabei denkbar einfach und führte zur Entwicklung des Drei-Flaschen-Systems, welches heute überwiegend als Einmalartikel zur Verfügung steht.

Wasserschlossprinzip Das Wasserschlossprinzip beruht auf einem Drei-Flaschen-System. Dabei werden die Flaschen fortlaufend vom Patienten ausgehend nummeriert (Abb. 7.4). Die Sekretsammelflasche wird demzufolge als

 Tab. 7.3 Ursachen und Indikationen zur Anlage einer Pleuradrainage

Indikation	Ursachen
– Geschlossener oder offener Pneumothorax – Hämatothorax – Hämatopneumothorax	– Mechanische Traumen (Stich-, Schuss- und Quetschwunden, Thoraxtrauma) – Baro- oder Volutrauma bei Überdruckbeatmung – Operative Eingriffe mit Eröffnung der Pleura
– Pleuraerguss	– Seröse Flüssigkeit, Lymphflüssigkeit – Emphysem durch bronchiopulmonale Infekte – Thoraxtrauma – Nosokomiale Infektionen – Lungenabszesse, Tuberkulose, Tumoren – Operative Eingriffe mit Eröffnung der Pleura
– Chylothorax	– (Spontan)Ruptur oder Perforation des Ductus thoracicus

„Flasche 1" bezeichnet und steht am dichtesten beim Patienten. Die Drainage erfolgt über ein gekürztes Schlauchstück in die Flasche, welches direkt mit der Drainage verbunden wird. Hierbei ist auf feste Konnektion der Verbindungsstücke zu achten. Die zweite Flasche ist die Wasserverschlussflasche. Sie dient als Wasserschloss und wirkt wie ein Einwegventil: Sie ermöglicht der Luft während der Inspiration, den Pleuraspalt zu verlassen, verhindert jedoch gleichzeitig, dass diese wieder dahin zurückströmt. Dadurch wird der Unterdruck beibehalten. Um die Funktion zu gewährleisten, muss der Drainageschlauch mindestens 2–3 cm ins Wasser hineinreichen. Die dritte Flasche ist die Sogkontrollflasche. Sie dient als Sicherheitsvorrichtung und reguliert die Sogwirkung auf den Pleuraspalt, ungeachtet der Einstellung an der Sogquelle. Letztere Flasche enthält Wasser und ein Saugrohr.

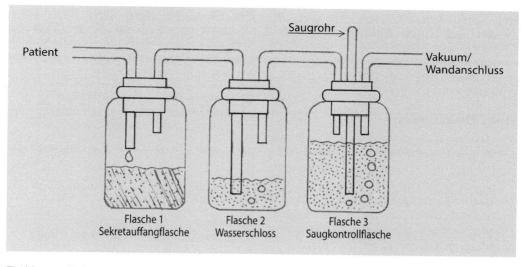

Abb. 7.4   Wirkweise der Pleuradrainage: Prinzip des „Wasserschlosses" nach dem 3-Flaschen-System

Bei dem Drei-Flaschen-System wird der Sog durch die Tiefe des Saugrohres reguliert. Sobald das Wasser Blasen zeigt, bewirkt eine verstärkte Einstellung an der Saugquelle (Wandanschluss Vakuum) einen schnelleren Luftstrom durch das System, jedoch nicht eine Erhöhung des Saugdrucks im Pleuraspalt.

Heute kommen ausschließlich nur noch Einwegsysteme zur Anwendung, bei denen die 3 Kammern in einem geschlossenen System integriert sind. Diese sind zumeist aus durchsichtigem Kunststoff, was sowohl eine Saugkontrolle als auch eine Beurteilung des drainierten Wundsekretes erlaubt. Das Wirkprinzip ist jedoch das gleiche. Trotz des einfacheren Umgangs und der sichereren Aufbewahrung dieser Systeme gilt auch hier, dass das Mehrkammersystem nicht umfallen darf, da hierdurch die Funktion des Wasserschlosses nicht mehr gewährleistet ist.

Üblicherweise steht für den Transport im RTW/ITW keine aktive Sogquelle zur Verfügung, daher muss das Drainagesystem unterhalb des Drainagekatheters sicher platziert werden, um den durch Schwerkraft erzeugten Sog nutzen

zu können. Die sekretführenden Schläuche sollten nicht in langen Schlaufen durchhängen, da sich hier Flüssigkeitssäulen bilden, welche den Unterdruck im Drainagesystem reduzieren. Gegebenenfalls sind die Schläuche durch kurzzeitiges Hochhalten zu entleeren, damit die angesammelte Flüssigkeit in die Auffangkammer des Drainagesystems abfließen kann.

Cave
Pleuradrainagen dürfen keinesfalls abgeklemmt werden, wenn der Patient mit Überdruck beatmet wird – dies gilt gleichfalls für die nichtinvasiven Beatmungsformen. Hier droht jederzeit die Gefahr eines Spannungspneumothorax!

Magensonden

Neben der Funktion der Ernährung können Magensonden auch dazu dienen, eine Entlastung des Magens herbeizuführen. Dies kann bei Übelkeit, Stress, Ileus-Symptomatik oder bei vermehrter Magensaftproduktion indiziert sein. Auch unmittelbar nach einer Intubation oder Reintubation oder während einer nichtinvasiven Beatmung ist es sinnvoll, eine Magensonde zur Ableitung von überschüssigem

Sekret oder Luft (durch Beatmung in den Magen) offen zu lassen und an einen Sekretauffangbeutel anzuschließen. Die Entlastung des Magens ist dabei gerade bei schwierigen Beatmungssituationen – insbesondere bei adipösen Patienten – nicht zu unterschätzen.

Hirndrucksonden

Mit Ausnahme der externen Ventrikeldrainage (EVD) gibt es keine Hirndrucksonde, bei der im Rahmen der Ausscheidung nennenswerte Flüssigkeitsverluste entstehen können. Der Vorteil solcher Ventrikeldrainagen besteht darin, dass bei steigendem Hirndruck Liquor abgelassen werden kann. Die abgelassene Menge ist unbedingt zu dokumentieren!

Cave
Externe Ventrikeldrainagen stellen eine direkte Verbindung zum Liquorraum dar. Gefahren sind dabei das versehentliche Leer-laufen-lassen, ein enormes Infektionsrisiko sowie die versehentliche Applikation von Medikamenten in den Dreiwegehahn. Dieser ist daher besonders zu kennzeichnen!

Stoma

Die häufigste Form des künstlichen Ausgangs (Stoma) ist der Darmausgang (Enterostoma). Früher wurde hierfür der Begriff „Anus praeter naturalis" oder auch die Kurzform „Anus praeter" verwendet, umgangssprachlich wird häufig der Ausdruck „künstlicher Darmausgang" benutzt. Dabei handelt es sich um eine chirurgisch herbeigeführte Eröffnung eines Darmanteiles durch die Bauchwand, die der Ausleitung des Darminhaltes dient.

Die Ursachen und Indikationen zur Anlage eines solchen Stomas sind in der zugrundeliegenden Erkrankung zu suchen, wobei Karzinome des Abdomens mit 72 % eine Vorreiterrolle einnehmen, gefolgt von entzündlichen Darmerkrankungen wie dem Morbus Crohn, der Colitis ulcerosa oder einer Divertikulitis mit 21 %. Mit 7 % spielen Komplikationen im Rahmen anderer abdomineller Operationen, Fehlbildungen des Darmes bei Neugeborenen und Unfälle eine eher untergeordnete Rolle (Deutsche Ileostomie-Colostomie-Vereinigung e. V., Deutsche ILCO).

> Schätzungen zufolge gibt es in der Bundesrepublik Deutschland 100.000 Stomaträger in allen Altersgruppen!

Flüssigkeitsverluste über das Stoma müssen ebenso dokumentiert und in die Bilanz eingerechnet werden wie die über alle anderen Drainagen auch.

Cave
Blutverluste sind vor dem Hintergrund einer aktiven inneren Blutung stets als Gefahr zu beurteilen!

Wunddrainagen

Wunddrainagen haben die Aufgabe, Wundsekret, Blut oder Eiter aus dem Operationsgebiet, aus Wund- oder Körperhöhlen abzuleiten und so Komplikationen – wie Ansammlung von Sekreten, Abszessbildung, Nahtinsuffizienzen und Wundinfektionen – vorzubeugen. Zur Ableitung stehen zahlreiche Systeme zur Verfügung, die im Einzelnen hier nicht aufgeführt werden sollen. Es ist jedoch wichtig zu wissen, dass es Drainagesysteme mit und ohne Sog gibt. Für den Transport ist es von Bedeutung, wie viel die Drainagen an Flüssigkeitsmengen in der letzten Zeit gefördert haben.

Praxistipp

Plötzlich sich mit Blut füllende Drainagesysteme bedürfen des sofortigen Eingreifens. Interventionsmöglichkeiten bestehen in der Entfernung des Sogs (z. B. Punktionsnadel einstechen), der Kontrolle der Vitalwerte und der Kreislaufstabilisierung sowie in der Anlage von Kompressionsverbänden und der manuellen Kompression.

Allgemeine Hinweise zur Pflege und zum Umgang mit Ausscheidungen

Ausscheidung, ganz gleich in welcher Form, verbinden viele Menschen mit einem Gefühl von Ekel und Unbehaglichkeit. Gerade von jungen Rettungsassistentinnen und Rettungsassistenten hört man dies oft als Argument, warum sie den Beruf im Rettungsdienst gewählt haben und nicht in der Krankenpflege tätig sind. Dennoch ist es auch die Aufgabe des Rettungsassistenten, einen Patienten, welcher auf dem Transport abgeführt oder uriniert hat, unter Berücksichtigung der vitalen Gefährdung von seinen Ausscheidungen bestmöglich zu reinigen.

Genau wie alle Verabreichungen von Medikamenten, Infusionen etc. bei der Einfuhr dokumentiert werden, sind auch alle Ausscheidungen zu dokumentieren, da sie für die Beobachtung der Ein- und Ausfuhrkontrolle und die Erstellung einer Flüssigkeitsbilanz von wesentlicher Bedeutung sind. Wichtige Anhaltspunkte sind dabei Aussehen, Menge, Geruch, Farbe und Konsistenz der Ausscheidungen.

❓ **Kontrollfragen zu ▶ Abschn. 7.2.4**
- **Frage 7.21:** Welche Drainagesysteme kennen Sie?
- **Frage 7.22:** Beschreiben Sie die Wirkweise des Wasserschlossprinzips!
- **Frage 7.23:** Welche Gefahr ist im Umgang mit einer externen Ventrikeldrainage zu beachten?
- **Frage 7.24:** Nennen Sie die Indikationen zur Anlage eines Enterostomas!

7.2.5 Körpertemperatur regeln

Die Körpertemperatur des Menschen beträgt durchschnittlich 37,0 °C. Dabei handelt es sich um einen physiologischen Idealwert unter Idealbedingungen. Zur Beurteilung ist es wichtig zu berücksichtigen, dass je nach Körperregion unterschiedliche Temperaturen herrschen. Aufgrund der Wärmeproduktion im Körperinneren entsteht ein Temperaturgefälle zwischen dem sog. Körperkern und der Körperschale. Die Regulierung der Körpertemperatur erfolgt über den Hypothalamus.

Diese Regulationsfähigkeit kann im höheren Lebensalter jedoch nachlassen, was zu Missempfindungen führt und weshalb man auch bei sommerlichen Temperaturen immer wieder älteren Menschen begegnet, die warm angezogen sind. Nicht selten leiden ältere Menschen auch an einer leichten Unterkühlung, ohne dass dies von ihnen wahrgenommen wird. Dabei kann die Körperkerntemperatur auf unter 35,5 °C abkühlen. Beim Messen der Temperatur ist der zuverlässigste Wert der sogenannte Körperkernwert.

❯ Die Forderung nach einem präklinischen kontinuierlichen Temperaturmonitoring bei Notfallpatienten ist nicht unbegründet. In der Praxis erweist sich dies jedoch häufig als eher vernachlässigter Parameter. Für den Intensivtransport gelten unter dem Anspruch der maximalen Versorgungsqualität allerdings andere Maßstäbe.

Daher muss bei folgenden Patientengruppen ein besonderes Augenmerk auf die Temperaturüberwachung gelegt werden:
- Neugeborene; sie sind noch nicht in der Lage, durch Kältezittern Wärme zu erzeugen und müssen daher zwingend in einem Transportinkubator transportiert werden,
- Babys, wenn diese nicht in einem speziellen Inkubator transportiert werden,
- Kleinkinder und Kinder,
- Verbrennungspatienten,
- Patienten mit großen Hautdefekten anderer Genese (z. B. durch Säuren, Laugen),
- unterkühlte Patienten (Ertrinkungsunfälle, Lawinenopfer),

- Patienten unter therapeutischer Hypothermie,
- geriatrische Patienten mit reduziertem Ernährungszustand (Kachexie),
- postoperative Patienten, da hier neben weiteren Faktoren allein eine Körpertemperatur <35 °C zu erheblichen Gerinnungsstörungen führen kann.

Temperaturassoziierte Probleme

■ **Verschiebung des pH-Werts**

Die Abhängigkeit des Säure-Basen-Haushalts von der Temperatur zeigt ◘ Tab. 7.4. Jedes Grad Celsius unter einer Körpertemperatur von 37 °C erhöht den pH um 0,015, ausgehend von 37 °C und einem pH von 7,40 bedeutet dies, dass bei 27 °C ein pH von 7,55 vorliegt (Heck und Fresenius 2010).

❶ Cave

Mit sinkender Körpertemperatur und der damit verbundenen pH-Verschiebung werden auch wichtige Wirkmechanismen von Medikamenten und in der Blutgerinnung negativ beeinflusst.

◘ **Tab. 7.4** Zusammenspiel der Regelkreise Temperatur und Säure-Basen-Haushalt

Körpertemperatur	pH
37 °C	7,40
36 °C	7,415
35 °C	7,43
34 °C	7,445
33 °C	7,46
32 °C	7,475
31 °C	7,49
30 °C	7,505
29 °C	7,52
28 °C	7,535
27 °C	7,55

Wirksamkeit von Medikamenten

Katecholamine In der Hypothermie ist die Anprechbarkeit der adrenergen Rezeptoren vermindert. Dies verursacht eine Wirkungsabschwächung von endogenen und exogen zugeführten Katecholaminen mit möglichen negativen Folgen für den Kreislauf.

Hypnotika, Analgetika, Muskelrelaxanzien Bei Hypothermie ist die Leberperfusion und Metabolisierung von Medikamenten vermindert. Dies bedingt eine Verstärkung und Verlängerung der Wirkung von Anästhetika wie z. B. Propofol oder Muskelrelaxanzien wie Atracurium.

■ **Fehlfunktionen in der Blutgerinnung**

Die Gerinnungskaskade ist eine Kette hochkomplexer enzymatischer Reaktionen, deren detaillierte Beschreibung den Rahmen dieses Buches sprengen würde. Da enzymatische Reaktionen temperaturabhängig verlaufen, bedingt ein Temperaturabfall eine Verlangsamung der Blutgerinnung. Eine signifikante Einschränkung der Gerinnung zeigt sich bei Temperaturen unter 35 °C. Unter 33 °C ist die Aktivität der Gerinnungsfaktoren um die Hälfte reduziert.

Maßnahmen zum Wärmeerhalt

Zur Überwachung und zum zielgesteuerten Erhalt der Körpertemperatur bedarf es einer funktionierenden kontinuierlichen Temperaturmessung. Hierfür stehen verschiedene Systeme zur Verfügung. Zum Wärmeerhalt und zur Wärmezufuhr eignen sich folgende Maßnahmen:

- Fahrzeug vorheizen (ggf. Heizung und Standheizung),
- Fahrzeugtüren und Fenster beim Abholen des Patienten geschlossen halten,
- Verwendung von Gold/Silber-Rettungsdecken, wobei stets die silberne Seite zum Patienten zeigt,
- Patienten mit Fahrzeugdecke/Bettdecke zudecken,
- Verwendung vorgewärmter Infusionslösungen,
- Benutzung von Atemgasfiltern am Tubus.

Es empfiehlt sich daher, die Rettungsdecke als unterste Auflage der Trage zu verwenden und den Patienten einzuwickeln. Alternativ kann die Rettungsdecke als letzte Auflage verwendet werden, ihre Enden werden dann fest unter der Tragenauflage fixiert, sodass sie möglichst dicht schließt und auch nicht zu viel herumflattert.

Bei der Anwendung der Rettungsdecke wird der Wärmeerhalt durch Reflexion der Wärmestrahlung des Körpers unterstützt. Die Rettungsdecke darf nicht direkt auf der Haut liegen, denn die Isolationswirkung ergibt sich erst im Zusammenspiel mit der stehenden Luft zwischen Körper und Umgebung etwa durch Laken, Bekleidung und Decken.

? **Kontrollfragen zu ▶ Abschn. 7.2.5**
  – **Frage 7.25:** Über welches Organ erfolgt die Temperaturregulation?
  – **Frage 7.26:** Welche Patienten benötigen im Intensivtransport eine besondere Temperaturüberwachung?
  – **Frage 7.27:** Wie beeinflusst die Temperatur die Wirkung von Katecholaminen?
  – **Frage 7.28:** Welche Auswirkungen hat die Temperatur auf die Gerinnung?
  – **Frage 7.29:** Welche Maßnahmen eignen sich zum Wärmeerhalt?

7.2.6 Kommunizieren

Neben sprachlichen Barrieren, die auch in der Notfallrettung bei Patienten mit Migrationshintergrund auftauchen, gibt es im Bereich der Intensivpflege weitere Umstände, die zur Beeinträchtigung der Kommunikation führen können. Hierzu zählen in erster Linie Veränderungen des Bewusstseins aufgrund der Grunderkrankung oder einer Sedierung, Einschränkungen der Stimmbildung aufgrund neurologischer Erkrankungen oder invasiver Beatmungsmaßnahmen sowie psychische Störungen (Folgen des Hospitalismus).

Daher ist es sinnvoll, vor Transportbeginn Informationen über verwendete „Kommunikationshilfen" einzuholen. Oft genügen auch schon ein Stift und ein Blatt Papier, um den Patienten etwas aufschreiben zu lassen. Buchstabentafeln können ebenso hilfreich sein. Auch die Initialberührung, wie man sie aus der basalen Stimulation kennt (z. B. Hand auf linke Schulter bei Gesprächsbeginn und -ende), kann dem Patient signalisieren, dass jetzt etwas mit ihm passiert, das seine Aufmerksamkeit – wenn auch für uns nicht erkennbar – erfordert.

Auch mit den Augen oder Händen kann der Patient kommunizieren: z. B. Augenblinzeln 1× = ja, Augenblinzeln 2× = nein etc.

Grundsätzlich werden erwachsene Patienten in der Sie-Form angesprochen, Kinder sollten geduzt werden – hier empfiehlt es sich, sich ebenfalls mit Vornamen vorzustellen – bei jugendlichen Patienten sollte gefragt werden, wie es ihnen am liebsten ist. In beiden Fällen sind, sofern anwesend, die Eltern miteinzubeziehen. Wenn ein Vertrauensverhältnis zu den Eltern hergestellt wurde, fällt der Zugang zum Kind leichter.

> Die Kommunikation mit dem Patienten geschieht nicht nur ausschließlich über die Sprache. Sie kann ebenso durch Schrift, Mimik und Gestik erfolgen. Hierfür ist es sinnvoll, die „Kommunikationsrituale" der abgebenden Intensivstation zu übernehmen.

? **Kontrollfragen zu ▶ Abschn. 7.2.6**
  – **Frage 7.30:** Welche Umstände des Intensivpatienten beeinträchtigen die Kommunikation?
  – **Frage 7.31:** Nennen Sie Beispiele für eine nonverbale Kommunikation!
  – **Frage 7.32:** Was ist hinsichtlich der Kommunikation mit Kindern zu beachten?

Literatur

Arbeitsgemeinschaft Wissenschaftlich-Medizinischer Fachgesellschaften – AWMF (2017) Interdisziplinäre S3 Leitlinie Epidemiologie, Diagnostik, Therapie, Prävention und Management unkomplizierter erworbener Harnwegsinfektionen bei erwachsenen Patienten. Langversion. AWMF-Register-Nr. 043/044. https://www.google.de/search?q=Spritzenkonzentration&ie=utf-8&oe=utf-8&client=firefox-b&gfe_rd=cr&ei=E8GFWbnyKJTVXoC3Dg

Deutsche Ileostomie-Colostomie-Vereinigung e.V., Deutsche ILCO e. V. https://www.ilco.de/stoma/

Heck M, Fresenius M (2010) Repetitorium Anästhesiologie, 6. Aufl. Springer, Berlin/Heidelberg/New York

Sessler CN, Gosnell MS, Grap MJ, Brophy GM, O'Neal PV, Keane KA, Tesoro EP, Elswick RK (2002) The Richmond Agitation-Sedation Scale: validity and reliability in adult intensive care unit patients. Am J Respir Crit Care Med 166(10):1338–1344

Thierbach A (2005) Praxisleitfaden Interhospitaltransfer, Bd 80. Stumpf und Kossendey, Edewecht

Ullrich L, Stolecki D et al (2005) Thiemes Intensivpflege und Anästhesie. Thieme, Stuttgart/New York

Ausgewählte Krankheitsbilder und deren Komplikationsmanagement

Erik Popp, Uwe Hecker und Christoph Schramm

© Springer-Verlag GmbH Deutschland 2018
U. Hecker, C. Schramm (Hrsg.), *Praxis des Intensivtransports*,
https://doi.org/10.1007/978-3-662-54379-5_8

Zum Einstieg

In diesem Kapitel werden die Krankheitsbilder beschrieben, denen man im Intensivtransport häufig begegnet. Dabei haben wir uns weitgehend an den Vorgaben des DIVI-Kurses Intensivtransport orientiert. Eine vollständige Abhandlung aller vorkommenden Krankheitsbilder ist an dieser Stelle allerdings nicht möglich. Deshalb sollen die hier dargestellten Fälle als Beispiele gelten, die sowohl isoliert als auch – im schweren Krankheitsverlauf – in Kombination auftreten können.

Abhängig vom Patientenzustand können all diese Patienten mit einem oder mehreren organunterstützenden oder organersetzenden Systemen ausgestattet sein. Aus der Notfallmedizin ist hier vor allem die Beatmung bekannt, im Intensivtransport begegnen wir zunehmend auch komplexeren Systemen wie z. B. der intraaortalen Ballonpumpe (IABP), der extrakorporalen Membranoxygenierung (ECMO) und neuerdings auch transportablen Herz-Lungen-Maschinen und Kunstherzsystemen.

Im Intensivtransport begegnen uns u. a.:

- Patienten mit Herz-/Kreislauf-, Lungen- bzw. Multiorganversagen,
- kardiale Risikopatienten, die zur Herzkatheterdiagnostik gebracht werden,
- Patienten, die zur Diagnostik oder operativen Therapie in chirurgische, neurochirurgische oder herzchirurgische Zentren verlegt werden:
  - Patienten mit progredienter neurologischer Symptomatik zur Diagnostik,
  - Patienten mit Schädel-Hirn-Trauma (SHT) oder intrazerebralen Blutungen zur Diagnostik und/oder Therapie (kraniale Computertomographie, Neurochirurgie),
  - Gefäßnotfälle (z. B. Aortenaneurysmen),
- polytraumatisierte Patienten nach Primärversorgung, die in spezielle Zentren verlegt werden,

- Schwerstbrandverletzte, die in Verbrennungszentren verlegt werden,
- Patienten, die in Transplantationszentren verlegt werden,
- Neugeborene, die in neonatologische Zentren verlegt werden.

8.1 Patienten mit Schädel-Hirn-Trauma oder Polytrauma

8.1.1 Überblick und Therapieoptionen

Eine große Patientengruppe im Intensivtransport sind traumatisierte Patienten. Unter der Prämisse, dass ein Schwerverletzter auf schnellstem Wege in ein Traumazentrum gebracht werden muss, ist der direkte Weg dorthin die zu bevorzugende Strategie. Dennoch gibt es Konstellationen, in denen ein traumatisierter Patient zunächst in einem lokalen Krankenhaus aufgenommen wurde und erst später verlegt wird (Madler et al. 2005, S. 80):

- Selbsteinlieferung,
- „Load-and-go" durch den Rettungsdienst,
- Fehleinschätzung durch den Notarzt vor Ort,
- nach Entscheidung des Notarztes vor Ort zur klinischen Erstversorgung und Stabilisierung – insbesondere bei langen Transportstrecken – Verlegung in ein Traumazentrum,
- im ersten klinischen Intervall (Schockraumphase) zusätzlich diagnostizierte Verletzungen,
- im intensivtherapeutischen Verlauf auftretende Komplikationen wie Sepsis etc.,
- planbare Verlegung nach Abschluss der Akutphase in eine unter intensivmedizinischen Bedingungen geführte Rehabilitation.

8.1.2 Besonderheiten beim Transport

Im Gegensatz zur präklinischen Phase sind beim Intensivtransport die wichtigsten pathologischen Befunde meist bekannt. Erste Untersuchungen (Ultraschall Abdomen, Röntgen Thorax/Beckenübersicht etc.) sind durchgeführt, und Verdachtsdiagnosen wurden ausgeschlossen oder bestätigt. Im letzteren Fall können klinische Befunde bereits effektiv behandelt sein, so z. B. ein Pneumothorax, der durch Thoraxdrainagenanlage in Bülau- oder Monaldi-Position und deren Lagekontrolle durch erneutes Röntgen versorgt wurde. Solche Untersuchungen und Akutbehandlungen lassen sich in jedem Krankenhaus der Grund- und Regelversorgung durchführen.

Ebenso können SHT-Patienten davon profitieren, dass ihr Oberkörper 30° hoch gelagert wird, da die Wirbelsäule evtl. bereits freigegeben werden konnte. Andererseits ist bei einem bestätigten, instabilen Wirbelsäulentrauma und gleichzeitigem SHT unbedingt eine achsengerechte Lagerung beizubehalten.

> **Praxistipp**
>
> In Abhängigkeit von der Kreislaufsituation kann eine 30°-Oberkörperhochlagerung mit Hilfe der Tragenstellung oder entsprechender Positionierung des Tragetisches erreicht werden. Der Gefahr eines spinalen Schocks oder des einfachen Versackens des dringend benötigten Blutvolumens kann in solchen Fällen mit Volumentherapie und Vasopressoren begegnet werden.

Im Idealfall ist es wünschenswert, alle bereits eingeleiteten intensivmedizinischen Maßnahmen und das dazugehörige Monitoring lückenlos fortzuführen. Dies kann jedoch nicht immer gewährleistet werden, insbesondere, wenn unter dem „Faktor Zeit" eine Verlegung mit einem Fahrzeug des Regelrettungsdienstes (RTW) durchgeführt werden muss, dessen Ausstattung für einen Intensivpatienten nicht vorgesehen ist.

Hier sollten nicht vorrätige Medikamente (z. B. bestimmte Antihypertensiva, Osmotherapeutika, hochpotente Analgetika [Betäubungsmittel], Fremdblutprodukte etc.) im Interesse des Patienten vom abgebenden Krankenhaus auf kollegialer Ebene zur Verfügung gestellt werden.

8.1.3 Komplikationsmanagement

Der traumatologische Notfall unterliegt in der Akutphase des Intensivtransports den gleichen Kriterien wie denen in der präklinischen Notfallmedizin. Die Prioritäten sind in ◘ Tab. 8.1 zusammengestellt.

Ein besonderes Augenmerk richtet sich natürlich auf alle im Rahmen der klinischen Erstversorgung bereits angelegten Katheter wie zentrale Venenkatheter, arterielle Blutdruckmessungen oder Blasenkatheter zur Bilanzierung der Urinausscheidung.

Dennoch sind polytraumatisierte Patienten auch immer für „böse Überraschungen" zu haben. Dies gilt besonders dann, wenn z. B. aufgrund der unzureichenden Möglichkeiten der erstversorgenden Klinik bestimmte

◘ **Tab. 8.1** Traumatologische Notfall – ABCDE-Schema

A	„airway maintenance with cervical spine protection" Atemwegssicherung mit Schutz der HWS
B	„breathing and ventilation" Sicherung einer ausreichenden Ventilation
C	„circulation with haemorrhage control" Schockbehandlung und Blutungskontrolle
D	„disability" Orientierende neurologische Statuserhebung
E	„exposure/enviromental control" Entkleidung und Hypothermieschutz

Untersuchungen nicht durchgeführt (z. B. Traumaspirale mit Hilfe der Computertomographie) und dadurch wichtige Diagnosen (z. B. SHT) nicht gestellt werden konnten. Hier gilt größte Beobachtungspflicht der Patienten. Plötzliches Auftreten von Übelkeit oder Erbrechen, Anisokurie sowie ein Cushing-Reflex stellen einen alarmierenden Hinweis auf eine Zunahme des Hirndrucks dar.

Cushing-Reflex

Als Cushing-Reflex bezeichnet man
- die Blutdrucksteigerung und
- den Herzfrequenzabfall
  bei steigendem Hirndruck.

In der Regel ist der Hirndruck auf solchen Transporten nicht direkt messbar, da die überwiegende Zahl der Transporte in eine versorgende Klinik zur Trepanation und Anlage einer Hirndrucksonde erfolgt.

Den klinischen Symptomen bei Auftreten des Cushing-Reflexes kommen somit eine therapieentscheidene Funktion zu.

❓ Kontrollfragen zu ▶ Abschn. 8.1
- **Frage 8.1:** Welche Konstellationen können zur Aufnahme des Traumapatienten in eine Klinik niedrigerer Versorgungsstufe und somit zum Sekundärtransport führen?
- **Frage 8.2:** Welche Kriterien bzw. Prioritäten gelten beim Intensivtransport von Traumapatienten?

8.2 Akutes Koronarsyndrom

8.2.1 Überblick und Therapieoptionen

Neue Therapieverfahren haben den Intensivtransport des Koronarpatienten zu einem wichtigen Thema werden lassen. Ihr Anteil am Gesamtkollektiv aller Intensivtransporte beträgt bis zu 35% (Madler et al. 2005, S. 81). Die kardiovaskulären Erkrankungen stehen an erster Stelle der Todesursachenstatistik der Bundesrepublik Deutschland und der westlichen Industrieländer.

Unter dem Begriff „akutes Koronarsyndrom" (ACS) werden diejenigen Formen der koronaren Herzkrankheit (KHK) zusammengefasst, welche unmittelbar lebensbedrohlich sind: der akute ST-Hebungsinfarkt (STEMI), der Nicht-ST-Hebungsinfarkt (NSTEMI) und die instabile Angina pectoris (AP).

Kommt es infolge arteriosklerotischer Veränderungen zu zunehmend verengenden Prozessen mit mehr als 50%igen Einengungen einer Koronararterie, spricht man von einer hämodynamisch wirksamen Stenose. Diese kann den koronaren Blutfluss erst bei Belastung (Lumenreduktion über 50%), aber auch bereits in Ruhe (Lumenreduktion über 80%) negativ beeinträchtigen (Ullrich et al. 2005, S. 350). Infolgedessen kommt es zu einer Minderperfusion und somit zum Sauerstoffdefizit des nachfolgenden Myokardgewebes. Je nach Anzahl der befallenen Koronararterien spricht man von einer 1-Gefäß-Erkrankung, einer 2-Gefäß-Erkrankung oder einer 3-Gefäß-Erkrankung.

Eine wichtige Sonderstellung nimmt der kurze Hauptstamm der linken Herzkranzarterie (A. coronaria sinister) ein, welcher isoliert oder kombiniert mit anderen Arterien verengt sein kann. Kommt es hier zur Stenosierung oder zum Gefäßverschluss, resultiert eine lebensbedrohliche Minderperfusion des gesamten von der linken Kranzarterie versorgten Herzens. Aus einer solchen Hauptstammstenose resultiert häufig eine ausgeprägte Einschränkung der Herzfunktion bis hin zum kardiogenen Schock.

Führendes Symptom der KHK ist die Angina pectoris, welche als stabile und instabile AP auftreten kann.

Die Stadieneinteilung der Angina pectoris nach der Canadian Cardiovascular Society (CCS) zeigt ◘ Tab. 8.2.

◘ **Tab. 8.2** Stadieneinteilung der Angina pectoris nach der Canadian Cardiovascular Society	
Stadium	Art der Beschwerden und des Beschwerdeumfangs
I	Keine Angina unter normaler Aktivität, Beschwerden nur unter extremer Belastung
II	Nur bei schnellem Gehen oder Treppensteigen treten Herzschmerzen auf
III	Deutliche Einschränkung unter normaler Aktivität aufgrund von Herzschmerzen
IV	Angina bereits bei geringster körperlicher Belastung, Übergang in Ruheangina

◘ **Tab. 8.3** Einteilung des akuten Myokardinfarktes nach den Richtlinien der European Society of Cardiology 2007	
Eintei-lung	Kennzeichen
Typ 1	Spontaner Myokardinfarkt durch Koronarischämie bei Plaquerosion oder -ruptur
Typ 2	Sekundärer Myokardinfarkt bei Ischämie durch Sauerstoffschuld oder vermehrten Sauerstoffbedarf, z. B. bei Koronarembolie oder -spasmus, Anämie, Hypotension, Hypertension
Typ 3	Plötzlicher Herztod durch Myokardischämie
Typ 4a	Myokardinfarkt assoziiert mit Koronarintervention (PTCA)
Typ 4b	Myokardinfarkt bei Stentthrombose
Typ 5	Myokardinfarkt assoziiert mit Bypasschirurgie

8

Der akute Myokardinfarkt wird nach den Guidelines der Europäischen Gesellschaft für Kardiologie (European Society of Cardiology, ESC) von 2007 in 5 Untergruppen unterteilt (◘ Tab. 8.3; Ullrich et al. 2005).

Neben präklinischen diagnostischen Zeichen kommen klinisch weitere wichtige Befunde hinzu. So zeigt sich im Blut dieser Patienten der Anstieg folgender Enzyme:
— kardiales Troponin T (cTnT) nach 3 h,
— Kreatinkinase (CK), Kreatinkinase Muskel-Hirn-Typ (CK-MB) und Asparat-Aminotransferase (AST, ASAT, auch als GOT bezeichnet) nach 4–8 h,
— Laktatdehydrogenase (LDH) nach 6–12 h.

Jeder Patient mit Troponin-positiver akuter Angina pectoris gilt als Infarktpatient. Nicht nur der Patient mit ST-Hebungsinfarkt (STEMI) ist akut lebensbedrohlich gefährdet, sondern auch der mit Nicht-ST-Hebungsinfarkt (NSTEMI). Der NSTEMI ist daher in Hinblick auf die Vitalgefährdung kein „Mini-Infarkt" (Madler et al. 2005, S. 441).

Zusätzlich zu den Ergebnissen der apparativen Methoden und den Laborergebnissen ergibt das klinische Bild Hinweise auf den Zustand des Patienten. Hierbei sind das Ansprechen auf eine Nitroglyzerin-Therapie, Herzrhythmusstörungen und Zeichen der Linksherzinsuffizienz von Bedeutung.

Die Therapie der KHK umfasst das Basisbehandlungskonzept, welches aus Symptomkontrolle (Schmerzen, Atemnot, Angst) und der medikamentösen Kausaltherapie (Azetylsalizylsäure, Heparin, ggf. ADP-Rezeptorantagonisten) besteht und aus einer erweiterten Therapie. Zur Letzteren gehört:
— Lyse,
— perkutane Koronarintervention – PCI,
— Intraaortale Ballonpumpe – IABP,
— aortokoronarer (Venen-) Bypass – AC(V)B.

Lyse

Nach den aktuellen Leitlinien der European Society of Cardiology (ESC) von 2010 sollte beim ST-Hebungsinfarkt oder dem klinischen Bild eines akuten Koronarsyndroms mit neu aufgetretenem Linksschenkelblock eine prä- oder in-hospitale Lyse durchgeführt werden, wenn nicht ein Zeitintervall unter 90 Minuten zwischen erstem medizinischem Kontakt und perkutaner Koronarintervention erreicht werden kann und wenn keine Kontraindikationen vorliegen.

Zu den Fibrinolytika gehören u. a. die fibrinunspezifische Streptokinase (SK) und die fibrinspezifische Alteplase (rt-PA), Reteplase und Tenecteplase. Die fibrinspezifischen Fibrinolytika sollten bevorzugt werden.

- **Kontraindikationen**

Zu den absoluten Kontraindikationen der Lyse gehören:
- Schlaganfall in den letzten 6 Monaten,
- Trauma, Operation und Kopfverletzung innerhalb der letzten 3 Wochen,
- Neoplasma oder Erkrankung des zentralen Nervensystems,
- Magen-Darm-Blutung innerhalb des letzten Monats,
- bekannte Blutungsneigung,
- dissezierendes Aortenaneurysma.

PTCA (perkutane transluminale Koronarangioplastie)

Die akute **p**erkutane **t**ransluminale **K**orona**ra**ngioplastie kann mit oder ohne koronare Lyse durchgeführt werden, wenn eine systemische Lyse kontraindiziert ist. Ziel dieses interventionellen Herzkatheters ist das Einbringen eines Stents, der das Gefäßlumen wieder aufweitet und eine Perfusion ermöglicht.

IABP (intraaortale Ballonpumpe)

Die IABP ist ein über die Leiste eingebrachter Ballonkatheter in der Aorta descendens, der durch intermittierende Inflation in der Diastole zu einer Reduktion der Nachlast und zu einer verbesserten Koronarperfusion führen soll. Während nach den Leitlinien der American Heart Association und dem American College of Cardiology eine Empfehlung für den Einsatz der IABP bei kardiogenem Schock, hämodynamischer Unterstützung bei perkutaner Koronarintervention und bei mechanischem Komplikationen eines Myokardinfarkts existieren, gibt es laut europäischen Studien auch Zweifel daran.

Koronarchirurgie

Sollten eine oder mehrere der erwähnten Therapieoptionen ohne Erfolg sein, bleibt nur eine chirurgische Intervention im Sinne einer Bypassoperation übrig. Diese werden meist mit eigenem venösem und arteriellem Gefäßmaterial durchgeführt, gelegentlich auch mit künstlichen Gefäßprothesen. Für die Operation haben sich je nach Art des chirurgischen Zugangs und der Art des verwendeten Materials unterschiedliche Abkürzungen im Sprachgebrauch etabliert. Eine kurze Übersicht bietet ◘ Tab. 8.4 (Ullrich et al. 2005, S. 350).

◘ Tab. 8.4 Übersicht der operativen Bypassmöglichkeiten nach Zugang und Art des verwendeten Materials

Begriff	Material	Proximale Anastomose	Distale Anastomose
ACVB (aortokoronarer Venenbypass)	Venen (autolog)	Aorta	Koronararterie
ACB (aortokoronarer Bypass)	Venen, Arterien, Fremdmaterial	Aorta	Koronararterie
IMA-Bypass (Arteria-mammaria-interna-Bypass)	Arterien (A. mammaria interna, IMA)	Entfällt	Koronararterie
RA-Bypass (Arteria-radialis-Bypass)	Arterien (A. radialis, RA)	Aorta	Koronararterie

8.2.2 Besonderheiten beim Transport

Begegnen uns solche Patienten im Intensivtransport, haben zumindest eine oder mehrere Therapieoptionen bereits versagt bzw. können in der erstversorgenden Klinik nicht durchgeführt werden. Vor diesem Hintergrund ist zu bedenken, dass es sich um den Transport eines Hochrisikopatienten handelt. Die in der Klinik begonnene Therapie muss auf dem Transport fortgeführt werden.

Unterschiede werden auch im ergänzenden Monitoring deutlich. Das Monitoring umfasst in der Regels:

- engmaschige oszillometrische Blutdruckmessung,
- Pulsoxymetrie,
- Mehrkanal-EKG (im optimalen Fall sollte das 12-Kanal-EKG auch auf dem Transport fortgeführt werden, es kann aber durch Fahrzeugartefakte überlagert sein),
- Atemfrequenz (Impedanzmessung über EKG),
- arterielle Druckmessung (meist über die Punktion der A. radialis),
- falls einliegender ZVK: Möglichkeit der ZVD-Messung,
- falls Beatmung: endtidale Kohlendioxidmessung (etCO$_2$), Beatmungsfrequenz, Beatmungsdrücke,
- falls IABP: zusätzliches Ballonpumpen-EKG oder zusätzliche arterielle Druckmessung zur Triggerung des Gerätes.

8.2.3 Komplikationsmanagement

Hauptaufgabe des Transportes ist es, den Patienten mit höchstmöglicher Sicherheit in die weiterführende Klinik zu bringen. Die lückenlose Fortführung bereits begonnener Therapien, ggf. deren Ergänzung und Dokumentation sind unabdingbar. Um dies zu gewährleisten, muss der Patient so auf der Trage liegen, dass Zuspritzmöglichkeiten

oder Medikamentenleitungen (z. B. bei Verschlussalarm) jederzeit gut zugänglich sind. Darüber hinaus ist die Sicherung aller venösen und arteriellen Zugänge, der O$_2$-Therapie sowie der Beatmung notwendig, ein 12-Kanal-EKG ist ggf. fortzuführen. Dislokationen müssen unbedingt vermieden werden. Nicht verwendete Zugänge sind vor dem Transport mit Kochsalzlösung zu spülen und anschließend sicher zu verschließen.

In der Frühphase des akuten Koronarsyndroms ist die Gefahr von Herzrhythmusstörungen besonders hoch. Daher empfiehlt es sich hier, insbesondere bei bereits vorhandenen ventrikulären Extrasystolen, Defibrillations-Patches aufzukleben.

Alle zusätzlich mitgeführten Geräte müssen auf dem Transport im Fahrzeug oder Hubschrauber gesichert werden können.

> **Praxistipp**
>
> Es empfiehlt sich, auch die Netzkabel der mitgeführten Geräte mitzuführen, um die Akkureserven zu schonen, sofern das Transportfahrzeug über einen 220-V-Spannungswandler verfügt.

Die ausreichende Laufdauer der Medikamente ist bei Perfusoren zu überprüfen. Aufgrund der häufig engen Platzverhältnisse bietet es sich an, die Ersatzmedikamente bereits in der abgebenden Klinik vorzubereiten. Hierbei ist besonders auf gleiche Lösungskonzentrationen Wert zu legen. Bei instabilen Patienten empfiehlt es sich, Katecholamine überlappend zu wechseln; dies bedeutet, dass eine weitere Spritzenpumpe benötigt wird, die nicht belegt sein darf. Auch ist es ratsam, zur Einschwemmung der Katecholamine ebenfalls eine Spritzenpumpe zu verwenden, um riskante Einschwemmeffekte, wie sie durch das Anheben oder Ablegen einer Infusion entstehen können, zu vermeiden. Alle Notfallmedikamente „aus der Hand" sind von dem begleitenden Arzt – ggf. auf einem Tablett – mitzuführen.

> Eine eindeutige Beschriftung mit Medikamentennamen und klarer Konzentrationsangabe ist obligat! Es empfiehlt sich die Verwendung von Medikamentenaufklebern der ISO-Norm 26825.

Die ISO-Norm 26825 gilt zwar nur für den Anästhesie- und Intensivbereich, die DGAI empfiehlt jedoch die Ausweitung auf alle Bereiche eines Krankenhauses (Deutsche Gesellschaft für Anästhesie und Intensivmedizin 2012). Somit empfiehlt sich auch deren Anwendung im Rettungsdienst sowie im Intensivtransport, um eine potenzielle Gefährdung des Patienten durch Fehlinjektionen im Bereich von Übergaben zu minimieren (Dönitz 2010).

Beim Mitführen einer Ballonpumpe wird der Transport im Optimalfall von einem Kardiotechniker begleitet. Die hier auftretenden Gefahren sind:

- Dislokation des Systems – speziell beim Ein- und Ausladen des Patienten in den RTW, da die Schlauchsysteme der IABP meist recht kurz sind,
- mangelnde Energieversorgung des Systems (vor Transportbeginn unbedingt Kontrolle der Akkus und der Heliumdruckgasflasche),
- Platzen des Ballons (Blut im gasleitenden System sichtbar).

Besonders in letzterem Fall bedarf es der sofortigen Intervention. Der Ballonkatheter ist zu entleeren, das System ist auszuschalten. Meist ist es erforderlich, die Katecholamintherapie anzupassen. Gegen das Ziehen eines geplatzten IABP-Ballons spricht das deutlich erhöhte Blutungsrisiko aus einer großen Arterie beim antikoagulierten Patienten mit Personalbindung für mindestens 20 min für die notwendige Kompression der Einstichstelle. Für das Ziehen des Ballons spricht die Ischämiegefahr durch Verlegung von abgehenden Gefäßen durch Ballonteile und die erhöhte Herzarbeit durch die partielle Obstruktion der Aorta.

Das letztendliche Vorgehen ist durch den transportbegleitenden Arzt zu entscheiden.

Eventuell ist es – je nach Wegstrecke – ratsam umzukehren und eine klinische Neuanlage durchzuführen (telefonische Rücksprache mit der abgebenden/aufnehmenden Klinik!). Auch eine bereits eingeleitete Antikoagulationstherapie/Lysetherapie spielt in diesem Zusammenhang eine wichtige Rolle (Blutungskomplikationen).

> Alle Intensivtransporte erfordern auch auf kurzen Wegstrecken in Kliniken und Aufzügen die Mitnahme der Notfallausrüstung! Hierzu zählen der Notfallkoffer, ein Beatmungsbeutel mit Reservoir, der Defibrillator sowie die Notfallmedikamente. Die Transporte sind unter ständiger Reanimationsbereitschaft durchzuführen.

? Kontrollfragen zu ▶ Abschn. 8.2
- **Frage 8.3:** Wie hoch ist der Anteil an Koronarpatienten im Intensivtransport?
- **Frage 8.4:** Die Kenntnis welcher Laborparameter ist sinnvoll bei akutem Koronarsyndrom?
- **Frage 8.5:** Nennen Sie 4 Verfahren zur Reperfusion bei myokardialer Ischämie!

8.3 Maligne Herzrhythmusstörungen

8.3.1 Überblick und Therapieoptionen

Die klinischen Symptome, die Grundlagen der Elektrophysiologie sowie der EKG-Diagnostik werden an dieser Stelle vorausgesetzt und daher nicht erneut behandelt. Im Folgenden wird vielmehr auf spezielle Situationen eingegangen, die im Intensivtransport eine Rolle spielen. Dabei ist wichtig zu wissen, dass sich Rhythmusstörungen zum einen als Komplikation – z. B. im Rahmen eines akuten Koronarsyndroms –, zum anderen aber auch als eigenständige Erkrankung manifestieren können.

Herzrhythmusstörungen lassen sich einteilen
- nach der Frequenz in
  - bradykarde Rhythmusstörungen und
  - tachykarde Rhythmusstörungen
- sowie nach dem Entstehungsort in
  - supraventrikuläre Rhythmusstörungen und
  - ventrikuläre Rhythmusstörungen.

Die Ursachen der Herzrhythmusstörungen sind komplex, es kommen in Frage (Frömke 2003):
- Störungen der Erregungsbildung,
  - ausgehend vom Sinusknoten (normotop),
  - ausgehend von anderen Zentren (ektop);
- Störungen der Erregungsleitung,
  - die Umgebung des Sinusknoten betreffend (sinuatrial),
  - die Vorhof-Kammer-Grenze betreffend (atrioventrikulär);
- Störungen der Erregungsrückbildung mit
  - Verkürzung der Refraktärzeit,
  - Verlängerung der Refraktärzeit.

Eine schnelle und effektive Behandlung ist notwendig, um den Patienten nicht zu gefährden.

Der Patient im Intensivtransport weist in der Regel eine Vortherapie auf, welche nun zu versagen droht. Auch das Intensivtransportteam ist mit dieser Situation konfrontiert. Häufig bleibt als Therapieoption nur, die hämodynamischen Auswirkungen zu stabilisieren. Der aus der Notfallmedizin bekannte Grundsatz: „Behandle den Patienten, nicht sein EKG!" hat hier eine wichtige Bedeutung.

Die ursächliche Therapie kann häufig nur in der Zielklinik erfolgen. Eine Katecholamingabe und medikamentöse antiarrhythmische Therapie gestaltet sich oft schwierig, muss aber auf dem Transport fortgesetzt und den individuellen Erfordernissen des Patienten angepasst werden.

Hierzu können die in ◘ Tab. 8.5 aufgelisteten Pharmaka eingesetzt werden, wobei die angegebenen Dosen langsam intravenös tietriert werden sollten.

Sollte sich während des Transports die Notwendigkeit ergeben, dass neben der Fortführung der bereits begonnenen medikamentösen Therapie zusätzliche Antiarrhythmika eingesetzt werden müssen, ist zu beachten, dass neben dem meist ohnehin hohen Nebenwirkungsprofil der einzelnen Medikamente (jedes Antiarrhythmikum wirkt ab bestimmten

◘ Tab. 8.5 Auswahl geeigneter Antiarrhythmika im Intensivtransport

Handelsname	Wirkstoff	Dosierung	HWZ	Nebenwirkungen
Adrekar	Adenosin	6–9–12–15 mg	5–10 s	AV-Block, Flush, Asthmaanfall
Atropin	Atropinsulfat	0,5–3,0 mg	2 h	Vagolytisch
Beloc	Metoprolol	5 mg	3–4 h	Negativ inotrop, negativ chronotrop
Brevibloc	Esmolol	50 mg	5–15 min	Negativ inotrop, negativ chronotrop
Cordarex	Amiodaron	150–300 mg	50 Tage	Proarrhythmisch, Hyperthyreose
Gilurytmal	Ajmalin	50 mg	10–20 min	Negativ inotrop, Hitzegefühl
Isoptin	Verapamil	5 mg	4–5 h	Negativ inotrop, negativ chronotrop
Lanicor	Digoxin	0,25 mg	35 h	Vegetative Symptome, Bradykardien
Suprarenin	Adrenalin	0,01–1 mg	2 min	Ischämien, Proarrhythmisch

HWZ Halbwertszeit.

Dosierungen auch proarrhythmogen) auch Interaktionen zwischen den einzelnen Medikamenten stattfinden können, die eine Herzrhythmusstörung unter Umständen sogar verschlimmern.

Gestaltet sich eine medikamentöse Therapie letztlich selbst in Herzzentren als unmöglich, bleibt auch hier den Patienten nur eine chirurgische Intervention. Dafür gibt es 3 Möglichkeiten:

- Schrittmacherimplantation,
- Implantation eines Kardioverters bzw. Defibrillators (ICD),
- Ablation zusätzlicher (akzessorischer) Leitungsbahnen; diese werden häufig für das Auftreten von Präexzitationsphänomenen verantwortlich gemacht. Beispielhaft sei hier das Wolff-Parkinson-White-Syndrom genannt, welches sich als anfallsweises Herzjagen manifestiert. Dabei besteht beim Auftreten von Vorhofflimmern infolge schneller Überleitung die Gefahr des Kammerflimmerns.

Besondere Ursache von Herzrhythmusstörungen sind Defekte von implantierten Kardioverter-Defibrillatoren (ICD) und Schrittmachern. Auch hier reichen die Gründe der „Betriebsstörung" von der einfachen Batterieerschöpfung über einen Elektrodenbruch bis bin zu vielfältigen, aber seltenen Störungen der Geräteelektronik selbst.

In diesen Fällen ist es erforderlich, umgehend Kenntnisse über das implantierte Gerät einzuholen. Die Patienten tragen i. d. R. einen Schrittmacherausweis mit sich. Aus ihm können neben dem Implantationsdatum auch wichtige Geräteeigenschaften sowie Art und Funktion des Betriebs- und Stimulationsmodus entnommen werden. Die Geräte lassen sich per Magnetauflage in einen festen, „starren" Modus umschalten, bei einem ICD kann z. B. bei Überstimulation die automatische Defibrillation ausgeschaltet werden. Nach Möglichkeit sollte das implantierende Zentrum angefahren werden.

> Jeder ICD besitzt auch Schrittmacherfunktionen, aber ein Schrittmacher ersetzt keinen ICD.

8.3.2 Besonderheiten beim Transport und Komplikationsmanagement

In erster Linie sei hier auf die aktuellen Guidelines zur Reanimation und auf die Standards in der Antiarrhythmikatherapie verwiesen. Zunächst ist – ebenso wie bei den zuvor besprochenen ACS-Patienten – die ständige Intubations- und Reanimationsbereitschaft herzustellen.

Aus Gründen der Effektivität, aber auch der Arbeitssicherheit des Personals sei im Falle häufiger Kardioversionen/Defibrillationen auf die Verwendung von Klebeelektroden hingewiesen. Es empfiehlt sich, sog. Kombipads zu verwenden, die sowohl zur Kardioversion als auch als externe Schrittmacher eingesetzt werden können. Im Falle, dass Patienten als Schrittmacher- oder ICD-Träger bekannt sind, empfiehlt es sich, einen Abstand von ca. 10 cm zwischen den Defibrillations-Patches und den Implantaten einzuhalten.

Die Beurteilung des EKG auf dem Transport kann sich durch verschiedene Ursachen schwierig gestalten, erwähnt seien hier besonders Fahrbahnunebenheiten (Artefakte) sowie Störungen durch Spannungsfelder, wie sie z. B. beim Überqueren von Eisenbahnbrücken, Bahnübergängen etc. vorkommen können.

Auch auf die Lage der zentralen Venenkatheter sei hier hingewiesen: Sind diese zu tief eingeführt und liegen daher im Vorhof oder tiefer, so können auch hierdurch schwere lebensbedrohliche Rhythmusstörungen verursacht werden. Dies hat leider schon zum ITW-(Fehl-)Einsatz geführt. Im Zweifelsfall sollte man auch einen zweiten Blick auf das Röntgenthoraxbild werfen, ein solches ggf. anfertigen lassen.

? **Kontrollfragen**
- **Frage 8.6:** Wie können Herzrhythmusstörungen eingeteilt werden?
- **Frage 8.7:** Nennen Sie 3 Ursachen, die zu Betriebsstörungen von Schrittmacheraggregaten bzw. ICDs führen können!
- **Frage 8.8:** Welche Störungen können die Beurteilung des EKG auf dem Transport erschweren?

8.4 Aneurysmen und Dissektionen der Aorta

8.4.1 Überblick und Therapieoptionen

Als Aortenaneurysma bezeichnet man eine krankhafte Erweiterung und dadurch resultierende Instabilität der Gefäßwand in der Hauptschlagader (Aorta). Dabei wird nach der Lokalisation zwischen Aneurysmen im Bereich des Thorax (TAA), solchen des Abdomens (AAA oder BAA [Bauchaortenaneurysma]) und schließlich der Kombination beider, dem thorakoabdominalen Aortenaneurysma (TAAA), unterschieden.

Bei fortgeschrittenem Aneurysma droht dessen Ruptur, welche mit einer sehr hohen Sterblichkeitsrate verbunden ist. Klinisch differenziert man zwischen asymptomatischen, symptomatischen und rupturierten Aneurysmen. Beim asymptomatischen (schmerzfreien) Aneurysma handelt es sich häufig um einen Zufallsbefund. Beim symptomatischen Aneurysma stehen die Symptome, bei den rupturierten Aneurysmen die Kreislaufsituation im Vordergrund. Dabei erscheint die Therapie des rupturierten Aneurysmas unter präklinischen Bedingungen meist infaust.

Als Aortendissektion bezeichnet man eine Aufspaltung der Wandschichten der Aorta, die meist von einem Einriss der inneren Gefäßwand (Tunica intima) ausgeht. Hieraus resultiert eine Einblutung zwischen den einzelnen Wandschichten. Dies vom Patient zumeist als höchst schmerzhaft und bedrohlich empfundene Ereignis ist unmittelbar lebensgefährlich, da eine Minderperfusion von Organen im Versorgungsgebiet der Dissektion und eine komplette Ruptur der Aorta und droht. Die Einteilung der Aortendissektionen zeigt ◘ Abb. 8.1.

Die Aortendissektion ist einer der dringlichsten Notfälle in der Herz- und Gefäßchirurgie; ihre Diagnostik ist anspruchsvoll, weil sie

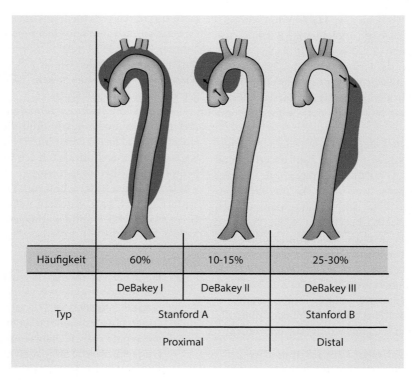

Häufigkeit	60%	10-15%	25-30%
	DeBakey I	DeBakey II	DeBakey III
Typ	Stanford A		Stanford B
	Proximal		Distal

◘ **Abb. 8.1** Klassifikation der Aortendissektion

sofort den Einsatz moderner bildgebender Verfahren erfordert, welche nicht überall verfügbar sind. Die hohe Sterblichkeitsrate zwingt zu einer unverzüglichen Klärung der Verdachtsdiagnose mittels transösophagealer Echokardiographie (TEE), Kontrastmittel-Computertomographie (CT) oder Magnetresonanztomographie (MRT).

Die operative Versorgung erfolgt je nach Organisationsstruktur der versorgenden Klinik und Typendiagnostik durch Gefäßchirurgen und/oder Herzchirurgen ggf. unter Einsatz einer Herz-Lungen-Maschine. Je nach angewendeten chirurgischen Verfahren kann ein kurzzeitiger hypothermer Herz-Kreislauf-Stillstand für die Operation erforderlich sein.

8.4.2 Besonderheiten beim Transport

In Abhängigkeit von der Kreislaufstabilität des Patienten ist der Transport via RTH/ITH zu bevorzugen, da jede weitere Erschütterung die Ruptur eines Aneurysmas oder einer Dissektion zur Folge haben kann. Ebenso kann es angesichts des Zeitfaktors andererseits auch notwendig sein, den Patienten mit einem herkömmlichen RTW zu transportieren, da der Vorlauf einer ITW-Anforderung zu lange dauern würde (z. B. nachts).

Bei aller gebotenen Eile ist der Patient so schonend wie möglich umzulagern. Trotz Kreislaufinstabilitäten sollte eine milde Hypotension toleriert werden, da jeglicher Anstieg des systolischen Blutdrucks durch Katecholamine oder Volumengabe den Druck auf das Gefäßsystem erhöht. Als Zielwert kann hier ein systolischer Blutdruck von 100 bis max. 120 mm Hg angegeben werden. Zusätzliche stressbegünstigende Faktoren sollten vom Patienten ferngehalten werden.

In puncto Analgosedierung sei darauf hingewiesen, dass bei einem gedeckt rupturierten Aortenaneurysma eine Relaxation frühestens auf dem OP-Tisch erfolgen sollte, wenn der gewaschene Chirurg bereits das Skalpell in der Hand hält, da die Muskelspannung der Bauchdecke häufig zur Kompression des betreffenden Gefäßgebietes beiträgt. Eine präklinische Narkoseeinleitung ist daher als Ultima Ratio anzusehen.

Im Rahmen der Narkoseeinleitung verursachte Reize wie z. B. die Passage des Endotrachealtubus durch die Stimmritze werden durch vorherige Lokalanästhesie der Stimmbandebene mittels Lidocain-Spray gemindert und dem unter Umständen damit verbundenen Husten- und/oder Würgereflex entgegengewirkt, da dieser zu Blutdruckspitzen führen kann, welche mit der Gefahr der Ruptur des Aneurysmas verbunden sind.

> **! Cave**
> Der rasche und schonende Transport steht im Vordergrund. Die freie Ruptur einer Dissektion oder eines Aneurysmas ist unter präklinischen Voraussetzungen in der Regel nicht zu beherrschen. Nur eine rasche operative Versorgung kann den Patienten retten.

> **? Kontrollfragen zu ▶ Abschn. 8.4**
> — **Frage 8.9:** Welche Einteilung der Aortendissektionen kennen Sie?
> — **Frage 8.10:** Welche weiterführende Diagnostik kommt bei der Aortendissektion in der Klinik in Frage?
> — **Frage 8.11:** Welche „Maßnahme" hat im Bereich des Komplikationsmanagements bei der Aortendissektion Priorität?

8.5 Lungenembolie

8.5.1 Überblick und Therapieoptionen

Die Lungenembolie ist der teilweise oder vollständige Verschluss der Lungenarterien durch Embolisation von nicht ortsständigem Material. In Deutschland führt sie zu ca. 30.000 Todesfällen/Jahr. Davon ereignen sich bis zu 90% innerhalb der ersten 2 Stunden nach Symptombeginn. In über 90% der Fälle stammt der Embolus aus dem Einstromgebiet der V. cava inferior.

Die Lungenembolie bewirkt eine Störung der Oxygenierung und der Hämodynamik. Die häufigste Todesursache bei der fulminanten Lungenembolie ist das Rechtsherzversagen. Sie ist keine Störung der Ventilation. Sie kann in jedem Lebensalter auftreten, wenngleich ihr Häufigkeitsgipfel sich um das 70. Lebensjahr befindet (Rossaint 2008).

Neben Thromben kommen die folgenden weiteren Ursachen in Frage:
- Luft (Verletzung zentraler Venen, Caisson-Krankheit),
- Tumorfragmente,
- Fruchtwasser,
- Knochenmark, Fett (traumatisch, Frakturen langer Röhrenknochen),
- septische Embolien.

■ **Allgemeine Maßnahmen**
- Aufrechterhaltung und Stabilisierung der Vitalfunktionen.
- Lagerung: halbsitzend, immobilisiert.
- Oxygenierung: ca. >6 l O_2/min über Maske, ggf. Intubation und Beatmung mit 100%.
- Schaffung eines sicheren periphervenösen Zugangs und Anlegen einer Vollelektrolytinfusion.
- EKG-Monitoring.
- Innerklinisch Anlage einer arteriellen Kanüle und eines zentralen Venenkatheters.

■ **Medikamentöse Therapie**
- Analgosedierung.
- Antikoagulation: Heparin bei fehlender Kontraindikation bereits bei V. a. Lungenembolie.
- Bei hämodynamischer Instabilität: Volumengabe (bis 500 ml) zur Erhöhung der rechtsventrikulären Vorlast bei niedrigem ZVD.
- Wenn Pulmonalarteriendruck erhöht oder klinisch massiv gestaute Halsvenen: Nitro-Perfusor nur bei Patienten mit ausreichendem systolischem Blutdruck.

- Bei Hypotension: Noradrenalin (Arterenol) mit dem Ziel der verbesserten rechtsventrikulären Perfusion.
- **Akut-Lysetherapie**: mit der Gefahr von relevanten Blutungen. Bei 1–2% der Lysepatienten ist mit letalen Blutungen zu rechnen.

> **Kontraindikationen der Lysetherapie**
> - **Absolute Kontraindikationen der Lyse:**
>   - aktive Blutung
>   - kürzlich stattgefundene intrazerebrale Blutungen
> - **Relative Kontraindikationen der Lyse:**
>   - Operation in den letzten 10 Tagen
>   - Apoplex innerhalb der letzten 2 Monate
>   - gastrointestinale Blutung in den letzten 10 Tagen
>   - schweres Trauma in den letzten 15 Tagen
>   - arterieller Hypertonus (systolisch >180 mm Hg oder diastolisch >110 mm Hg)

Die Lysetherapie kann u. a. mit den nicht-fibrin-spezifischen Fibrinolytika Streptokinase und, Urokinase oder mit den fibrin-spezifischen Fibrinolytika Alteplase (rt-PA), Reteplase oder Tenecteplase erfolgen (Guidelines der AHA; American Heart Association 2011).

Bei Lyseversagen Notfallmäßige Embolektomie unter Einsatz der extrakorporalen Zirkulation (Herz-Lungen-Maschine) in einem gefäßchirurgischen/kardiochirurgischen Zentrum.

■ **Therapieziele:**
- Hämodynamische Stabilisierung.
- Verhinderung eines weiteren appositionellen Thromboswachstums.
- Rekanalisierung des verschlossenen Gefäßes.
- Verhinderung von Reembolien.

8.5.2 Besonderheiten beim Transport

Um einen reibungslosen Transport zu gewährleisten, sind zunächst alle wichtigen patientenspezifischen Informationen einzuholen. Wichtig ist vor allem das Wissen darum, ob bereits eine Lysetherapie eingeleitet wurde oder nicht. Hieraus sind wichtige Unterschiede in Bezug auf das Komplikationsmanagement abzuleiten. Ein weiteres Augenmerk gilt den erhobenen Laborparametern. Besteht eine Leukozytose, sind die D-Dimere erhöht? Gibt es einen verzögerten LDH-Anstieg und eine Troponin-I-Erhöhung?

> Sind die Messwerte für D-Dimere normal, ist eine Lungenembolie nahezu ausgeschlossen (Sensitivität >98% und Spezifität von >70%)! Postoperativ kann der Test jedoch nicht verwertet werden, da operative Eingriffe die D-Dimer-Werte ebenso erhöhen.

Die D-Dimer-Werte sind weiterhin ebenso erhöht bei Infektionen, Sepsis, Karzinom, in der Schwangerschaft, in den ersten 4 Wochen nach Traumata und bei Herz- und Nierenversagen. Bei einem akuten Koronarsyndrom sind sie dagegen nur leicht erhöht (Fresenius u. Heck 2008). Das Monitoring umfasst im Wesentlichen die bereits aus der Notfallmedizin bekannten Parameter. In Abhängigkeit von der Vorversorgung des Patienten können jedoch weitere Parameter hinzukommen, wie z. B. der ZVD (zentraler Venendruck) oder die invasive Blutdruckmessung.

> **Cave**
> Der im Zusammenhang mit der Lungenembolie häufig als diagnostisches Kriterium beschriebene SI-QIII-Typ im EKG stellt aufgrund einer Sensitivität von lediglich 10% kein zuverlässiges Zeichen der Lungenembolie dar.

> Sind im EKG Symptome für eine Lungenembolie zu finden, handelt es sich dabei meistens um Zeichen für einen Rechtsschenkelblock, welcher jedoch auch z. B. aus einer chronischen Rechtsherzbelastung bei pulmonalarterieller Hypertonie resultieren kann.

8.5.3 Komplikationsmanagement

Der Blutungskomplikation bei bereits eingeleiteter Lysetherapie steht die Ausweitung der Lungenembolie mit Zunahme des Schweregrades gegenüber. Beide spielen für den Patienten eine nicht zu unterschätzende Rolle und können im Extremfall zu einem letalen Ausgang führen. Kommt es auf einem Transport zu Blutungen, bestehen außerklinisch kaum Möglichkeiten, diese zu limitieren. Hingegen besteht bei Patienten mit einer oder mehrerer Kontraindikationen für eine Lysetherapie die Gefahr, dass sich die Lungenembolie in zunehmendem Maße manifestiert und ausweitet. Die Prognose nach einer eventuellen kardiopulmonalen Reanimation ist als schlecht einzuschätzen.

> **Cave**
> Entscheidet sich der Transportarzt trotz Kontraindikationen für eine Lysetherapie, sollte mit schwerwiegenden Blutungskomplikationen gerechnet werden. Die Zielklinik sollte hierüber im Vorfeld informiert werden, damit eine rasche operative Blutstillung ermöglicht wird.

> **Kontrollfragen zu ▶ Abschn. 8.5**
> - **Frage 8.12:** Nennen Sie 6 Ursachen, die zu einer Lungenembolie führen können!
> - **Frage 8.13:** In welchem Lebensalter liegt der Häufigkeitsgipfel der Lungenembolie?
> - **Frage 8.14:** Welche absoluten oder relativen Kontraindikationen gelten für die Lysetherapie?
> - **Frage 8.15:** Was muss bei der Abwägung einer Lysetherapie bedacht werden, wenn Kontraindikationen dagegen bestehen?

8.6 ARDS (Acute Respiratory Distress Syndrome)

8.6.1 Überblick und Therapieoptionen

Als ARDS (Acute Respiratory Distress Syndrome, akutes Atemnotsyndrom des Erwachsenen) wird die massive Reaktion der Lunge auf verschiedene schädigende Faktoren bezeichnet; unabhängig davon, ob die daraus resultierenden pulmonalen Entzündungsmechanismen primär pulmonal oder systemisch ausgelöst werden. Etwa 75% der Erkrankungen werden den Ursachen Polytrauma, Pneumonie, Sepsis und Aspiration zugeschrieben.

Synonyme Bezeichnungen für das ARDS sind akutes progressives Lungenversagen oder Schocklunge.

Für die Beurteilung des Schweregrads ist der sogenannte Horovitz-Quotient von Bedeutung. Er wird aus dem Quotienten von arteriellem Sauerstoffpartialdruck (p_aO_2) und der inspiratorischen Sauerstofffraktion (F_iO_2) berechnet.

> **Beispiel**
> p_aO_2 = 200 mmHg, F_iO_2 = 0,5
> Horovitz-Quotient = p_aO_2/F_iO_2
> = 200 mmHg/0,5 = 400 mmHg

Die Kriterien für das Vorliegen eines ARDS sind nach der Berlin-Definition von 2011 wie folgt:
- Timing: Auftreten innerhalb einer Woche.
- Radiologie: Beidseitige Infiltrate im Röntgen-Thorax oder in der Computertomographie.
- Ursache: Respiratorisches Versagen ist nicht erklärt durch Herzversagen oder Hypervolämie.
- Oxygenierung: Bei einem positiven endexpiratorischen Druck von >5 cmH$_2$O:
  - mildes ARDS: Horovitz-Quotient 201–300 mm Hg
  - moderates ARDS: Horovitz-Quotient 100–200 mm Hg
  - schweres ARDS: Horovitz-Quotient <100 mm Hg

Neben den bereits genannten Ursachen kommen ferner in Frage:

- **Direkte Lungenschädigung**
  - Aspiration von Salz-/Süßwasser („Beinahe-Ertrinken") oder Magensaft
  - Inhalation toxischer Gase (z. B. Rauchgas)
  - Inhalation von hyperbarem Sauerstoff

- **Indirekte Lungenschädigung**
  - Massentransfusion.
  - Akute Pankreatitis.
  - Medikamente.
  - Verbrennungen.
  - Schock („Schocklunge").

Pathophysiologie

Es werden drei Stadien fortschreitender Erkrankung durchlaufen, die unabhängig von den auslösenden Faktoren sind:

- **1. Exsudative Phase**
Unter Einwirkung verschiedener Noxen kommt es innerhalb kürzester Zeit (Stunden) zur Schädigung des lungeneigenen Gefäßendothels und der Alveolarepithelzellen des Typs I, wodurch die Wand zwischen Lungenbläschen und Blutbahn vermehrt durchlässig wird für Makromoleküle (Proteine), Zellen und Flüssigkeit. Dadurch entwickelt sich ein proteinreiches interstitielles (zwischen Alveolar- und Kapillarwand gelegenes) Ödem. Klinisch ist dieses Stadium durch eine Hypoxämie und bei spontanatmenden Patienten eine kompensatorische Hyperventilation (Abfall von p_aO_2 und p_aCO_2, respiratorische Alkalose) gekennzeichnet.

- **2. Frühe proliferative Phase**
Alveolarzellen des Typs II gehen zugrunde, wodurch weniger Surfactant gebildet wird. Es folgt ein Flüssigkeitsübertritt in die Alveolen (alveoläres Lungenödem). Innerhalb der Alveolen und Alveolargänge bilden sich hyaline Membranen aus. In den Kapillaren finden sich Mikrothromben. Dieses Stadium ist potenziell

reversibel. Es kommt zu einer respiratorischen Verschlechterung mit zunehmender Atemnot und radiologischen Veränderungen der Lunge (beidseitige fleckige, streifige Verdichtung).

■ **3. Späte proliferative Phase**

In dieser Phase wird die Lunge fibrotisch umgebaut. Die Membran zwischen Alveole und Kapillar ist bis zu 5-fach verdickt. Es kommt zu einer Perfusions- und Diffusionsverschlechterung. Dieses Stadium verläuft oft tödlich und ist in der Regel irreversibel. Klinisch besteht eine Globalinsuffizienz (Hypoxämie und Hyperkapnie, Abfall von p_aO_2, Anstieg von p_aCO_2, respiratorische Azidose), und es kommt zu einer weiteren radiologischen Veränderung in Form von beidseitigen Verschattungen.

> Die Eckpfeiler der Therapie des ARDS bestehen in der Behandlung der auslösenden Ursache, der Störung der Oxygenierung und der Decarboxylierung (CO_2-Elimination).

Zu den symptomatischen Behandlungsstrategien gehören:
– Beatmung und alternative Verfahren,
– Bauchlagerung, ggf. Rotationslagerung,
– Medikamente,
– Ernährung.

❗ **Cave**
Im Verlauf des ARDS nimmt die Hypoxie zu, und die meisten Patienten benötigen eine Intubation und Beatmung, die aber nicht der physiologischen Atmung entspricht. Die oftmals notwendigen hohen Beatmungsdrücke können zu Überblähung und Barotrauma führen. Dies hat eine weitere Schädigung der Lunge zur Folge.

Klar empfohlen wird ein sogenanntes lungenprotektives Beatmungsverfahren möglichst mit Erhalt der Spontanatmung für die Behandlung des ARDS. Hierbei erfolgt die Beatmung mit niedrigen Tidalvolumina von 6 ml/kg bezogen auf das ideale Körpergewicht. Dies kann zwar mit einer Hyperkapnie einhergehen, der dann aber mit einer erhöhten Atemfrequenz bis 30/min teilweise entgegengewirkt wird. Zudem werden höhere p_aCO_2-Werte toleriert (permissive Hyperkapnie).

Die lungenprotektive Beatmung sollte mit einem positiven endexspiratorischen Druck (PEEP) kombiniert werden. Das optimale PEEP-Niveau kann entweder anhand von Messparametern wie der Druck-Volumen-Kurve oder aus einer validierten Tabelle mittels der inspiratorischen Sauerstoffkonzentration F_iO_2 abgeschätzt werden. Bei Letzterer werden beispielsweise bei einer F_iO_2 von 0,3 ein PEEP von 3 cm H_2O und bei einer F_iO_2 von 0,6 ein PEEP von 10 cm H_2O empfohlen.

Praxistipp

Optional steht bei intubierten Patienten die Anreicherung der Inspirationsluft mit Stickstoffmonoxid (iNO) zur Verfügung. Dabei kommt es zu einer selektiven Relaxierung der glatten Gefäßmuskulatur in den ventilierten Lungenabschnitten, wodurch die Durchblutung in diesen Bereichen gesteigert wird. Hierdurch sinken der pulmonale Hochdruck und das Shuntvolumen. Einen ähnlichen Effekt erzielt die Applikation von vernebeltem Iloprost (z. B. Ilomedin, Ventavis), das sich jedoch in der intrazellulären Wirkweise von Stickstoffmonoxid unterscheidet.

Kollabieren von Lungenarealen Durch den Untergang der Alveolarzellen Typ II und dem daraus resultierenden Mangel an Surfactant kommt es im Verlauf zur Zunahme der alveolären Oberflächenspannung und zum Kollabieren von Lungenarealen. Bereits 1992 wurde das „Open-lung-Konzept" vorgestellt, dessen Ziel es ist, über eine kurzzeitige Erhöhung des intrapulmonalen Druckes kollabierte Lungenareale zu öffnen und durch einen PEEP offen zu halten (u. a. Schäfer).

Die Wiedereröffnung kollabierter (atelektatischer) Lungenareale kann über einen Inspirationsdruck von 40–50 cmH_2O über 30–120 s erfolgen. Aufgrund von Komplikationen wie Pneumothorax und hämodynamische Störungen sollte das Konzept jedoch nicht unkritisch – und keinesfalls prophylaktisch – angewendet werden.

Darüber hinaus besteht die Möglichkeit der extrakorporalen Verfahren wie der pECLA („pumpless extracorporeal lung assist") oder der ECMO (extrakorporale Membranoxygenierung). Bei der pECLA wird eine Membranlunge zwischen eine großlumige Arterie und Vene geschaltet (meist Leistengefäße). Abhängig vom Herzzeitvolumen kann dadurch eine geringe Verbesserung der Oxygenierung und weitgehende Elimination des CO_2 (Decarboxylierung) erreicht werden.

Die ECMO, welche beim ARDS meist venovenös in den Kreislauf integriert wird, ist von der Herz-Lungen-Maschine (HLM) abgeleitet. Sie ist in der Lage, auch bei stärkster Einschränkung der Lungenfunktion eine Oxygenierung und Decarboxylierung aufrechtzuerhalten. Bei konventionell nicht beherrschbarer Hypoxie sollte daher eine ECMO erwogen werden (Peek et al. 2009).

Therapieoptionen Zusammenfassend ergeben sich somit folgende Therapieoptionen:
- lungenprotektive Beatmung,
- positiver endexspiratorischer Druck (PEEP)
- Spontanatmung unter Anwendung moderner Beatmungsverfahren (APRV, BiPAP),
- Bauchlagerung und/oder Rotation,
- ggf. Inhalation von Stickstoffmonoxid (iNO),
- ggf. extrakorporale Membranoxygenierung (ECMO),
- Optimierung des Herzzeitvolumens (HZV),
- gezielte Antibiotikatherapie bei Infektionen,
- Glucocorticoide in der Spätphase,
- enterale Spezialdiät.

8.6.2 Besonderheiten beim Transport

Der Transport von ARDS-Patienten setzt voraus, dass hierfür ein geeignetes Beatmungsgerät vorhanden ist, welches vorzugsweise sowohl zur invasiven als auch zur nichtinvasiven Beatmung zugelassen ist. Weiterhin sollte die Möglichkeiten zur Mitnahme von Geräten vorhanden sein, dies gilt insbesondere für
- die iNO,
- die Blutgasanalyse (insbesondere bei längeren Transportstrecken),
- die ECMO/pECLA.

Darüber hinaus ergeben sich Besonderheiten durch die Lagerung des Patienten.

> **Der immobile Intensivpflegepatient sollte 2-stündlich umgelagert werden.**

Dies ist für einen ARDS-Patienten besonders wichtig, damit eine gleichmäßige und regelmäßige Belüftung aller Lungenabschnitte gewährleistet ist. Mit Blick auf die Sicherheit ist dies allerdings nur in einem Transportsystem möglich, in dem ein Patientenbett aufgenommen werden kann. Neben der klassischen Oberkörperhochlagerung eignet sich für den Transport auf einer Trage auch die 30°-Seitenlage, die beidseits durchgeführt werden kann. Die Möglichkeiten des Tragetischsystems sollten hierbei ebenfalls nicht außer Acht gelassen werden.

Die Bauchlagerung bzw. die 135°-Seitenlagerung ist im Intensivtransport aufgrund der deutlich eingeschränkten Interventionsmöglichkeiten nur mit besonderer Vorsicht und unter strenger Indikationsstellung durchzuführen und sollte – wie die 90°-Seitenlage – nur in einem Intensivbett erfolgen.
- Bei jeder Umlagerung des Patienten erfolgt eine Änderung der Diffusions-Perfusions-Verhältnisse in der Lunge. Darüber hinaus können Sekretanhäufungen mobilisiert werden und Atelektasen sich eröffnen. Dies kann zu einem kurzzeitigen Abfall der S_pO_2 und des p_aO_2 führen. Die ständige Absaugbereitschaft ist daher obligat, da die anfallenden Sekretmengen die Atemwege verlegen können. Eine BGA ca. 10 min nach dem Lagerungsmanöver gibt Aufschluss über die Stabilität der Oxygenierung und den Erfolg der Maßnahme.

8.6.3 Komplikationsmanagement

Vor Antritt der Fahrt ist zu überprüfen, ob die Gase (med. O_2, ggf. NO) für die Transportdauer ausreichen. Gleiches gilt für die Akkusysteme des Fahrzeuges und der mitgeführten Geräte (Intensivbeatmungsgerät, NO-Gerät, Blutgasanalysegerät, Monitor), sofern das benutzte Fahrzeug nicht über ein 220-Volt-System (Spannungswandler) verfügt.

Für *spontan atmende Patienten* gilt es, die Zeichen der respiratorischen Erschöpfung rechtzeitig zu erkennen und im Bedarfsfall eine unterstützende NIV-Beatmung anzubieten oder eine endotracheale Intubation durchzuführen.

Beim Transport *beatmeter Patienten* sind die entsprechenden Ersatztuben bzw. Trachealkanülen mitzuführen oder ggf. zu ergänzen. Dass hier jeweils auch die Systeme eine Größe kleiner und größer vorhanden sind, ist obligat.

Auch der Verbrauch von Absaugkathetern und die Anzahl benötigter steriler Einmalhandschuhe darf nicht unterschätzt werden. Gegebenenfalls kann hier auf geschlossene Systeme zurückgegriffen werden, die am Patienten verbleiben können. Ansonsten ist den Aero-Flow-Kathetern der Vorzug zu geben, da sie über ein Luftkissen verfügen, welches das Festsaugen an der Tracheawand und damit die Gefahr von Verletzungen und Mikroblutungen minimiert (◘ Abb. 8.2).

Besonders strenge Aufmerksamkeit ist bei einem liegenden Pulmonalarterienkatheter (PA-Katheter, PAK) vonnöten. Da dieser mit Hilfe eines „aufblasbaren" Ballons über die Vena jugularis interna durch das Herz in die Pulmonalarterie eingeschwemmt wird, muss dieser Ballon nach Erreichen der Wedge-Position unbedingt entlüftet werden (2-ml-Spritze). ◘ Abb. 8.3 zeigt die korrekte Lage und verdeutlicht die Situation.

 Cave
Der geblockte Ballon verhindert einen weiteren Blutfluss in der A. pulmonalis und entspricht somit einer funktionellen Lungenembolie. Unerkannt bedeutet dies akute Lebensgefahr für den Patienten. Der PA-Katheter sollte deshalb vor Transportbeginn auf ZVD-Niveau zurückgezogen werden!

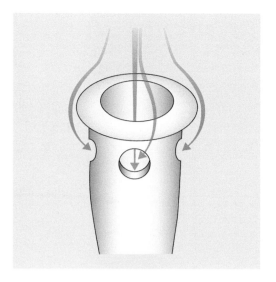

◘ **Abb. 8.2**   Funktionsprinzip des Aero-Flow-Katheters

❓ **Kontrollfragen zu ▶ Abschn. 8.6**
  − **Frage 8.16:** Nennen Sie 4 mögliche Erkrankungen eines Intensivpatienten, die ein Versagen des respiratorischen Systems zur Folge haben können!
  − **Frage 8.17:** Nennen Sie die 4 Kriterien des ARDS nach den Berlin-Kriterien von 2011!
  − **Frage 8.18:** Nennen Sie jeweils 3 Beispiele für eine direkte und indirekte Lungenschädigung!
  − **Frage 8.19:** Nennen Sie die 3 Phasen, die im Verlauf des ARDS auftreten können!
  − **Frage 8.20:** Welche spezielle Therapie steht für das ARDS zur Verfügung?

8.7 Der schwerbrandverletzte Patient

8.7.1 Übersicht und Therapieoptionen

Weltweit stehen Verbrennungen im Gesamtunfallgeschehen an dritter Stelle. In Deutschland erleiden jährlich 15.000–20.000 Menschen einen Verbrennungsunfall, davon enden ca. 1.000 im primären Verlauf tödlich. Rund 1% der Patienten benötigen intensivmedizinische

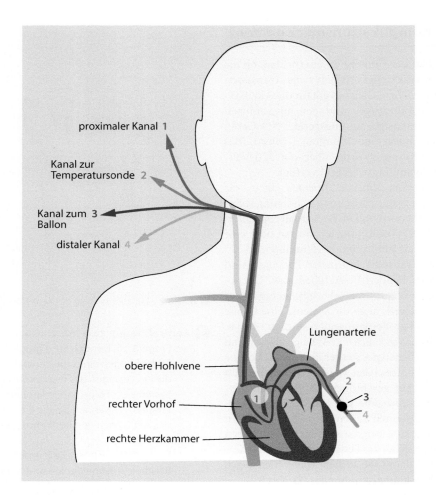

proximaler Kanal 1

Kanal zur
Temperatursonde 2

Kanal zum 3
Ballon

distaler Kanal 4

Lungenarterie

obere Hohlvene

rechter Vorhof

rechte Herzkammer

☐ Abb. 8.3   Funktionsprinzip des Pulmonalarterienkatheters

Behandlung. Derzeit gibt es in Deutschland 20 Zentren mit 121 Betten für Erwachsene und 16 Zentren mit 50 Betten für Kinder (Ullrich et al. 2005, S. 432).

❯ Die Erstversorgung erfolgt häufig durch Laien. Die hier angewendete Kaltwassertherapie wird z. Zt. sehr kontrovers diskutiert. Beim Schwerbrandverletzten können eine Vasokonstriktion im Brandbereich mit verschlechterter Heilung und eine Unterkühlung resultieren. Die Unterkühlung wiederum kann sich auf die Gerinnung negativ auswirken.

❗ Cave
Ein vorliegendes Inhalationstrauma verschlechtert die Prognose des Patienten gravierend. Diese Patienten sind als intoxikiert anzusehen, da die eingeatmeten Rauchgase (Kohlenmonoxid u. a.) eine toxische Zerstörung der Alveolen bewirken. Ebenso kann es zu thermischen Schäden am Trachealbaum kommen.

Kohlenmonoxid (CO) besitzt eine 300-fach höhere Affinität zum Hämoglobin als Sauerstoff. Im Rahmen des Monitorings ist zu beachten, dass die Kohlenmonoxidintoxikation durch die herkömmliche Pulsoxymetrie, welche durch Infrarotspektrometrie in 3 Wellenlängen erfolgt, nicht detektiert werden kann, ob es sich bei dem an das Hämoglobin gebundene Gas um Sauerstoff oder um Kohlenmonoxid handelt. Dies führt zu falsch hohen Werten trotz bestehender Hypoxämie.

> ❯ Eine genauere Differenzierung ist nur durch eine Blutgasanalyse mit Messung der Partialdrücke oder durch Infrarotspektrometrie möglich, bei welcher weitere Wellenlängen zum Einsatz kommen, die die fraktionellen Anteile (CO-Hb, Met-Hb) separieren können (Rainbow-Technologie).

Initial sollte der Schwerbrandverletzte Patient direkt in eine Verbrennungsklinik gebracht werden. Wenn diese nicht in einer vertretbaren Zeit erreicht werden kann, kann der nächste Schockraum angefahren werden. Für die folgenden Patientengruppen wird jedoch eine Sekundärverlegung als Intensivtransport in ein Verbrennungszentrum empfohlen:

- Patienten mit zweit- und drittgradigen Verbrennungen von mehr als 10% Körperoberfläche,
- Kinder und alte Patienten mit Verbrennungen von mehr als 10% Körperoberfläche,
- Verbrennungen im Gesicht, an Händen, an den Füßen und im Genitalbereich,
- Inhalationsschäden,
- Verbrennungen durch Strom,
- chemische Schäden der Haut,
- Patienten mit Zusatzverletzungen,
- bewusstlose Brandverletzte.

Da Verlegungen von schwerbrandverletzten Patienten auch erst am 2. oder 3. Tag nach dem Ereignis stattfinden können, ist es notwendig, die Verbrennungskrankheit näher zu betrachten. Es handelt es sich um ein eigenständiges Krankheitsbild, welches im Verlauf weitere Schäden an allen Organen oder Organsystemen auslöst. Der Schweregrad hängt dabei von unterschiedlichen Faktoren ab:

- Verbrennungsbezirk,
- Verbrennungsgrad,
- Lebensalter,
- Begleitverletzungen/-erkrankungen.

Typischerweise verläuft die Verbrennungskrankheit in 3 Phasen:

Phase 1 – Permeabilitätsstörung   Tag 1: Durch die direkte Schädigung der Haut werden die Kapillaren für Wasser, Elektrolyte und Eiweiß durchlässig. Es kommt zum Verbrennungsödem. Bei fehlendem Flüssigkeitsersatz entwickelt sich folglich ein Volumenmangelschock mit nachfolgendem Nierenversagen.

Phase 2 – Resorptions- und Intoxikationsphase   Tag 2 bis 8: Nach frühestens 24 h ist das Kapillarleck geschlossen, und es beginnt die Rückresorption des Ödems. Dies wird durch Diuretika unterstützt. Das fehlende Eiweiß wird von der Leber neu synthetisiert. Durch die massive Volumenverschiebung kann gerade bei kardial vorgeschädigten Patienten eine Dekompensation auftreten. Am Ende der ersten Woche kann es zu einer Anämie kommen. Ursache hierfür sind die initial zerstörten Erythrozyten. Darüber hinaus wird die Erythropoese über Wochen bis Monate gehemmt, wobei der genaue Mechanismus noch nicht geklärt ist.

Phase 3 – Hypoproteinämie-, Hypermetabolismus- und Infektionsphase   Diese Phase hält an, bis alle Wunden verschlossen sind. Das kann unter Umständen mehrere Wochen bis Monate dauern. Dabei treten verschiedene typische krankheitstypische Veränderungen auf:

- **Hypoproteinämie:** Proteine gehen über die offenen Wunden verloren und müssen entsprechend ersetzt werden. Eine gute Wundheilung ist ohne eine ausreichende Eiweißsubstitution nicht möglich.
- **Hypermetabolismus:** Bei keiner anderen Verletzung sind die Ansprüche, die an den Stoffwechsel des Patienten gestellt werden, so groß wie bei der Verbrennung. Eine Ursache ist der Verlust der Haut, über die viel Wärme und Flüssigkeit verloren gehen. Der Körper kompensiert dies durch eine gesteigerte Wärmeproduktion.

Mit einem Raumklima von 27–32°C wird versucht, dem entgegenzuwirken. Schmerzen verursachen wegen des erhöhten Sympatiko- und des gesteigerten Muskeltonus einen vermehrten Metabolismus. Die Katecholaminausschüttung ist bei Verbrannten erhöht und bewirkt eine Steigerung des Stoffwechsels.

Klinisch macht sich der Hypermetabolismus wie folgt bemerkbar:

- Tachykardie,
- gesteigerte Ventilation,
- vermehrter O_2-Verbrauch,
- Fieber,
- Gewichtsabnahme.
- **Infektion:** Die Brandwunde stellt einen idealen Nährboden für Bakterien dar. Die zunächst sterile Wunde wird bakteriell besiedelt, es treten Infektionen auf.

> ❗ Cave
> Da die Immunabwehr aller Brandverletzten stark vermindert ist, kann es im weiteren Verlauf zur Sepsis kommen. Nach wie vor sterben mehr als die Hälfte aller verstorbenen Brandverletzten an den Folgen einer Sepsis oder an septischen Komplikationen.

Zusätzlich zu den beschriebenen Phasen treten weitere typische Veränderungen auf:

Störungen der Mikrozirkulation Durch das Trauma kommt es zur Freisetzung von Mediatoren und einer massiven Histaminausschüttung. Die Ursachen sind bis heute nicht geklärt. Dies hat zur Folge, dass die Störung der Gefäßpermeabilität nicht nur an den Brandwunden entsteht, sondern generalisiert an allen Organen auftritt. Es entsteht das Bild eines SIRS („systemic inflammatory response syndrome").

Störungen des Herz-Kreislauf-Systems Aufgrund der Volumenverschiebungen ins Interstitium bei gleichzeitiger Exsudationsbildung an den Wundflächen und dem extremen Eiweißverlust vermindert sich das zirkulierende Blutvolumen. Zusätzlich zum Volumenmangel

kommt es zu einer massiven Katecholaminausschüttung, in deren Folge eine Vasokonstriktion entsteht, was auf die Tiefe der Verbrennung einen negativen Einfluss haben kann.

Störungen der Lungenfunktion Auch die Gefäße der Lunge werden vermehrt permeabel, was eine Minderbelüftung und Minderperfusion zur Folge hat und häufig zum ARDS führt. Der genaue Krankheitsmechanismus ist nicht bekannt. Eine Rolle spielen längere Schock- und Stresszustände, anhaltende Infektionen und Sepsis. Durch das Verbrennungstrauma werden Entzündungsmediatoren freigesetzt, die die Alveolarmembran schädigen. Zusätzlich zur Verbrennungskrankheit führen die ab dem dritten Tag einsetzenden Operationen zu erheblichen Blutverlusten und damit verbundenen Stresszuständen.

Störungen des Wasser- und Elektrolythaushaltes Durch die Evaporation (Verdunstung) und Exsudation (Ausschwitzung) gehen neben Wasser auch Elektrolyte (v. a. Kalium und Natrium) verloren und müssen ersetzt werden.

Störungen der Nierenfunktion Die Niere ist in den ersten 72 h durch die Flüssigkeitsverschiebungen und durch den hohen Anfall toxischer Zerfallsprodukte der verbrannten Zellen extrem hohen Belastungen ausgesetzt. Die Konzentrationsfähigkeit der Niere nimmt aufgrund der Minderperfusion im Rahmen des Schocks ab.

Als Myoglobinurie bezeichnet man die durch Muskelschäden verursachte Ausscheidung von Myoglobin mit dem Urin. Analog bezeichnet man die durch Hämolyse bedingte Ausscheidung von Hämoglobin mit dem Urin. Beide Symptome treten bei tiefen Verbrennungen auf und können zu einer Braunfärbung des Urins führen.

Immunologische Veränderungen Die Entstehung der Immunsuppression ist bei Verbrennungen bekannt, ihre Ursache aber unklar. Sie hält solange an, bis alle Wunden geschlossen sind.

Toxinbildung In den Nekrosen entstehen vermutlich Toxine, die auch vollständig gesunde Zellen angreifen. Ihr Nachweis ist immer noch nicht gelungen, weshalb die Frühexzision als Mittel der Wahl gilt.

8.7.2 Besonderheiten beim Transport

Der Verlegungstransport in ein Verbrennungszentrum sollte frühestmöglich erfolgen, da die Behandlung in einem spezialisierten Zentrum das Outcome des Patienten verbessert. Das Transportrisiko ist außerdem niedriger, wenn nicht erst bei schwerwiegenden Komplikationen (ARDS und Sepsis im Vollbild der Verbrennungskrankheit) transportiert wird.

Grundsätzlich gilt: Das Monitoring unterscheidet sich nicht von dem anderer Intensivpatienten. Jedoch gestaltet sich die sichere Fixierung von Sonden und Kathetern aufgrund der geschädigten Haut häufig schwierig. Tubus und Magensonde können bei Gesichtsverbrennungen nicht geklebt, sondern müssen festgebunden werden, intravenöse Katheter (ZVK, PVK) und arterielle Zugänge müssen häufig angenäht werden, um eine sichere Fixierung zu gewährleisten. EKG-Elektroden können bei Verbrennungen im Bereich des Thorax nicht dort geklebt werden. Dies muss an anderer Stelle erfolgen, sodass unter Umständen keine standardisierten Ableitungen zur Verfügung stehen.

Folgende Katheter sollten vor Transportbeginn liegen und sicher fixiert sein, da ihnen beim Intensivtransport eine besondere Bedeutung zukommt:

- Volumenwege (mehrere periphere oder ein großlumiger Multilumen-ZVK),
- arterielle Kanülierung (bei Kreislaufinstabilitäten, zur invasiven Blutdrucküberwachung und ggf. BGA-Kontrolle),
- Tubus (besonders bei V. a. Inhalationstrauma),
- transurethraler Dauerkatheter oder suprapubische Katheter zur Nierenüberwachung und Urinbeurteilung;

- wenn möglich, sollte außerdem eine kontinuierliche Temperaturmessung erfolgen.

Flüssigkeitsmanagement

Häufig findet hier in den ersten 24 h die Baxter-Parkland-Formel Anwendung.

> **Berechnung der Flüssigkeitsmenge**
> **Erwachsene:**
> 4 ml Ringer-Laktat-Lösung ×% verbrannter Körperoberfläche × kg Körpergewicht in 24 h
>
> **Kinder:**
> 4–8 ml Ringer-Laktat- oder Ringer-Bikarbonat-Lösung ×% verbrannter Körperoberfläche × kg Körpergewicht in 24 h.

Dabei wird die Hälfte der Menge in den ersten 8 h, der Rest in den verbleibenden 16 h verabreicht. Hier ist in erster Linie mit Elektrolytlösungen zu arbeiten; eine Ausnahme stellen Verletzte da, die weitere Schädigungen (z. B. Polytrauma) erlitten haben. Grundsätzlich sollten jedoch Plasmaexpander in so geringer Dosis wie möglich infundiert werden.

Dies gilt ebenso für die Anwendung von Katecholaminen: so viel wie nötig, so wenig wie möglich. Ab dem 2. Tag sind zunehmend klinische Parameter zu berücksichtigen wie der MAP, der nicht unter 70 mm Hg sinken darf (Nierenperfusion), der ZVD, der im unteren Normbereich einzustellen ist, sowie die erste Flüssigkeitsbilanzierung zur Abschätzung der eingelagerten Flüssigkeitsmenge. Die Rückresorption der Ödeme steht jetzt im Vordergrund, sollte aber nicht zu rasch erfolgen (Gefahr der kardialen/pulmonalen Dekompensation).

Analgosedierung

Bei **nichtbeatmeten** Patienten haben sich als Basis-Schmerztherapie nichtsteroidale Antiphlogistika (z. B. Metamizol) und niedrigpotente Opioide (z. B. Tramadol) bewährt.

Als Basis-Analgosedierung bei **beatmeten** Patienten werden folgende Kombinationen über Spritzenpumpen infundiert: Ketamin/ Midazolam oder Fentanyl/Midazolam.

Bei Bedarf finden natürlich auch alle anderen in der Intensivmedizin üblichen Analgetika und Sedativa mit ihren möglichen Kombinationen Anwendung.

8.7.3 Komplikationsmanagement

Ein spezielles „Rezept" zum Komplikationsmanagement bei schwerbrandverletzten Patienten gibt es nicht. Aufgrund der vielfältigen Komplikationsmöglichkeiten sei stets ein wachsames Auge auf den Patienten gerichtet. In Abhängigkeit des Verlegungszeitpunktes kann es zu unterschiedlichen Beeinträchtigungen kommen, insbesondere in Bezug auf die Verbrennungskrankheit. Die umfassende Beurteilung aller „Nebendiagnosen", wie zwischenzeitlich aufgetretene Symptome des ARDS oder der Sepsis, ist daher unerlässlich. Der Patient muss aufgrund der vielfältigen Störungen als Gesamtheit betrachtet werden.

Dennoch ist zu erwähnen, dass der Patient durch die Schädigung der Haut einer enormen Unterkühlungsgefahr ausgesetzt ist. Das Aufheizen des RTW/ITW – ggf. auch unter Zuhilfenahme der Standheizung – ist daher auch bei hochsommerlichen Temperaturen obligat und nur bei einer kontinuierlichen Temperaturüberwachung von normothermen Patienten verzichtbar.

> ❓ **Kontrollfragen zu ▶ Abschn. 8.7**
> — **Frage 8.21:** Bei welchen Indikationen sollten die Patienten grundsätzlich in einem Zentrum aufgenommen werden?
> — **Frage 8.22:** Welche Faktoren beeinflussen die Verbrennungskrankheit?
> — **Frage 8.23:** Nennen Sie die Anzeichen eines Hypermetabolismus!
> — **Frage 8.24:** Welche Besonderheiten gelten hinsichtlich der Fixierung von Zugängen, Sonden und Tubus?

Literatur

American Heart Association –AHA (2013) ACCF/AHA Guideline for the Management of ST-Elevation Myocardial Infarction: Executive Summary. Circulation 127:529–555

American Heart Association –AHA (2014) AHA/ACC Guideline for the Management of Patients With Non-ST-Elevation Acute Coronary Syndromes: Executive Summary. Circulation 130:2354–2394

Bhuvaneswaran JS et al (2011) Tenecteplase in the treatment of acute pulmonary thrombo-embolism. J Thromb Thrombolysis 31:445–448

Deutsche Gesellschaft für Anästhesie und Intensivmedizin – DGAI (2012) DGAInfo, Empfehlungen der DGAI zur farbigen Kennzeichnung von Spritzen. https://www.dgai.de/aktuelles/156-empfehlung-zur-kennzeichnung-von-spritzen-in-der-intensiv-und-notfallmedizin-2012

Dönitz S (2010) Neue Farben braucht das Land! – Ein Beitrag zum Fehlermanagement. Rettungsdienst 33:42–45

Ellinger K, Denz C et al (2010) Intensivtransport, 2. Aufl. Deutscher Ärzte-Verlag, Köln, S 130

European Society of Cardiology – ESC (2010) https:// leitlinien.dgk.org/2010/pocket-leitlinie-akutes-koronarsyndrom-mit-persistierender-st-streckenhebung-stemi/

Fresenius M, Heck M (2008) Repetitorium Intensivmedizin, 3. Aufl. Springer, Berlin/Heidelberg/New York

Frömke J (2003) Standardoperationen in der Herzchirurgie, Bd 81. Steinkopff, Darmstadt

Madler C, Jauch KW, Werdan K, Siegrist PFG (Hrsg) (2005) Das NAW-Buch Akutmedizin in den ersten 24 Stunden, 3. Aufl. München, Elsevier, Urban & Fischer

Peek GJ, Mugford M, Tiruvoipati R, Wilson A, Allen E, Thalanany MM, Hibbert CL, Truesdale A, Clemens F, Cooper N, Firmin RK, Elbourne D, CESAR Trial Collaboration (2009) Efficacy and economic assessment of conventional ventilatory support versus extracorporeal membrane oxygenation for severe adult respiratory failure (CESAR): a multicentre randomised controlled trial. Lancet 374:1351–1363

Rossaint R (2008) Repetitorium Notfallmedizin, Bd 163. Springer, Berlin/Heidelberg/New York

Schäfer S et al (2011) Fachpflege Beatmung, 6. Aufl. Elsevier Urban Fischer, S 34

Ullrich L, Stolecki D et al (2005) Thiemes Intensivpflege und Anästhesie. Thieme, Stuttgart/New York

Besondere Patientengruppen im Intensivtransport

Uwe Hecker, Christoph Schramm, Wolfgang Springer und Andreas Tremml

© Springer-Verlag GmbH Deutschland 2018
U. Hecker, C. Schramm (Hrsg.), *Praxis des Intensivtransports*,
https://doi.org/10.1007/978-3-662-54379-5_9

Zum Einstieg

Neben den im vorrangegangenen Kapitel besprochenen Krankheitsbildern gibt es im Rahmen der Durchführung eines Intensivtransportes Patienten, die nicht „krank" im eigentlichen Sinne sind, jedoch aufgrund spezieller Entwicklungs-, Krankheits- oder Therapieverläufe einer besonderen Aufmerksamkeit bedürfen. Hierzu zählen normale Früh- und Neugeborene, Neugeborene mit angeborenen Herzfehlern oder Lungenversagen, ebenso wie Patienten, bei denen eine Infektion mit therapieresistenten Erregern besteht.

Eine weitere besondere Patientengruppe, die wir in diesem Kapitel näher betrachten wollen, sind hirntote Patienten, die als Organspender in die explantierende Klinik gebracht werden. Diese Patienten können weder dem Rettungsdienst noch dem Krankentransport zugeordnet werden. Häufig ist hier eine organerhaltende Therapie erforderlich, die dem Anspruch des Intensivtransports am nächsten kommt.

9.1 Früh- und Neugeborene als Intensivpatienten

W. Springer und U. Hecker

In der zweiten Hälfte der 1960er-Jahre entstanden die ersten Intensivstationen für neugeborene Kinder. Damit ergab sich die Notwendigkeit, dass Kinder, die in anderen Geburtseinrichtungen geboren waren und intensiverer Hilfe bedurften, von dort gebracht oder abgeholt werden mussten, um in der Neugeborenen-Intensivstation behandelt zu werden.

Die sich schnell entwickelnden hohen fachlichen Anforderungen in der Betreuung dieser Kinder führten zu der damals bahnbrechenden Erkenntnis, dass die zu transportierenden kranken Neugeborenen insbesondere beim Transport zum Zentrum des gesamten fachlichen Knowhows bedürfen, um unterwegs so wenig als möglich Schaden zu nehmen. Im Früh-, Neugeborenen- und Kinderintensivtransport entwickelte sich daraus das „Prinzip des Abholens"

durch hochspezialisierte und erfahrene Teams. Mit dieser Entwicklung engstens verbunden sind die Namen der Pioniere der Deutschen Neonatologie, wie z. B. Lutz Wille, Michael Obladen (Heidelberg) und Christoph Vogtmann (Leipzig).

Parallel dazu wurden auch die ersten Transportsysteme entwickelt: Das ging von der „beheizbaren Handtasche" über die Transport-Couveuse bis hin zum heutigen Intensivtransportinkubator (◘ Abb. 9.1), welcher in alle gängigen RTWs oder ITWs verladen werden kann. Die Überlebenschancen steigen, wenn diese Patienten frühzeitig in einem Perinatalzentrum betreut werden.

Da nicht jede Geburtsklinik über ein Perinatalzentrum verfügt, müssen die Frühgeborenen und kranken Neugeborenen in die nächstgelegene Spezialklinik transportiert werden (Björn Steiger Stiftung; Adams et al. 2008). Einigkeit besteht in der Fachliteratur darüber, dass bei drohenden Komplikationen in der Schwangerschaft ein intrauteriner Transport der Mutter (vor der 34. SSW) in ein entsprechendes Zentrum dem Inkubatortransport prinzipiell vorzuziehen ist (Ellinger et al. 2010).

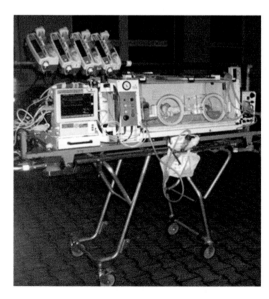

◘ **Abb. 9.1** Dräger-Transportinkubator der Uniklinik Heidelberg

❯ Aufgrund der speziellen Kenntnisse, die für diese Einsätze unabdingbar notwendig sind, werden die Transporte meist von einem Facharzt für Kinderheilkunde, Neonatologie oder pädiatrische Intensivmedizin und einer Fachkinderkrankenschwester für neonatologische und pädiatrische Intensivpflege begleitet.

Wenn auch selten, so kann es dennoch vorkommen, dass ein regulärer Notarzt oder Notfallsanitäter mit diesem Patientenklientel konfrontiert wird. Dem Notfallsanitäter sollte seine Rolle nicht nur als Transportbegleiter und/oder Fahrer, sondern auch als Teammitglied bei der Beherrschung von Komplikationen bewusst sein. Dies setzt spezielle Kenntnisse voraus, die in den folgenden Abschnitten dargestellt werden.

9.1.1 Häufige Indikationen für einen Transport

■ **Primärtransport**
Primärtransporte kommen infolge einer akut lebensbedrohlichen Situation, z. B. einer unerwarteten Frühgeburt in Geburtshäusern, Kreißsälen von kleineren Krankenhäusern der Grund- und Regelversorgung oder im Rahmen von Hausgeburten vor. Weiterhin ist bei Früh- und Neugeborenen mit perinataler Asphyxie, Mekoniumaspirationssyndrom, Atemstörungen und angeborenen Fehlbildungen (z. B. Zwerchfellhernie, Ösophagusatresie, Gastroschisis) häufig eine Verlegungsindikation gegeben.

■ **Sekundärtransporte**
Sekundärtransporte stellen bei schweren Erkrankungen, wie z. B. Hypoglykämien (häufig Kinder diabetischer Mütter), Neugeboreneninfektionen oder Rhesusinkompatibilitäten eine häufige Einsatzindikation dar. Verlegungen in höher spezialisierte Zentren mit angebundener Kinder- oder Neurochirurgie sind ebenso bei Hydrozephalus, Spina bifida, nekrotisierender Enterokolitis (NEC), Volvulus, Gastroschisis, Omphalocele etc. erforderlich. Hinzu kommen Verlegungen in Schwerpunkt-

zentren für Herz- oder Lungenerkrankungen. Diese erfolgen bei pränatal nicht bekannten angeborenen Herzfehlern oder schweren Lungenerkrankungen.

9.1.2 Auswahl des Transportteams

In Abhängigkeit von den regionalen Klinik- und Rettungsdienststrukturen sowie von der vitalen Gefährdung eines Früh- oder Neugeborenen besteht die Möglichkeit, sich ein speziell qualifiziertes Abholteam (mit den Qualifikationen: Intensivpfleger/Intensivschwester, Facharzt, Neonatologe und/oder Pädiatrische Intensivmedizin) eines Neonatalzentrums kommen zu lassen, welches die weitere Erstversorgung vor Ort übernimmt und anschließend den sicheren Transport durchführt. Dadurch steigt die Qualität der Betreuung dieser Hochrisikotransporte erheblich.

> **Praxistipp**
>
> Bei großen Distanzen ist unbedingt frühzeitig an die Möglichkeit der Alarmierung eines RTH/ITH denken!

9.1.3 Auswahl der Transportart

Säuglinge bis zu 12 Wochen post partum oder bis zu einem Körpergewicht von ca. 5 kg können mit einem **Transportinkubator** transportiert werden. Von Vorteil gegenüber der Trage ist die Kompaktheit des Inkubators mit der kompletten Überwachungs- und Beatmungseinheit sowie ausreichend Platz, selbst bei einer hohen Anzahl mitgeführter Spritzenpumpen. Darüber hinaus bietet er die beste Regulationsmöglichkeit des Wärmehaushaltes der Kinder.

■ **Früh- und Neugeborene sowie junge Säuglinge**
sollten zum besseren Hypothermieschutz in einem Intensivtransportinkubator transportiert werden. Diese sind zur schnelleren Verladung in der Regel auf ein Tragensystem montiert, das aus dem Rettungsdienst bekannt ist und hierfür zugelassen sein muss. Die

Beheizbarkeit des Inkubators, die Anreicherung der Luft mit O_2, der Anschluss eines der Patientengröße entsprechenden Beatmungsbeutels sowie Sauberkeit und Hygiene müssen gewährleistet sein.

Häufig sind diese Inkubatorsysteme als komplette Einheit konstruiert, d. h. neben dem eigentlichen Inkubator finden auch noch das Beatmungsgerät (z. B. Babylog), ein Überwachungsmonitor sowie Sauerstoff und Druckluftflaschen auf dem Tragegestell Platz. Ergänzend hierzu können mehrere Spritzenpumpen mitgeführt werden. Damit stellt die Transporteinheit im Prinzip eine mobile Intensivstation dar. Ein spezifischer Kindernotfallkoffer, der von dem verlegenden Team mitgeführt wird, rundet das System ab.

Mit dieser Ausstattung ist es möglich, aus nahezu jedem Rettungswagen innerhalb kürzester Zeit einen Baby-Notarztwagen (Baby-NAW) zu etablieren. Der Kosteneffizienz, die durch die Ersparnis der Anschaffung und Unterhaltung eines eigenen Baby-NAW entstehen, stehen allerdings die Auswirkungen der Fahrzeugkonstruktion (Abschn. 3.2.2) und die Vorlaufzeiten für die RTW-Anforderungen gegenüber.

❶ Cave

> Zwingend zu beachten ist auch das die kleinen Patienten innerhalb des Transportinkubators gesichert werden, da sie im Falle eines Unfalles oder einer Vollbremsung darin zum „Geschoss" werden.

▪ **Für größere Kinder**

steht nur der Transport auf einer offenen Einheit (Trage des Rettungsdienstes oder spezielle Intensivtrage) zur Verfügung. Hier muss u. a. zwingend auf ein geeignetes Rückhaltesystem, eine altersgemäße Beatmungstechnik, ein Kindermonitoring und ausreichenden Wärmeerhalt geachtet werden.

9.1.4 Besonderheiten im Arzt-Arzt-Gespräch

Von großer Bedeutung ist das Arzt-Arzt-Gespräch vor dem Transport. Eine genaue Anamnese ist wichtig, um das geeignete Transportteam

und -mittel auszuwählen sowie den richtigen Transportzeitpunkt festlegen zu können. Der verlegende Arzt muss sich darüber im Klaren sein, ob dieser Patient in dem momentanen Gesundheitszustand sicher transportiert werden kann, oder ob ggf. noch stabilisierende Maßnahmen vor dem Transport zu treffen sind. Dafür sollten folgende Punkte abgeklärt werden:

- Beatmungs- und Kreislaufsituation,
- Zugänge (periphere Venenverweilkanülen, zentraler Venenkatheter, arterieller Zugang, Drainagen, Magensonde, Blasenkatheter),
- Laborwerte und Blutgasanalyse (ggf. inkl. Laktat),
- Verlauf in den letzten 12–24 h.

Weiter sollte vor dem Transport von dem begleitenden Arzt geklärt werden, was von der verlegenden Klinik erforderlich ist, um eine problemlose Weiterversorgung zu gewährleisten.

> **Gespräch mit den Eltern**
>
> Neben der ärztlichen und pflegerischen Übergabe/Übernahme des Patienten halten wir ein Gespräch mit den Eltern durch das Übernahmeteam für extrem wichtig um, folgende Dinge zu klären:
> - Erläuterung des Krankheitsbildes und Darstellung der im Zentrum zu erwartenden diagnostischen und therapeutischen Maßnahmen,
> - Erfragen der Akut- und Familienanamnese,
> - Austausch von Telefonnummern und Adressen, um jederzeit kommuzieren zu können.

9.1.5 Besonderheiten des Transports in der Neonatologie/Pädiatrie

Jedes Transportteam sollte sich einen Algorithmus zur Überprüfung der Patientensicherheit zurechtlegen. Dieser ist „Streng nach Checkliste" vor jedem Transportbeginn abzuarbeiten!

> Mit der Übernahme des Kindes trägt das abholende Team die volle Verantwortung. Deshalb sind die hier aufgezeigten Maßnahmen extrem wichtig und schützen das Kind. Ein innerliches Voraussetzen, dass die Kollegen bis jetzt schon alles richtig gemacht haben und wir nur abholen, ist grundfalsch.

❗ Cave

Alle Zugänge am Kind müssen beschriftet und eindeutig erkennbar sein. Eine Zuspritzmöglichkeit für Notfallmedikamente muss vorhanden und jederzeit gut zugänglich sein. Das Gesicht des Kindes bleibt ebenfalls zugänglich, damit bei Ausfall der Überwachung zumindest eine klinische Beurteilung möglich ist.

Alle Zugänge, besonders Tubus und Drainagen, müssen gut fixiert und vor einem Abknicken gesichert sein! Nicht selten muss ein Tubus unmittelbar vor dem Transport nochmals speziell befestigt werden (ggf. Tubus unterpolstern oder kürzen). Die genaue Tubusgröße und Lagetiefe muss erfragt und ein Ersatztubus mitgeführt werden.

Die Messwertaufnehmer für das EKG und die Sauerstoffsättigung müssen stabile Werte anzeigen, eine funktionierende Blutdrucküberwachung ist immer anzustreben. Wenn auch noch nicht überall im Routineeinsatz, so ist die endexspiratorische CO_2-Messung für einen Transport unter Beatmung heute zwingend zu fordern.

Ein ausführlicher ärztlicher sowie pflegerischer Verlegungsbericht, der die letzten Laborwerte (besonders Glukose und Elektrolyte), die BGA, Röntgenbilder (Lage der Fremdkörper, ZVK, Tubus, Magensonde), Lungenbelüftung und weitere diagnostische Ergebnisse erfasst, sollte mitgenommen werden. Ebenfalls sollten die Ergebnisse der Bildgebung sowie die letzten Kurvenblätter als Kopie vorliegen.

Praxistipp

Es hat sich bewährt, dass das Transportteam vor Beginn des Transportes die aufnehmende Einrichtung nochmals

telefonisch über den Gesamtzustand des Kindes und über zu erwartende Besonderheiten informiert.

Die exakte Dokumentation der o. g. Ausgangswerte – insbesondere der BGA und der Vitalparameter – auf dem Transportprotokoll, aber auch das Dokumentieren während des Transportes selbst ist nicht nur von juristischer Bedeutung, sondern für die einwandfreie fachliche Übergabe des Patienten in der Zielklinik erforderlich. Auch für spätere Rückfragen, die aus den unterschiedlichsten Notwendigkeiten heraus entstehen können, ist eine komplette Dokumentation über den gesamten Transportzeitraum notwendig.

Das gelbe Untersuchungsheft mit den Aufzeichnungen über kinderärztliche Vorsorgeuntersuchungen (U1–U9) gibt Aufschluss über bisherige Erkrankungen, sollte deshalb eingesehen werden und beim Kind verbleiben.

9.1.6 Besonderheiten des Monitorings in der Neonatologie/Pädiatrie

Für Transporte von untergewichtigen Frühgeborenen, reifen Neugeborenen, Säuglingen, Kleinkindern und Jugendlichen stehen Überwachungsgeräte auf einem hohen technischen Niveau zur Verfügung. Ungeachtet dessen sollte aber jedes Transportteam auch den klinischen Zustand der Kinder beobachten und interpretieren. Das Team ist der „bessere" Monitor, wenngleich die gute und sichere Überwachungstechnik essenziell ist.

Für das Monitoring werden körpergewichts- und/oder körpergrößenabhängig unterschiedliche Messwertaufnehmer verwendet, die den jeweiligen Besonderheiten Rechnung tragen. Beim bioelektrischen Monitoring ist auf adäquate Größen für EKG-Elektroden, dem Sättigungssensor sowie die nichtinvasive Blutdrucküberwachung zu achten. Die Frequenz der (Be-)Atmung wird über die Impedanzplethysmographie der EKG-Elektroden erfasst. Die endtidale CO_2-Messung muss bei den kleineren Patienten durch die Nebenstrommethode erfolgen, bei den größeren durchaus auch über die Hauptstrommethode mit einer Cuvette.

Auch die Möglichkeit zur Temperaturüberwachung ist zwingend zu nutzen, da über die Körpertemperatur direkt wichtige physiologische Größen wie die Blutgerinnung, der pH-Wert und die Wirksamkeit verschiedener Medikamente beeinflusst werden.

Das invasive Blutdruckmonitoring erfordert ebenso in Abhängigkeit von der Patientengröße unterschiedliche Messwertaufnehmer, deren Funktion vor dem Transport nochmals überprüft und deren Druckaufnehmer kalibriert werden muss.

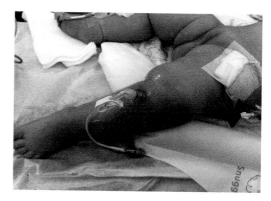

◻ Abb. 9.2 Bradykarde Herzrhythmusstörung mit Reanimationspflichtigkeit beim Kleinkind: Das Bild zeigt die Anlage eines intraossären Zugangs im Bereich der proximalen Tibia mit dem EZ-IO-System. Im Verlauf wurde das Kind mit einem ZVK in der V. femoralis links versorgt

9.1.7 Besonderheiten der Gefäßzugänge

Gefäßzugänge sollten vor Transportbeginn gelegt und sicher – ggf. auch mit einer Naht – fixiert werden. Neben den bereits erwähnten Verweilkanülen werden auch zentrale Venenkatheter bei Kindern aller Altersstufen eingesetzt. Diese sollten jedoch ausschließlich unter klinischen Bedingungen und, wenn möglich, unter sonographischer Kontrolle gelegt werden. Es sollten auch immer mehrere Zugänge vorhanden sein, z. B. ein ZVK und ein peripherer Zugang oder mindestens 2 periphere Venenzugänge. Sollte es dennoch zu einem Verlust des einzigen, oftmals „lebensrettenden" Zugangs kommen, empfiehlt sich die sofortige Anlage eines intraossären Zugangs (◻ Abb. 9.2), da dieser in den meisten Fällen einfacher und schneller platziert werden kann als ein zentraler Venenkatheter oder ein peripherer Zugang.

> **Praxistipp**
>
> Goldene Regel: Die Anlage eines ZVK auf fremdem Territorium – auch durch ein geübtes Team – kostet u. U. kostbare Zeit, die durch das Anlegen einer intraossären Nadel gespart wird.

9.1.8 Notwendiges Equipment/ Backup-Systeme

Das zur Verfügung stehende Monitorsystem muss die besonderen Belange der Kindermedizin erfüllen (EKG, Atemfrequenz, S_pO_2, $etCO_2$, RR, Temperatur). Hier können aber auch neuere Überwachungsgeräte der Erwachsenenmedizin mit Kinderoption verwendet werden.

Die Beatmungstechnik muss alters- und gewichtsbezogen zur Verfügung stehen. Neonatologische Patienten werden mit einer anderen Technik versorgt werden als Säuglinge oder Kleinkinder. Zur Beatmung von Säuglingen und Kleinkindern stellt das Transportbeatmungsgerät Weinmann Medumat Transport eine gute Alternative zur bisher verwendeten Technik dar. Moderne Transportbeatmungsgeräte benötigen keine Druckluft mehr, um die inspiratorische Sauerstofffraktion (F_iO_2) zu regulieren.

Die mitgeführten Infusionsgeräte müssen an die Bedürfnisse der kleinen Patienten adaptiert und, wie alle anderen Geräte auch, am Transportsystem sicher arretierbar sein.

Die Temperaturregulation der kleinen Patienten erfolgt sowohl über Wärmezufuhr als auch durch Verminderung der Wärmeabstrahlung mit Hilfe elektrischer oder chemischer Methoden.

9.1.9 Medikamente in der Neonatologie/Pädiatrie

Die absolut luftfreie Injektion bedarf einer exakten und gewissenhaften Vorbereitung und Durchführung sowie der Kenntnis der eingesetzten Verdünnungen und Konzentrationen. Problem hierbei ist, dass die zu verabreichenden Medikamente zur Vermeidung einer Überdosierung nicht endlos verdünnt werden können, da dadurch gleichzeitig das Injektionsvolumen ansteigt. Daher sind ggf. kleinere Spritzentypen (1-ml-Spritzen) zu verwenden.

9.1.10 Stickstoffmonoxid beim Transport

Bei Patienten, die während des Transports einer inhalativen Stickstoffmonoxid-Therapie (iNO-Therapie) bedürfen, kann das NO mittels Flaschen und Flowmeter oder eines INOmax in den Inspirationsschlauch appliziert werden.

Für die Berechnung mit Flowmeter steht folgende Formel zur Verfügung:

$$\text{Flow-NO} = \frac{\text{gewünschte ppm} \times \text{Flow}\,(\text{Patient})}{\text{Gas in ppm} - \text{gewünschte ppm}}$$

Mit einem INOmax kann die iNO-Dosis vollektronisch direkt am Gerät eingestellt werden. Für den Transport stehen 2-l-Flaschen zur Verfügung.

9.1.11 ECMO-Transport

Kinder-ECMO-Zentren haben auf der Grundlage eigener Parameter und Erfahrungswerte Eintrittskriterien für die ECMO-Therapie erarbeitet. Vor dem Aussprechen einer Transportempfehlung gilt es zu beachten, dass nur wenige Einrichtungen über die technischen Voraussetzungen für einen Transport unter ECMO verfügen. Diese bieten an, die Kinder abzuholen, sodass dann alle Eventualitäten eines derartigen Hochrisikotransportes von einem Team aufgefangen werden, das dazu auch die notwendige Kompetenz besitzt. Dies gilt auch für den Transport von Kindern, bei denen nur mit sehr invasiven Beatmungsparametern oder einer Hochfrequenzbeatmung (*High Frequency Oscillation Ventilation, HFOV*) eine ausreichende Oxygenierung/Decarboxylierung erreicht werden kann.

Unter solch kritischen Ausgangsbedingungen kann jeder konventionelle Transport zu einem kaum kalkulierbaren Risiko werden, bei dem bereits geringste Komplikationen desaströs enden können. Da die ECMO-Therapie derzeit nur in wenigen Zentren in Deutschland angeboten wird, ist die Frage eines rechtzeitigen Transports des Patienten zwingender Bestandteil einer umsichtigen Therapieplanung. Zur Physiologie der ECMO-Therapie (▶ Abschn. 9.2).

> **Praxistipp**
>
> Die frühzeitige Information des nächstgelegen ECMO-Zentrums und enge Kommunikation zwischen der Therapiegruppe vor Ort und der ECMO-Behandlungsgruppe sind unverzichtbare Grundlage für das Gelingen des Transportes.

Ablauf eines Notfalltransportes bei kritisch kranken Kindern am Beispiel des Abholsystems der Heidelberger Universitäts-Kinderklinik II
- Technische Überprüfung der Ausstattung und des medizinischen Zubehörs durch Fachpersonal auf der Intensivstation bei jedem Dienstbeginn
- Alarmierung des RTW über die Rettungsleitstelle durch den Stationskinderarzt
- Angabe der Station (Übernahme des Teams), Abholort des Kindes (Geburtseinrichtung, peripheres Krankenhaus), Transportart sowie alle für den Transport relevanten Zusatzinformationen

- Alarmierung des nächsten freien RTW zur Kinderklinik
- Übernahme des Teams und der Gerätschaften (Transportinkubator, Kindernotfallkoffer) auf der Intensivstation
- Anfahrt zum Abholort
- Versorgungsphase des Kindes
- Übernahme und Transportvorbereitung
- Schonender Rücktransport in die Zielklinik

■ **Verhalten während des Transports**
- **Qualität ist wichtiger als Tempo!**
- Kompetentes und freundliches Auftreten des Rettungsfachpersonals.
- Vermeidung von Stößen und Vibrationen am Gerät.
- Große Vorsicht beim Be- und Entladen des RTW.
- Langsamer und defensiver Fahrstil.
- Bei Maßnahmen am Kind oder Gerät ggf. anhalten.
- Überwachung und Maßnahmen am Kind werden vom Klinikpersonal durchgeführt.

■ **Überwachungsmaßnahmenm**
- EKG Monitoring.
- Atemfrequenzmonitoring.
- Invasiver/nichtinvasiver RR.
- S_pO_2-Monitoring.
- Körpertemperatur.
- Kapnometrie (Nebenstromverfahren).

■ **Zusätzlich bei kardiologischen Transporten z. B. postoperativ**
- Externer Herzschrittmacher!
- Katecholamintherapie sicherstellen.
- Bei schwerkranken NO-abhängigen Patienten kann die Transporteinheit problemlos aufgerüstet werden.
- Applikation über INOmax oder Rotationsflowmeter.

■ **Neben dem Gerätemonitoring ist das klinische Bild des Kindes zu überwachen**
- Hautkolorit.
- Lippenfarbe.

- Rekapillarisierungszeit.
- Körpertemperatur.
- Thoraxexkursionen.
- Schocksymptome.

❗ Cave

Beim Umlagern aus oder in den Transportinkubator ist zu beachten, dass es durch die Niveauveränderungen der Perfusoren zu Einschwemmphänomenen mit erheblichen Kreislaufinstabilitäten kommen kann.

9.1.12 Die angeborenen Herzfehler im Überblick

- **Zyanotische Herzfehler** (mit Rechts-links-Shunt)
  - Fallot-Tetralogie,
  - „double outlet right ventricle" (DORV),
  - Transposition der großen Arterien (TGA),
  - univentrikuläres Herz,
  - Trikuspidalatresie,
  - Ebstein-Anomalie (eventuell Rechts-links-Shunt, bei weitem nicht immer),
  - Pulmonalatresie.

Bei Herzfehlern mit Rechts-links-Shunt werden künstliche Links-rechts-Shunts angelegt, wenn die Lungendurchblutung kritisch vermindert ist.

- **Azyanotische Herzfehler** (mit Links-rechts-Shunt)
- Ventrikelseptumdefekt (VSD),
  - Vorhofseptumdefekt (ASD),
  - Atrioventrikularseptumdefekt AV-Kanal (auch zusätzlicher Rechts-links-Shunt mit Zyanose möglich),
  - persistierender Ductus arteriosus (PDA),
  - Truncus arteriosus communis (je nach Typ),
  - Totale und partielle Lungenvenenfehlmündung.

❗ Cave

Die Vitien unterscheiden sich in Schweregrad und Größe sowie Ausmaß des Shunts. Der Shunt kann seine Richtung je nach Druckgradient ändern. Nicht selten treten auch mehrere Defekte gleichzeitig auf.

Im Folgenden werden einige ausgesuchte angeborene Herzfehler exemplarisch dargestellt. Für weitergehende Detailinformationen wird auf die einschlägige Fachliteratur verwiesen.

Fallot-Tetralogie

Die Fallot-Tetralogie ist ein zyanotischer kongenitaler Herzfehler und pathologisch-anatomisch in folgender Weise gekennzeichnet (◘ Abb. 9.3):

- über dem Septumdefekt reitende Aorta,
- Pulmonalstenose (subvalvulär und valvulär),
- Ventrikelseptumdefekt,
- rechtsventrikuläre Hypertrophie.

Die Lungendurchblutung ist aufgrund der Pulmonalstenose vermindert, es besteht ein Rechts-links-Shunt mit Hypoxämie und zentraler Zyanose. Infolge der verminderten Lungendurchblutung entwickeln sich bronchiale und aortopulmonale Kollateralgefäße. Im Neugeborenenalter steht das laute Systolikum im Vordergrund, während die Zyanose oft erst in den ersten Lebensmonaten sichtbar wird. Das Kleinkind nimmt bei Belastungshypoxämien eine typische Hockstellung ein.

Der chronische Sauerstoffmangel führt zu einer gesteigerten Blutneubildung (Polyglobulie) und einer erhöhten Hämoglobinkonzentration im Blut. Ebenso findet sich ein erhöhter Hämatokritwert im Labor. Infolger langanhaltenden Sauerstoffunterversorgung kommt es zu Trommelschlegelfingern. Lebensbedrohliche hypoxämische Anfälle können durch eine akute Obstruktion des verengten rechtsventrikulären Ausflusstrakts entstehen.

Ventrikelseptumdefekt (VSD)

Der isolierte Ventrikelseptumdefekt ist der häufigste kongenitale Herzfehler. Größe und Richtung des Shunts sind abhängig von der Größe des Defektes und den Druckgradienten zwischen den beiden Ventrikeln (◘ Abb. 9.4).

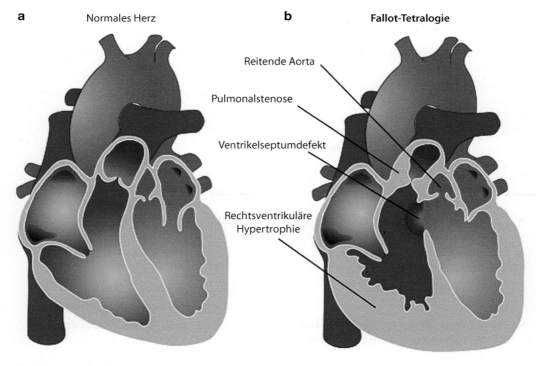

a   Normales Herz   **b**   **Fallot-Tetralogie**

Reitende Aorta

Pulmonalstenose

Ventrikelseptumdefekt

Rechtsventrikuläre Hypertrophie

◘ **Abb. 9.3**   **a, b** Fallot-Tetralogie (**a** normales Herz, **b** Fallot-Tetralogie)

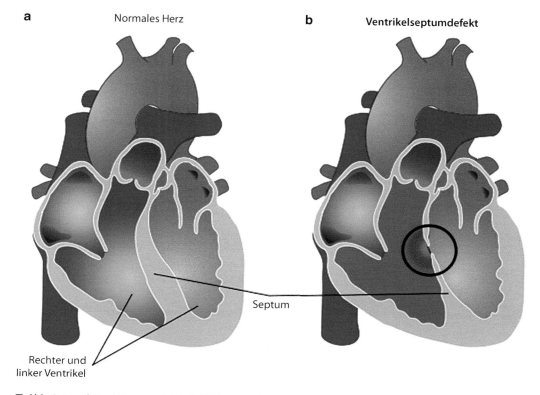

a Normales Herz

b Ventrikelseptumdefekt

Septum

Rechter und
linker Ventrikel

◘ **Abb. 9.4**   **a, b** Ventrilseptumdefekt (VSD) (**a** normales Herz, **b** Fallot-Tetralogie)

Einteilung der Ventrikelseptumdefekte
Folgende Einteilung dient zum besseren Verständnis:

— Bei **kleinen** Defekten besteht ein geringer Links-rechts-Shunt.

— Bei **mittelgroßen** Defekten besteht ein mäßiger Links-rechts- Shunt mit leicht erhöhtem Pulmonalarteriendruck.

— Bei großen Defekten ist die Lungendurchblutung erheblich gesteigert. In beiden Ventrikeln herrscht Systemdruck. Der Pulmonalarteriendruck ist erhöht.

❯ Infolge eines stark erhöhten pulmonalen Gefäßwiderstands nimmt die Lungendurchblutung ab. Übersteigt der pulmonale Gefäßwiderstand den Widerstand des Systemkreislaufs, so tritt ein Rechts-links-Shunt mit Zyanose auf. Diese Shuntumkehr wird als Eisenmenger-Reaktion bezeichnet.

Persistierender Ductus arteriosus (PDA)

Der persistierende Ductus arteriosus Botalli stellt im fetalen Blutkreislauf eine Verbindung zwischen Aorta und A. pulmonalis her. Da die Lunge noch nicht belüftet ist und somit auch noch nicht relevant durchblutet wird, fließt das Blut über den Ductus arteriosus aus der Lungenschlagader direkt in die Aorta (◘ Abb. 9.5). Der Ductus arteriosus verschließt sich normalerweise in den ersten Lebenstagen oder -Wochen, ebenso wie das Formen ovale, welches im fetalen Kreislauf die Verbindung zwischen linkem und rechtem Vorhof darstellt, von selbst.

Der persistierende Ductus arteriosus Botalli ist ein Gefäßproblem, kein eigentlicher Herzfehler, welches sich aber auf die Herz-Kreislauf-Funktion auswirkt. Ein kleiner PDA macht keinerlei Symptome und fällt bei den Vorsorgeuntersuchungen nur durch ein mit dem Stethoskop auskultierbares

Geräusch auf. Ein größerer PDA bedeutet einen Links-rechts-Shunt, bei dem Blut aus dem arteriellen Kreislauf direkt wieder in den Lungenkreislauf gelangt. Dadurch kann es zu Herzinsuffizienzzeichen und einer vermehrten

Infektanfälligkeit der Kinder kommen. Ein größerer PDA bedeutet auch eine Endokarditisgefahr.

Deshalb ist es das Ziel, einen persistierenden PDA aus hämodynamischen Gründen immer zu verschließen. Wird der PDA nicht operativ unterbunden, so kann eine irreversible pulmonale Hypertonie eintreten. Der Verschluss eines persistiereneden Ductus arteriosus Botalli erfolgt medikamentös, interventionell oder operativ.

Die Überlebenschancen steigen, wenn diese Patienten frühzeitig in einem Perinatalzentrum/Herzzentrum betreut werden.

Aortenisthmusstenose (ISTA)

Als Aortenisthmusstenose wird die angeborene Einengung der Aorta bezeichnet, die distal des Abgangs der linken A. subclavia am Übergang des Aortenbogens zur Aorta descendens lokalisiert ist (◘ Abb. 9.6). Sie macht etwa 5 % aller angeborenen Herzfehler aus. Je nach Lage zum Ductus Botalli wird die präduktale bzw. postduktale oder Erwachsenenform unterschieden. Als häufige Begleitanomalien finden sich Ventrikelseptumdefekte

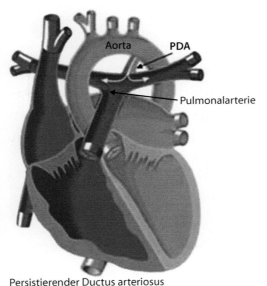

Persistierender Ductus arteriosus

◘ **Abb. 9.5**   Persistierender Ductus arteriosus (PDA)

◘ **Abb. 9.6**   Aortenisthmusstenose (ISTA)

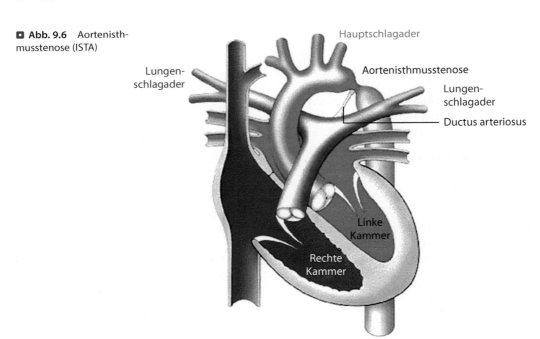

und Aortenklappenfehler, wobei in >30 % der Fälle eine bikuspide Aortenklappe besteht, die mit einer Insuffizienz oder Stenose einhergehen kann.

Einteilung der Aortenisthmusstenose

Präduktale Aortenisthmusstenose Bei dieser Form der Aortenisthmusstenose ist der Ductus Botalli zunächst weitlumig offen. Das Druckgefälle zwischen distaler Aorta und A. pulmonalis bedingt den Zufluss sauerstoffuntersättigten Blutes zur unteren Körperhälfte. Druckbelastung des linken, aber auch des rechten Ventrikels sowie die Volumenbelastung des kleinen Kreislaufs führen zusammen mit der mangelnden Kollateralisation meist in den ersten Lebenstagen und -wochen zur kardialen Dekompensation. Tritt ein spontaner Verschluss des Ductus Botalli auf, führt dies zur Minderperfusion der unteren Körperhälfte mit Nieren- oder Multiorganversagen.

Die Überlebenschancen steigen, wenn diese Patienten frühzeitig in einem Perinatalzentrum/Herzzentrum betreut werden.

Die Aortenisthmusstenose ist meist so stark ausgeprägt, dass von der Aorta ascendens und vom Aortenbogen kaum Blut in die Aorta descendens fließen kann. Die Aorta descendens wird daher als Folge der pulmonalen Hypertonie fast ausschließlich aus der A. pulmonalis durch den offenen Ductus arteriosus mit venösem Blut versorgt. Dies führt zu der charakteristischen Zyanose der unteren Körperhälfte. Ist der Ductus weit geöffnet, können die Femoralarterienpulse gut getastet werden, die Blutdruckwerte der oberen und unteren Extremität sind unauffällig. Verschließt sich der Ductus, kommt es zu einer Abschwächung der Femoralispulse und einem Absinken des Blutdrucks, was zu Nierenversagen und Anurie führen kann.

Postduktale Aortenisthmusstenose Die eng umschriebene, an eine Sanduhr erinnernde Lumeneinengung der Aorta distal der Ductuseinmündung führt bei verschlossenem Ductus arteriosus zu einer Druckbelastung des linken Ventrikels und zu einer Hypertonie in der Aorta ascendens und ihrer Gefäßabgänge. Jenseits der Stenose ist der Blutdruck niedrig, wodurch es zu

einer Minderdurchblutung der durch die Aorta abdominalis versorgten Organe kommt. Diese Form der Aortenisthmusstenose führt schon im Neugeborenenalter zu Herzinsuffizienz und folgenden Symptomen:

- Trinkschwäche,
- Gedeihstörung,
- Hepatosplenomegalie.

> **Goldene Regel:**
> - Jede Pulsdifferenz zwischen oberer und unterer Extremität ist verdächtig auf eine Aortenisthmusstenose.
> - Blutdruck und Pulsstatus immer am rechten Arm und einer unteren Extremität vornehmen.

❗ **Cave**
Häufig sind eine Pulsdifferenz und ein Herzgeräusch bei der Auskultation die einzigen relevanten Symptome bei den postnatalen Vorsorgeuntersuchungen. Kleinkinder leiden oftmals unter Kopfschmerzen, Nasenbluten, kalten Füßen und Wadenschmerzen bei Belastung. Auf lange Sicht kann der Hypertonus zu einem Apoplex führen.

9.1.13 Komplikationsmanagement

Neben der Fahrertätigkeit, bei der oftmals ein Spagat zwischen Dringlichkeit und besonders schonender Fahrweise notwendig ist, kommt dem Rettungsassistenten/Notfallsanitäter besonders eine im wahrsten Sinne des Wortes „assistierende" Aufgabe zu.

> **Jegliche Maßnahmen direkt am Patienten bleiben dem begleitenden Baby-/Kinder-NAW-Team vorbehalten.**

Eine dieser assistierenden Aufgaben kann das Vorbereiten von Notfallmedikamenten sein. Diese werden zwar in der Regel auch injektionsfertig vom betreuenden Team mitgeführt. Jedoch sind hier die Vorräte manchmal erschöpft, oder das Tablett mit den Spritzen fällt schlicht zu Boden. Hier schleichen sich häufig Fehler ein, die nur mit großer Sorgfalt vermieden werden können. Häufig findet man noch Medikamentenaufkleber für Spritzen, die Bezeichnungen tragen wie z. B. Adrenalin 1:10, Arterenol 1:100. Ist jetzt, wie für die beschriebene Patientengruppe üblich, eine weitere Verdünnung notwendig, steht auf dem Aufkleber häufig die Verdünnung 1:1000. Ein Blick auf die entsprechenden Ampullen zeigt jedoch, dass bereits die Stammlösung des Medikamentes im Verhältnis 1:1000 verdünnt ist. Die korrekte Spritzenbezeichnung wären also 1:10.000, 1:100.000 und 1: 1.000.000!

Eine konsequente Umstellung auf die bereits erwähnten ISO-Aufkleber (z. B. Epinephrin 10 µg/ml anstatt Suprarenin 1:100) kann dies verhindern. Auch trägt eine einwandfreie Anordnung des Arztes dazu bei, dass Fehler vermieden werden.

Die Stammlösungen werden üblicherweise in 10-ml-Spritzen aufgezogen.

Ein Beispiel verdeutlicht dies:

> **Beispiel**
> Der Begleitarzt fordert eine Spritze Adrenalin 1:1000, da der Blutdruck des Neugeborenen abfällt. Würde der Rettungsassistent nun in der Hektik aus einer Stechampulle 10 ml Suprarenin aufziehen, wäre es die unverdünnte Lösung des Medikamentes – die Folgen wären fatal.
>
> **Richtig wäre es so:**
> Der begleitende Arzt lässt das Medikament bereits vor der Injektion der letzten Spritze in Ruhe vorbereiten. Die Anordnung würde lauten: Epinephrin in der Verdünnung 1: 1.000.000! Nun wird zunächst 9 ml NaCl 0,9 % aufgezogen, dann aus einer 1-ml-Ampulle das Epinephrin. Diese Spritze wird mit der Aufschrift 1:10.000 versehen. Eine weitere 10-ml-Spritze wird ebenfalls mit 9 ml 0,9%igem NaCl befüllt, danach wird aus der ersten Spritze ein Milliliter dieser Lösung abgezogen. Die korrekte Verdünnung beträgt nun 1:100.000. Das Ganze wird ein drittes Mal wiederholt, um die tatsächlich geforderte Konzentration von

1:1.000.000 zu erhalten. Um Überdosierungen auf jeden Fall zu vermeiden, ist es ferner hilfreich, aus dieser zuletzt gewonnenen Lösung einzelne 1-ml- oder 2-ml-Spritzen abzuziehen.

Ein ebenso weit verbreiteter Irrtum ist es zu glauben, in den 100-ml-Infusionsplastikflaschen, die von verschiedenen Herstellern angeboten werden, seien tatsächlich genau 100 ml enthalten. Dies würde die Arbeit deutlich erleichtern. Jedoch haben in der Vergangenheit mehrere Hersteller darauf hingewiesen, dass es bei den geringen Mengen „abfülltechnisch" zu Differenzen ± 10 % kommen kann.

> **Praxistipp**
> In der Praxis sollte daher eine Kommunikationsregel beachtet werden: Die Anordnungen des Arztes werden laut und deutlich wiederholt. So hat der Arzt bereits vor dem Vorbereiten des Medikamentes die Sicherheit, dass er auch richtig verstanden wurde. Diese Maßnahmen erfordern hohe Konzentration und sollten deshalb regelmäßig in der einsatzfreien Zeit geübt werden.

? **Kontrollfragen zu ▶ Abschn. 9.1**
- **Frage 9.1:** Nennen Sie häufige Indikationen für den Intensivtransport Neu- und Frühgeborener!
- **Frage 9.2:** Stellen Sie stichwortartig den Ablauf eines Neugeborenen-Notfalltransports dar!
- **Frage 9.3:** Nennen Sie 4 angeborene Herzfehler!

9.2 Patienten mit kardialen Unterstützungssystemen

U. Hecker und A. Tremml

Venrikuläre Unterstützungssysteme (sog. VAD = „ventricular assist devices") haben sind in den letzten Jahren zunehmend als Alternative oder Überbrückung bis zur Herztransplantation bei Patienten mit terminaler Herzinsuffizienz etabliert. Umso häufiger begegnet man solchen Systemen im Rahmen von Intensivtransporten oder im primären Rettungsdienst, wenn Patienten nach Implantation eines solchen Systems in das häusliche Umfeld entlassen werden.

9.2.1 Indikationen

Die terminale Herzinsuffizienz in den Stadien NYHA III und IV stellt die Hauptindikation zum Einsatz dieser Systeme dar. Bei Kindern stellen im Besonderen angeborene (teilweise bereits korrigierte) Herzfehler sowie akute Entzündungen des Herzmuskels (Myokarditis) eine Indikation zur Implantation dar.

- **Therapieziele**

Therapieziele können sein (Pier et al. 2005; Sack 2014):
- **Bridge-to-Transplant (BTT)** = Überbrückungstherapie, bis ein geeignetes Spenderorgan verfügbar ist.
- **Destination-Therapie (DT)** = Dauertherapie, wenn eine Transplantation nicht möglich ist oder nicht gewünscht wird.
- **Bridge-to-Desicion** = Bei unklarer Prognose oder fraglichen neurologischen Ausfällen nach Reanimationen, um Zeit für eine klinische Beurteilung beispielsweise Entscheidungsfindung zu finden.
- **Bridge-to-Recovery (BTR)** = Überbrückungstherapie, wenn ein ausreichendes Erholungspotenzial des Herzens vermutet wird (selten, Bsp: akute Myokarditis).

- **Kontraindikationen**

Als Kontraindikation werden in der Literatur genannt:
- die Sepsis,
- ein Multiorganversagen,
- letale Begleiterkrankungen (z. B.: Krebserkrankung im Endstadium),
- schwere Gerinnungsstörungen oder
- ein Lungenversagen.

9.2.2 Bei der Implantation zu berücksichtigende Aspekte

- **Gerinnungshemmung**

Um ein VAD-System implantieren zu können, ist es notwendig, eine Gerinnungshemmung durchzuführen. Hierzu wird der INR-Wert um das 2,5- bis 3,5-Fache mit Hilfe von Antikoagulanzien angehoben. Dies ist notwendig, da anderenfalls Thrombosen begünstigt werden, die entweder embolische Erkrankungen verursachen oder im schlimmsten Fall als Pumpenthrombose zum Aggregatausfall und folglich zum Kreislaufversagen führen! Andererseits begünstigt die veränderte Gerinnungssituation das Blutungsrisiko. Dies muss bei akuten Blutungen bedacht werden. Deren Therapie erfolgt zunächst durch Volumenausgleich.

! Cave

Die Gabe gerinnungsaktivierender Medikamente sollte nur von einem erfahrenen Team und unter einem Gerinnungsmonitoring (Rotem) erfolgen.

- **Infektionsrisiko**

Auch die Gefahr einer Infektion im Bereich der zuführenden Stromversorgung (Driveline) oder Kanülenein- und -austrittsstellen mit der Folge einer schweren systemischen Infektion darf nicht unterschätzt werden, weshalb hier ein besonders strenges aseptisches Arbeiten erforderlich ist!

9.2.3 Unterschiede in den Pumpensystemen

Zunächst einmal sind intrakorporale von extra- oder parakorporalen Systemen zu unterscheiden. Alle Systeme bestehen aus
- Pumpeinheit (intrakorporal vs. extra (para-) corporal; non-pulsatil vs. pulsatil,
- Kontrolleinheit („Controller"),
- Stromversorgung (i. d. R. Lithium-Ionen-Akkus),

— Verbindungsleitung (Steuerkabel und Stromkabel); falls non-pulsatil nach außen („Driveline"),
— nur bei parakorporalen VAD-Systemen finden sich transkutane Kanülen

Ebenso bietet sich eine Einteilung gemäß der technischen Funktion sowie der Form der Unterstützung an.
— Einteilung gemäß der technischen Funktion:
  — (pneumatische) Verdrängerpumpen (z. B. BerlinHeart Excor – Fa. BerlinHeart),
  — Axial-, oder Zentrifugalpumpe (z. B. HeartMate II – Fa. ThoraTec, Heartware HVAD, Fa. Heartware).
— Einteilung gemäß der Form der Unterstützung:
  — „left ventricular assist device" (LVAD),
  — „right ventricular assist device" (RVAD),
  — „biventricular assist device" (BIVAD).

Ausschlaggebend für die Entscheidung, welches System zum Einsatz kommt, ist die Art der Herzinsuffizienz des Patienten. Hier können sowohl nur der linke Ventrikel als auch beide Ventrikel betroffen sein. Eine isolierte Insuffizienz des rechten Ventrikels ist zwar möglich, aber vergleichsweise selten. Daher ist es häufig ausreichend, mit Hilfe eines LVADs nur die Funktion des linken Ventrikels zu unterstützen, um das Blutvolumen aus dem linken Ventrikel in die Aorta ascendens zu transportieren und die weitere Organdurchblutung und Körperfunktionen sicherzustellen.

Aufgebaut sind solche LVADs meist als Axial- oder Zentrifugalpumpen. Die Implantation erfolgt meist vollständig intraperikardial. Die Einlasskanüle wird regelhaft an der Spitze (Apex) des linken Ventrikels implantiert, die Auslasskanüle folglich in die Aorta ascendens platziert. Das Verbindungskabel (engl. „driveline") zur Steuereinheit tritt häufig am rechten Oberbauch in Höhe des Bauchnabels aus.

An der Steuereinheit sind je nach Hersteller aktuelle Messwerte wie Drehzahl, Stromverbrauch und (errechneter) Blutfluss abrufbar. Außerdem sind im Display Warnhinweise in Klartext oder Fehlercodes abrufbar. Um diese zuordnen zu können, sollte jedes System mit einem Aufkleber versehen sein, der eine detaillierte Beschreibung der Fehlercodes beinhaltet.

⚠ Cave

Bei den angezeigten Herzzeitvolumen handelt es sich um vom System errechnete Werte aus Drehzahl, Stromverbrauch und zuvor programmiertem Hämatokritwert und nicht um gemessene Werte. Daher entspricht das dort angegebene HZV unter Umständen nicht dem tatsächlichen Herzzeitvolumen des Patienten!

❯ Patienten mit einem LVAD-System sind immer von einer ausreichenden Pumpfunktion des rechten Herzens abhängig. Folglich können ventrikuläre Rhythmusstörungen wie Kammerflimmern oder ventrikuläre Tachykardie weiterhin auftreten, die entsprechend der aktuellen Leitlinien therapiert werden müssen!

Da der Antrieb dieser Systeme über eine Axial- oder Zentrifugalpumpe erfolgt, führen sie zu einer Umstellung des Kreislaufsystems von pulsatil zu non-pulsatil (kontinuierlicher Blutfluss, engl. „continuous flow").

⚠ Cave

Dies bedeutet, dass trotz suffizienter Perfusion i. d. R. kein Puls gemessen werden kann. Diese Information ist für alle Beteiligten im Behandlungsteam von unschätzbarem Wert, da klassische Kontrolltechniken der Vitalfunktion (Pulsmessen, Riva-Rocci-, oder die NIBP-Blutdruckmessung) in diesen Fällen nicht zielführend sind.

Die klinische Beurteilung des Patienten ist daher von besonderem Stellenwert. So wird ein

Patient, der problemlos kommuniziert und womöglich noch umhergeht, mit an Sicherheit grenzender Wahrscheinlichkeit keinen Herzstillstand haben, obwohl weder Puls noch Blutdruck messbar erscheinen (Hecker et al. 2015).

Die Anwendung der elektronischen Monitorsysteme im Rettungsdienst und Intensivtransport liefern hier einen erheblichen Mehrwert. So können EKG und Pulsoxymetrie wesentliche Informationen über den Zustand des Patienten geben.

Müssen im Rahmen einer globalen Herzinsuffizienz beide Ventrikel in ihrer mechanischen Funktion unterstützt werden, ist die Implantation eines BIVAD („biventricular assist device") indiziert. Standartmäßig kommen hier parakorporale, pneumatische Systeme zum Einsatz.

Die implantierten Pumpen werden jeweils durch eine flexible Membran in den Antriebs- und Kreislaufteil getrennt. Ebenso erfolgt die jeweils getrennte Implantation für den jeweiligen Ventrikel. Das System basiert auf einem pneumatischen Antrieb, indem ein Über- oder Unterdruck aufgebaut wird, welchem der Blutfluss folgt. Zur Weisung der Flussrichtung sind an den Ein- und Auslasskanülen Ventile eingebaut.

Die Implantation dieser Ein- und Auslasskanülen erfolgt (i. d. R.) in den rechten Vorhof mit Ausfluss in die A. pulmonalis und in die Ventrikelspitze des linken Ventrikels mit Ausfluss in die Aorta ascendens.

Die durchsichtigen Pumpenkammern ermöglichen „Einsicht": dadurch sind sowohl der Blutfluss und damit direkt der Kreislauf des Patienten als auch der Füllungs- und Austreibungszustand der Systeme zu sehen. Auf diese Weise kann jederzeit eine korrekte Funktion des Systems beurteilt werden.

> ❯ Unabhängig vom Systemalarm ist die Funktion der Pumpen entscheidend.

Anders als bei den oben genannten Rotationspumpen ist für den Antrieb der pneumatischen Pumpen eine größere Steuer- bzw. Antriebseinheit notwendig. Sie entspricht etwa der Größe eines Koffertrolleys. In dieser sind neben der pneumatischen Einheit auch die vergleichsweise simple Steuereinheit sowie die Akkus untergebracht. Analog zu den Rotationspumpen ist an der Steuereinheit neben der eingestellten Frequenz und der Kapazität der Akkus im Falle einer Dysfunktion die Anzeige von Fehlercodes möglich, die auf einem Aufkleber erklärt sein sollten.

Im Falle einer Fehlfunktion sollte die Aufmerksamkeit primär auf die Funktion der Pumpen gerichtet sein. Ist diese weiterhin intakt, so kann die Abklärung diverser technischer oder patientenbezogener Probleme erfolgen. Wird jedoch festgestellt dass ein Stillstand der Pumpen und damit des Kreislaufs vorliegt, sind diese sofort von der Steuereinheit zu diskonnektieren und mit der Handpumpe zu verbinden, die dem System immer beiliegen muss.

Prinzip
- Alle Systeme stellen lediglich eine mechanische Unterstützung der ventrikulären Pumpfunktion des eigenen (noch vorhandenen) Herzens dar.
- Bei einem Ausfall des Systems kann unter Umständen die verbleibende Pumpleistung des Herzens noch ausreichend sein, um einen minimalen Kreislauf aufrecht zu erhalten und das Überleben des Patienten bis zur weiterführenden Therapie in einem geeigneten Zentrum zu gewährleisten.
- Bei Ausfall des extrakorporalen Pumpensystems muss dieses sofort diskonnektiert und mit der Handpumpe verbunden werden, mit derer die Funktion in der gewünschten Frequenz übernommen wird.

❓ Kontrollfragen zu ► Abschn. 9.2
- **Frage 9.4:** Wie können Kunstherzsysteme eingeteilt werden?
- **Frage 9.5:** Welche Indikationen zur Implantation eines Kunstherzsystems gibt es?

9.3 Der Patient im Weaning

Der Begriff „Weaning" bezeichnet die schrittweise Entwöhnung vom Beatmungsgerät, also
den Übergang von der Beatmung zur Spontanatmung und Extubation bzw. nach Tracheotomie (während eines Langzeitverlaufs) zur
Dekanülierung. Hierzu müssen bestimmte Voraussetzungen erfüllt sein (Larsen und Ziegenfuß 2013). Unabhängig von der Ursache haben
all diese Patienten eine Langzeitbeatmung von
oft mehreren Wochen/Monaten hinter sich. Die
Komplexität dieses Themas spiegelt sich auch
darin wider, dass in den letzten Jahren spezielle
Weaning-Kliniken bzw. Kliniken mit Wea-
ning-Abteilungen entstanden sind.

Dennoch ist hier zu bemerken, dass das
„allgemeingültige Weaning-Konzept" noch
nicht existiert. Es gibt Konzepte der Kontinui-
tät und Parameter, die auch beim Transport
solcher Patienten einzuhalten sind und die
deshalb hier vorgestellt werden.

9.3.1 Ursachen und Therapieoptionen

Die Ursachen einer Langzeitbeatmung sind in
der Grunderkrankung des Patienten zu suchen.
Besonders häufig sind Patienten mit Polytraumen, Verbrennungen, Hirnblutungen und
postoperativ komplikationsbehafteten Krankheitsverläufen anzutreffen. Ebenso nehmen
internistische Erkrankungen (nach Reanimationen, Lungenembolien) einen hohen Stellenwert ein. Daher richtet sich die Therapie nach
der jeweils zugrundeliegenden Erkrankung.

> Allen Patienten gemeinsam ist das Ziel:
> die Entwöhnung vom Respirator!

Auch wenn noch Störungen der Oxygenierung
vorliegen können, kann mit der Entwöhnung
von der Beatmung begonnen werden. Basis
hierfür ist ein p_aO_2 >60 mm Hg bei geringem
PEEP von 5–8 mbar, ein Atemzeitverhältnis
<1:1 (physiologisches I:E = 1:2) und ein F_iO_2
≤0,4. Während ein p_aO_2 von >60 mm Hg als
ausreichend angesehen wird, lässt sich ein

eindeutiges Kriterium für die Ventilation des
spontan atmenden Patienten nicht in gleicher
Weise definieren. Die Fähigkeit zur Eigenatmung hängt von den in ◪ Tab. 9.1 aufgelisteten
Faktoren ab, welche grundsätzlich berücksichtigt werden müssen, da sie einen ungünstigen
Einfluss auf die Möglichkeit der Eigenatmung
haben.

Voraussetzung für eine erfolgreiche Entwöhnung ist ein weitgehend intakter Ateman-
trieb. Atemdepressiv wirkende Medikamente
müssen daher vermieden oder reduziert werden.

Ein hoher Atemwegswiderstand, eine niedrige Compliance (Elastizität der Lunge) und

◪ **Tab. 9.1** Faktoren, die bei der Entscheidung zum Weaning zu berücksichtigen sind

Gestörter Atemantrieb	– Neurologische Erkran-kungen – Sedativa – Narkotika – Opiate
Vermehrte Belastung der Atemmuskulatur	– Tubuswiderstand – Widerstand im Beat-mungssystem – Bronchokonstriktion – Lungenödem – Lungenüberblähung – Intrinsischer PEEP – Lungenfibrose – Pleuraverschwartung – Instabilität der Tho-raxwand
Eingeschränkte Leistungsfähig-keit der Atemmuskulatur	– Imbalance des Elektrolyt- und Säure-Basen-Haushalts: Hypophosphatämie, Hypomagnesiämie, Hypokalziämie, Azidose – Hypoxie – Hyperkapnie – Infektion – Muskelatrophie – Schlechter Ernährungs-zustand – Überdehnung der Zwerchfellmuskulatur – Schock – Muskelrelaxanzien

ein hoher intrinsischer PEEP steigern die Atemarbeit und müssen daher vermieden werden. Ein extrinsischer PEEP – wenige mbar unterhalb des intrinsischen PEEP – kann die Atemarbeit dagegen senken.

Besteht eine Ermüdung der Atemmuskulatur, müssen vor Beginn der Entwöhnung die Ursachen (◘ Tab. 9.1) geklärt und so weit wie möglich beseitigt werden. Eine ausreichende Durchblutung der Atemmuskulatur muss ebenfalls gewährleistet sein; entsprechend darf im Schockzustand keine Entwöhnung von der Beatmung erfolgen. Weiterhin darf kein Überhang von Muskelrelaxanzien mehr bestehen.

Für eine erfolgreiche Entwöhnung sollten der p_aCO_2 unter 55 mm Hg und der pH-Wert über 7,3 liegen. Bei chronisch obstruktiver Lungenerkrankung (COPD) werden höhere p_aCO_2-Werte toleriert.

9.3.2 Weaning-Methoden

Grundsätzlich werden sowohl das diskontinuierliche als auch das kontinuierliche Weaning als Konzepte zur Entwöhnung vom Respirator angewandt.

Diskontinuierliches Weaning

Die diskontinuierliche Entwöhnung besteht aus Phasen der vollständigen maschinellen Beatmung und Phasen der Spontanatmung ohne jede maschinelle Unterstützung.

Sind die Voraussetzungen für einen erfolgreichen Entwöhnungsversuch erfüllt, so wird die Beatmung intermittierend unterbrochen, und der Patient atmet für einige Minuten bis mehrere Stunden über eine feuchte Nase oder ein T-Stück, über das eine Sauerstoffinsufflation erfolgt. Die Dauer der Spontanatmungsphasen richtet sich nach der Leistungsfähigkeit des Patienten und wird nach klinischen Kriterien, Blutgaswerten und stationsinternen Vorgehensweisen festgelegt (Beispiel: 6 × 5 min/Tag, 6 × 10 min/Tag, 6 × 15 min/Tag usw.). Sobald eine Erschöpfung droht, wird der Patient wieder maschinell beatmet. Kann der Patient hingegen über einen längeren Zeitraum am T-Stück oder mit Hilfe der CPAP-Beatmung ausreichend spontan atmen, sollte die Extubation bzw. die Dekanülierung erfolgen. Dies ist jedoch keine Maßnahme, die für die Umstände des Intensivtransports indiziert ist und sollte ausschließlich der Klinik vorbehalten bleiben.

Kontinuierliches Weaning

Mit den partiellen Beatmungsverfahren „synchronized intermittent mandatory ventilaton" (SIMV; volumenkontrolliert), „biphasic positive airway pressure" (BiPAP; druckkontrolliert), „pressure support ventilation" (PSV) und „proportional pressure support" (PPS) kann der maschinelle Atemanteil schrittweise vermindert und der Anteil der Spontanatmung entsprechend erhöht werden. Eine vollständige Reduktion der maschinellen Ventilation oder des PEEP vor der Extubation ist nicht erforderlich.

Bei Patienten mit obstruktiven Lungenerkrankungen kann durch einen niedrigen PEEP die Atemarbeit möglicherweise vermindert werden. Um die tubusbedingte Mehrarbeit zu kompensieren, ist bei diesen Patienten gewöhnlich eine inspiratorische Druckunterstützung von 10–12 mbar erforderlich. Ähnliche Werte gelten auch für die Entwöhnung nach schwerem akutem Lungenversagen (Acute Respiratory Distress Syndrome, ARDS).

▪ Automatische Tubuskompensation

Jeder Tubus erhöht die Atemarbeit des spontanatmenden Patienten (Tipp: Selbstversuch mit Atmung durch einen Trinkhalm). Diese zusätzliche Atemarbeit ist variabel und hängt vom Tubuswiderstand ab. Der Tubuswiderstand wird wiederum vom Gasfluss bestimmt: Mit zunehmendem Flow nimmt der Tubuswiderstand exponentiell zu und umgekehrt.

Mit der automatischen Tubuskompensation kann der Patient so spontan atmen, als sei er bereits extubiert.

Klinische Bewertung der Entwöhnungsverfahren

Derzeit werden beide Verfahren, das kontinuierliche wie das diskontinuierliche Weaning, klinisch praktiziert. Eine Überlegenheit eines der beiden Verfahren ist derzeit nicht erwiesen. Vermutlich sind die klinischen Erfahrungen des ärztlichen und pflegerischen Personals und die Schwere der zugrundeliegenden Erkrankung für die Schnelligkeit und den Erfolg der Entwöhnung von größerer Bedeutung als bestimmte Techniken.

9.3.3 Zeitpunkt der Entwöhnung

Bei der kontrollierten Beatmung (VC-/PC-CMV) kann der Beginn der Entwöhnung von der Langzeitbeatmung eindeutig festgelegt werden: Die Entwöhnung beginnt, wenn die kontrollierte Beatmung durch eine partielle Beatmung ersetzt oder der Patient versuchsweise vom Respirator diskonnektiert wird. Allerdings wird heutzutage auch bei der Langzeitbeatmung häufig nicht mehr kontrolliert beatmet, sondern von Anfang an ein partieller Beatmungsmodus angewandt, bei dem die Spontanatmung lediglich unterstützt wird. Die Entwöhnung beginnt somit gewissermaßen bereits mit Beginn der Beatmungstherapie.

- **Entwöhnung nach Kurzzeit- und Langzeitbeatmung**

Eine spezielle Entwöhnung ist zumeist nur nach einer Langzeitbeatmung (>48 h Dauer) erforderlich. Bei einer Kurzzeitbeatmung hingegen kann die maschinelle Beatmung zumeist mit Wiedereinsetzen einer ausreichenden Spontanatmung beendet und der Patient extubiert werden.

9.3.4 Schwierigkeiten bei der Entwöhnung

Während die meisten Patienten ohne wesentliche Komplikationen von der Beatmung entwöhnt werden können, gestaltet sich bei einem kleinen Prozentsatz (<5 %) die Entwöhnung als außerordentlich langwierig.

Zu den wichtigsten Ursachen der schwierigen Entwöhnung gehören:
- anhaltendes Versagen der Atempumpe,
- persistierende schwere Oxygenierungsstörungen,

- anhaltende schwere Herzinsuffizienz und
- **nicht zu unterschätzen:** psychische Abhängigkeit vom Beatmungsgerät.

Weiterhin muss bei folgenden Erkrankungen mit einer erschwerten Entwöhnung gerechnet werden:
- COPD,
- Lungenfibrose,
- hohe Querschnittlähmung,
- andere irreversible neurologische Erkrankungen des thorakalen/zervikalen Rückenmarks, des Hirnstamms und/oder der Atemmuskulatur.

Vermehrte Atemarbeit und eine Beeinträchtigung des Atemantriebs müssen vermieden werden. Nachts sollte die ventilatorische Unterstützung erhöht werden, damit sich die Atemmuskulatur wieder erholen kann.

Ein kooperativer Patient ist leichter zu entwöhnen; daher sollte der Patient über alle geplanten Schritte des Entwöhnungsvorgangs ausreichend und nachvollziehbar informiert werden.

Angst (zu ersticken), Schmerzen und delirante Zustände erschweren die Entwöhnung erheblich. Darum ist eine ausreichende Anxiolyse, Analgesie und antidelirante Therapie durchzuführen, allerdings unter Beachtung der atemdepressorischen Wirkungen!

9.3.5 Scheitern der Entwöhnung

Ein Scheitern der Entwöhnung manifestiert sich als progrediente Ateminsuffizienz.

Die klinischen Zeichen sind:
- Tachypnoe,
- Dyspnoe,
- paradoxe thorakoabdominale Atmung,
- Zyanose,
- „Nasenflügeln",
- erhöhte Aktivität der Atemhilfsmuskulatur (v. a. des M. sternocleidomastoideus),
- interkostale Einziehungen,
- Tachykardie,
- Kaltschweißigkeit,
- zunehmende Agitiertheit oder Panik des Patienten.

Eine intensive Krankenbeobachtung ist daher beim Transport jederzeit zu gewährleisten. Durch die frühzeitige Kontrolle der Blutgaswerte kann die zunehmende respiratorische Insuffizienz oft bereits zu Beginn erkannt werden:

— zunehmende Hypoxie,
— zunehmende Azidose,
— deutlicher Anstieg des p_aCO_2.

Bei zunehmender respiratorischer Insuffizienz sollte der Entwöhnungsversuch rechtzeitig abgebrochen werden, bevor eine Dekompensation eintritt. Die Atmung muss wieder stärker unterstützt werden, z. B. durch Erhöhung der Druckunterstützung („pressure support"), der SIMV-Frequenz und/oder des PEEP. Ist bereits eine Extubation erfolgt, muss reintubiert werden, wenn nichtinvasive Maßnahmen (NIV-CPAP) der respiratorischen Unterstützung nicht ausreichen. Die Reintubationsrate bei Entwöhnungsversuchen nach Langzeitbeatmung beträgt ca. 5 %.

9.3.6 Besonderheiten beim Transport

Häufig begegnet man Patienten, die postoperativ bereits in einer partiellen Beatmungsform verlegt werden. Sofern möglich, sollte diese Beatmungsform auch beim Transport angewendet werden.

> Nicht der Patient wird der Beatmung angepasst, sondern die Beatmung dem Patienten. Wird der Patient beim Transport wacher, kann eine Reduzierung der Atemunterstützung erwogen werden.

Für Patienten, die sich im diskontinuierlichen Weaning befinden, gilt die Fortführung der Therapie in gleicher Weise. Allerdings kommen hier weitere Faktoren dazu, die die Verfahrensweise beeinflussen. Wird der Patient tagsüber verlegt, ist er wach und kooperativ, spricht in der Regel nichts dagegen, das Entwöhnungsschema fortzusetzen. Je nachdem,

wie weit der Patient im Weaning fortgeschritten ist, kann es auch sinnvoll sein, ihm einen Sprechaufsatz auf die Trachealkanüle zu konnektieren oder für den Transport eine Silberkanüle einzulegen.

! Cave

Beim Konnektieren eines Sprechaufsatzes auf eine geblockte Trachealkanüle ist unbedingt darauf zu achten, dass diese zuvor unter endotrachealer Absaugung entblockt wurde, da ansonsten zwar eine Inspiration möglich ist, der Patient jedoch durch den geschlossenen Sprechaufsatz und den geblockten Cuff nicht mehr ausatmen kann.

Praxistipp

Einige Hersteller bieten für Situationen, in denen eine Trachealkanüle z. B. für solche Zwecke häufig entblockt werden muss, Varianten mit seperatem Absaugkanal an, über den das subglottische Sekret mobilisiert werden kann

Beide Verfahren bieten dem Patient die Möglichkeit zu sprechen und erleichtern daher die Kommunikation ungemein. Ebenso kann es umgekehrt der Fall sein, das ein besonders ängstlicher Patient, den die Einflüsse des Transports weiter beunruhigen (Martinshorn, Aufschaukeln des Fahrzeugs, Rückwärtsfahren im Fahrzeug), es bevorzugt, für das Gefühl seiner subjektiven Sicherheit am Respirator zu bleiben. Hier sollte – unter enger klinischer Überwachung – versucht werden, motivierend auf den Patienten einzuwirken. Für beide Patientengruppen empfiehlt es sich, das Weaning-Protokoll der Station mitzunehmen und dem Schema entsprechend fortzuführen.

Findet ein Patiententransport in den späten Abendstunden oder gar nachts statt und hat der Patient tagsüber seine Atemmuskulatur in ausreichendem Maße trainiert, kann er zur Erholung derselben am Respirator verbleiben.

Aber auch hier gilt der Grundsatz zur Atemunterstützung: so viel wie nötig, so wenig wie möglich.

9.3.7 Komplikationsmanagement

In der Regel gestaltet sich der Transport von Patienten im Weaning komplikationslos. Mit Ausnahme frisch extubierter Patienten haben alle einen gesicherten Atemweg (meist Tracheotomie). Diese Tatsache ermöglicht bei zunehmender Erschöpfung jederzeit eine invasive Beatmungsform, bei der der Patient adäquate Unterstützung erhalten kann. Im Extremfall wäre der Patient zu sedieren und vollkontrolliert zu beatmen.

Eine leicht höhere Komplikationsrate weisen Träger von Silberkanülen auf, die stressbedingt für den Transport mit einer blockbaren Trachealkanüle versorgt werden müssen. Daher ist es wichtig, das entsprechende Equipment, inkl. Spreizer, zum Wiedereröffnen der Tracheotomie mitzuführen.

> **? Kontrollfragen zu ▶ Abschn. 9.3**
> - **Frage 9.6:** Definieren Sie den Begriff Weaning!
> - **Frage 9.7:** Nennen Sie 3 häufige Indikationen für eine Langzeitbeatmung!
> - **Frage 9.8:** Welche Weaning-Verfahren gibt es?
> - **Frage 9.9:** Bezeichnen Sie den richtigen Zeitpunkt für den Beginn des Weanings!
> - **Frage 9.10:** Nennen Sie 4 wichtige Ursachen einer schwierigen Entwöhnung!

9.4 Organspender – hirntote und verstorbene Patienten

Der Nachweis des Hirntodes als sicheres Todeszeichen ist nicht nur für die Transplantationsmedizin von erheblicher Tragweite, zumal die Hirntätigkeit bekanntlich als eigentlicher Ausdruck des menschlichen Lebens gilt. Mit dem Hirntod und dem Tod ergeben sich keineswegs nur Fragen der diagnostischen Sicherheit (Schwab et al. 1999).

9.4.1 Transport von Organspendern

Die Bedeutung von Organspendertransporten liegt für das Rettungsdienstpersonal weniger in der Häufigkeit des Transportaufkommens als vielmehr in der hohen psychischen und emotionalen Belastung, die ein solcher Transport mit sich bringen kann. Das Patientenklientel umfasst dabei alle Altersstufen.

Ist die Transportindikation bereits gestellt, muss allen Beteiligten klar sein, dass es für diesen Menschen keine Hilfe mehr gibt. Das Rettungsdienstpersonal wird hier nicht zum „Retter". Umso mehr gilt es, dem Organspender wie auch seinen Angehörigen – im Falle von Kindern insbesondere ihren Eltern – mit Respekt und Würde zu begegnen. Für die Angehörigen eines Organspenders ist es angesichts des unwiderruflichen Versterbens ihres Nächsten wichtig zu wissen, dass nun anderen Menschen geholfen und ihnen eine Chance auf ein besseres Leben gegeben wird.

Diese Sichtweise kann auch für die im Intensivtransport tätigen Mitarbeiter hilfreich sein, denn oftmals erhalten gleich mehrere Menschen ein Organ desselben Spenders. Für die einen ist es daher das Ende des Lebens; Menschen verlieren einen Freund, die Ehefrau, ihren Vater oder ein Kind. Für die anderen ist es die Chance auf einen Neuanfang – für ein Kind, das ein neues Herz erhält, eine Mutter, die nun nicht mehr zur Dialyse muss, einen Vater, der eine neue Leber erhält, die Schwester, die mit einer neuen Lunge wieder frei atmen kann.

Der Zwiespalt zwischen Freude und Trauer, Gefühlen des Glücks und der Hilflosigkeit, der Angst und der Hoffnung und der immer damit verbundenen emotionalen Belastung können an dieser Stelle jedoch nicht abschließend behandelt werden. Dies ist die Aufgabe von Arbeitgebern, von Psychologen und Supervisionen, aber auch jedes einzelnen Kollegen: dass man nach einem solchen Erlebnis füreinander da ist, das Gespräch zulässt und auch das gemeinsame Weinen.

Auch Vertreter der Glaubensgemeinschaften können hier geeignete Ansprechpartner sein.

Besonderheiten beim Transport

Auch wenn dieser letzte Transport eines Organspenders keine Möglichkeit gibt, dessen Leben zu retten, so sind in der ganzheitlichen ethisch-medizinischen Versorgung einige Punkte zu beachten. Hierzu zählt, dass die Angehörigen über die für den Transport notwendigen Maßnahmen informiert werden, dass er überwacht wird und das seine Vitalwerte dokumentiert werden wie bei jedem anderen Patienten auch. Gleichfalls ist dafür Sorge zu tragen, dass seine Intimsphäre stets gewahrt bleibt. Die eingeleiteten Therapien (meist handelt es sich nur um Beatmung und geringfügige Katecholamingabe) sind fortzusetzen, da sie der ausreichenden Organversorgung dienen.

Komplikationsmanagement

Im Falle einer Verschlechterung seines Kreislaufzustandes ist eine Therapieerweiterung für den Organerhalt sinnvoll, aber nicht exzessiv durchzuführen, da organschädigende Nebenwirkungen dann überwiegen. Verbindliche Richtlinien gibt es hierfür aber nicht. Auf weiten Transportstrecken ist daher ein Arzt-zu-Arzt-Telefonat zwischen dem transportbegleitenden Arzt und dem Arzt der explantierenden/transplantierenden Klinik ratsam.

Kommt es beim Transport zu einem Kreislaufstillstand, kann auch hier gemäß den aktuellen ERC-Richtlinien gearbeitet werden, jedoch ist darauf hinzuweisen, dass solche Maßnahmen nur kurz dauern sollten, da eine Langzeitreanimation sich mit großer Sicherheit negativ auf den Zustand der zu transplantierenden Organe auswirkt. Gegebenenfalls sollte der Transport auch unter Reanimation in den OP der Zielklinik erfolgen, um dort die Qualität der einzelnen Organe und damit die Transplantierbarkeit neu zu beurteilen.

Bei erfolglosen Reanimationsversuchen während des Transports ist dieser abzubrechen und der einsetzende (biologische) Tod des Patienten zu akzeptieren. Die Angehörigen sind dann über die nichterfolgte Explantation zu informieren. Die Ausstellung der Todesbescheinigung erfolgt, ebenso wie die Versorgung des Leichnams, nach den jeweiligen Länderregelungen.

9.4.2 Transport von Organempfängern

In Abhängigkeit der Schwere der vorliegenden Grunderkrankung kann es durchaus vorkommen, dass Organempfänger ihre „Wartezeit" entweder zu Hause oder in Häusern der Grund- und Regelversorgung verbringen. Die häufig anzufindende baulich dezentrale Struktur vieler Kliniken sorgt zudem auch dafür, dass Patienten nicht immer vor Ort im Transplantationszentrum auf ein Empfängerorgan warten können.

Daher wird man auch im Intensivtransport mit Organempfängern unterschiedlichen Erkrankungsgrades konfrontiert. Warten diese z. B. zu Hause, so werden sie nach Information durch das Transplantationszentrum in der Regel durch den Rettungsdienst in die Klinik transportiert. Ziel ist meist eine Transplantationsstation mit IMC/IMCU (Intermediate Care/Intermediate Care Unit) oder Intensivstatus, auf der die letzten präoperativen Vorbereitungen durchgeführt werden. In der Regel geht es den zu Hause wartenden Patienten so gut, dass eine routinemäßige Vitalwertüberwachung nicht notwendig ist. Dennoch sollten alle Parameter einmal erfasst werden.

> **! Cave**
> Organempfänger, die zur Transplantation einbestellt werden, sind in einem unmittelbaren präoperativen Zustand und haben ab dem Zeitpunkt der Information hierüber nüchtern zu bleiben (Nahrungskarenz).

Besonderheiten beim Transport

Bei Organempfängern, die auf anderen IMC- oder Intensivstationen warten, ist von einer fortgeschrittenen Grunderkrankung auszugehen, die eine vitale Gefährdung darstellt. Die Auswahl des notwendigen Equipments obliegt dem anfordernden Intensivmediziner. Die Verwendung der Backup-Systeme unterliegt den gleichen Anforderungen wie bei allen anderen Intensivtransporten!

Organempfänger stehen beim Transport allerdings nicht nur unmittelbar vor einer Operation, sondern auch vor einer Immunsuppression, deren Ziel es ist, die Abstoßungsreaktion auf das neue Organ zu verhindern. Damit sind sie allerdings auch besonderen Gefahren der Infektion ausgesetzt. Die Einhaltung strengster Hygienemaßnahmen ist daher obligat (Händedesinfektion, Mundschutz)!

? Kontrollfragen zu ▶ Abschn. 9.4
- **Frage 9.11:** Welche Bedeutung hat der Hirntod für die Transplantationsmedizin?
- **Frage 9.12:** Welche Bedeutung hat der Transport hirntoter Patienten für das Rettungsdienstpersonal?
- **Frage 9.13:** Wer kann bei psychischen/emotionalen Belastungen Hilfe leisten?

9.5 Hypothermie

9.5.1 Ursachen und Therapieoptionen

Die Wärmeregulation unseres Organismus hat die Aufgabe und Fähigkeit, unsere Körpertemperatur auch bei Schwankungen der Umgebungstemperatur konstant bei rund 37 °C zu halten. Dies bezeichnet was man als Thermoregulation. Der Normalwert unterliegt je nach Tätigkeit und Tageszeit geringen Schwankungen. Hierzu zählen die verstärkte Wärmeabgabe bei körperlicher Anstrengung und die Wärmeproduktion. Diese erfolgt durch Muskelzittern.

Die Hypothermie ist ein Zustand nach Kälteeinwirkung auf einen Organismus. Dabei ist zu unterscheiden, ob die Art und Dauer der Kälteeinwirkung systemisch oder lokal erfolgt. Ist die Wärmeabgabe über einen längeren Zeitraum größer als die Wärmeproduktion, so ist die Thermoregulation gestört, und dem Patienten drohen unweigerlich schwere gesundheitliche Schäden bis hin zum Tod. Bei lokal einwirkender Kälte kommt es zu Erfrierungen.

Die Hypothermie ist zu unterscheiden in:

Milde Hypothermie Bei einer Körpertemperatur von 32–35 °C versucht der Körper, die Körperkerntemperatur durch Wärmeproduktion (Muskelzittern) konstant zu halten. Zusätzlich erfolgt eine Vasokonstriktion in der Peripherie (Zentralisation), wodurch die Wärmeabgabe an den großen Oberflächen (Extremitäten, Haut) reduziert wird.

Mittelgradige Hypothermie Bei einer Körpertemperatur im Bereich zwischen 28 und 32 °C kommt es zunehmend zur Bewusstseinstrübung. Die Schutzreflexe werden reduziert, die Wärmeproduktion wird eingestellt.

Schwere Hypothermie Sinkt die Temperatur auf weniger als 28 °C ab, entsteht ein kompletter Bewusstseinsverlust. Die Herzfrequenz wird reduziert, der Blutdruck fällt, später kommt es zur Asystolie infolge von Rhythmusstörungen. Lichtstarre Pupillen und Lähmung der Muskulatur kommen hinzu.

! Cave
Bei Körpertemperaturen unter 28 °C ist es nahezu unmöglich, eindeutig zu bestimmen, ob die Person noch lebt oder bereits tot ist. Es gilt der Grundsatz: „Niemand ist tot, solange er nicht warm und tot ist!"

Darüber hinaus finden alle Stadien der Hypothermie in Abhängigkeit von der Indikation auch therapeutische Anwendung (◻ Tab. 9.2).

Hypotherme Notfälle können in jeder Jahreszeit auftreten. Hinzu kommen Faktoren wie Alkoholeinfluss oder Nässe, die die Hypothermie begünstigen. Zu den häufigsten Notfällen zählen sommerliche Ertrinkungsunfälle (insbesondere mit Kindern und Jugendlichen), nächtliche Verkehrsunfälle in Bach- oder Flussgegenden, Gruben- und Silounglücke und alpine Lawinenunglücke (Bergrettung). Für den Intensivtransport spielt insbesondere der Verlegungstransport

◨ **Tab. 9.2**   Stadien der Hypothermie und deren klinische Anwendung

Stadium	Körpertemperatur	Symptome	Klinische Indikationen
Milde Hypothermie	32–35 °C	Muskelzittern, Tachykardie, Tachypnoe, Vasokonstriktion Nach einiger Zeit: Apathie, Ataxie, später beginnende Somnolenz, Beeintrachtigung des Urteilsvermögens	Gemäß der ILCOR-Leitlinie bei ROSC nach Kammerflimmern 12–24 h bei 32–34 °C, danach Wiedererwärmung um 0,25–0,5 °C/h, Operationen in der Kardiochirurgie
Mittelgradige Hypothermie	28–32 °C	Somnolenz bzw. Übergang zu Sopor, Bradykardie und Arrhythmien (Auftreten von J-Wellen/Osborn-Wellen im EKG), Hypotonie, Einstellen der Wärmeproduktion (Aufhören des Muskelzitterns), Hyporeflexie, erweiterte Pupillen **Präklinisch Gefahr des Bergetodes!**	Aortenchirurgie mit Abklemmen der hirnversorgenden Gefäße
Schwere Hypothermie	Unter 28 °C	Komatöser Zustand mit nachgewiesener verminderter Hirnaktivität im EEG, komplettem Reflexverlust, schwersten Arrhythmien bis zur Asystolie, Atemstillstand	16–20 °C: totaler Kreislaufstillstand bei kindlichen herzchirurgischen Interventionen (Larsen 2016)

eines Patienten in der Postreanimationsphase eine Rolle. Auch bei neurologischen Erkrankungen gewinnt die Hypothermie zunehmend an Bedeutung.

Für alle hypothermen Patienten stellen Kliniken der Maximalversorgung die anzustrebende Zielklinik dar. Kardiochirurgische Zentren sind hier – aufgrund ihrer besonderen Erfahrungen in der Hypothermietherapie – besonders geeignet.

9.5.2   Therapeutische Hypothermie

Bei welchen Patientengruppen wird therapeutisch gekühlt?

- Neonatologie bei schwerer postnataler Asphyxie/und/oder postnataler Reanimation.
- Neugeborene jenseits der Neonatalperiode werden nicht aktiv gekühlt, Temperaturerhöhung über 36 °C wird vermieden.

- Jugendliche und Erwachsene werden nach Reanimation und adäquaten Zuständen aktiv gekühlt.

9.5.3   Besonderheiten beim Transport und Komplikationsmanagement

Für den Transport hypothermer Patienten gelten besondere Anforderungen. So ist z. B. neben dem üblichen Monitoring der Temperaturmessung besonderes Augenmerk zu schenken. Dabei ist vor allem die Art der Temperaturmessung zu berücksichtigen. Für die Messung stehen unterschiedliche Verfahren zur Verfügung:

Axillare Temperaturmessung   Das feste Anpressen des Oberarmes an den Rumpf lässt eine korrekte Temperaturmessung in der Achselhöhle zu. Da dies jedoch bei schwerstkranken oder analgosedierten/narkotisierten Patienten, insbesondere unter Transportbedingungen, fast nie realisierbar ist, bleibt diese Messart dem Heim- und ambulanten Bereich vorbehalten.

Sublinguale Temperaturmessung Diese Art der Messung wird häufig auch als orale Temperaturmessung bezeichnet, wobei dieser Begriff nicht korrekt ist, da nicht die Temperatur im Mundraum gemessen wird, sondern im reich durchbluteten Kapillarnetz unter der Zunge (sublingual). Auch diese Messmethode ist nur im häuslichen/ambulanten Bereich anzuwenden.

Rektale Temperaturmessung Die erhobenen Messwerte spiegeln weitgehend die Körperkerntemperatur wider. Hierzu eignen sich zur kontinuierlichen Messung rektale Temperaturmesssonden. Dafür wird die Sonde mit einer dünnen Plastikhülle überzogen und ca. 8–10 cm tief ins Rektum geschoben. Eine Fixierung mit einem gut klebenden Pflaster empfiehlt sich, um eine Herausrutschen zu verhindern.

Vesikale Temperaturmessung In der Klinik etablieren sich derzeit zur kontinuierlichen Messung Blasendauerkatheter, in denen eine vesikale Temperaturmesssonde integriert ist. Bei korrekter Lage und sicherer Blockung des Katheters ermöglichen sie eine zuverlässige, kontinuierliche Temperaturkontrolle. Nachteilig sind jedoch die erhöhten Kosten.

Infrarot-Ohrthermometer Dieses recht neue Verfahren hat sich aufgrund seiner einfachen und zuverlässigen Bedienung recht schnell etabliert und findet heute in nahezu allen Bereichen Anwendung. Um eine schnelle und zuverlässige Aussage über die Körpertemperatur zu erhalten, ist sie daher als Mittel der Wahl anzusehen. Eine kontinuierliche Messung ist mit diesem Verfahren jedoch nicht möglich.

Ösophageale Temperaturmessung Die ösophageale Messung mittels dafür geeigneter Temperaturmesssonden stellt in vielen klinischen Bereichen, in denen eine kontinuierliche Überwachung der Temperatur erforderlich ist, den Standard dar. Die Temperatur wird in der Speiseröhre und damit in unmittelbarer Nähe zu Herz und thorakalen Gefäßen gemessen, was die höchste Genauigkeit bei der Messung der Körperkerntemperatur gewährleistet.

Zwar sind die dafür verwendeten Sonden aus sehr weichem und flexiblem Material gefertigt, jedoch sollte z. B. bei Ösophagusvarizen die erhöhte Gefahr von Blutungen berücksichtigt werden. Außerdem kann eine längere Liegedauer der Temperatursonde Läsionen an der Ösophagusschleimhaut in Form von Druckulzera verursachen.

> **Praxistipp**
>
> Alle Temperaturmessmethoden mittels Sonden und Kathetern bergen ein hohes Risiko von Druckschäden und Verletzungen. Druckschäden lassen sich meist unproblematisch durch Lagewechsel, Polsterung mit einer Kompresse oder eine andere Art der Messung verhindern. Wichtig ist es, Gefahren für den Patienten zu erkennen und zu minimieren.

❓ **Kontrollfragen zu ▶ Abschn. 9.5**
- **Frage 9.14:** Welche Folgen hat eine längere Zeit einwirkende Hypothermie auf den Patienten?
- **Frage 9.15:** Bezeichnen Sie die 3 Grade der Hypothermie und nennen Sie jeweils ein Beispiel der klinischen Anwendung!
- **Frage 9.16:** Welche Temperaturmessverfahren kennen Sie?

9.6 Patienten mit Infektionskrankheiten und therapieresistenten Erregern

Patienten mit Infektionskrankheiten bedürfen im Intensivtransport – mit Ausnahme der Fortsetzung einer geeigneten antibiotischen oder antiviralen Therapie – keinerlei besonderer medizinischer Maßnahmen. Für den Transport gelten die gleichen Voraussetzungen wie bei allen anderen Intensivpatienten auch. Erschwerend kommen jedoch Maßnahmen hinzu, die der Verhütung der Übertragung und der Ansteckung dienen.

> ❗ **Cave**
> Die Maßnahmen des Eigenschutzes dienen nicht nur der Hygiene im eigentlichen Sinne, sondern sind Bestandteil der Arbeitssicherheit, da Infektionskrankheiten und resistente Erreger eine Gefährdung des Personals darstellen!

Diese Vorkehrungen lassen sich einerseits in patienten- und transportrelevante und andererseits in organisatorische Maßnahmen einteilen, die vor bzw. nach einem Transport durchzuführen sind. An dieser Stelle soll nur ersteres besprochen werden. Die Vor- und Nachbereitung des Einsatzfahrzeuges sowie allgemeine Hinweise zur Hygiene sind in ► Kap. 10 dargestellt.

9.6.1 Nosokomiale Infektion im Intensivtransport

Nosokomiale Infektionen sind definiert als eine im Zusammenhang mit einer ambulanten oder stationären Versorgung aufgetretene Infektion, die zu Beginn der eigentlichen Grunderkrankung nicht präsent war. Sie sind auf deutschen Intensivstationen mittlerweile häufiger anzutreffen als nichtnosokomiale Infektionen. Intensivpatienten besitzen aufgrund der Schwere ihrer Grunderkrankung, ihres häufig hohen Lebensalters sowie einer oftmals vorhandenen Immunschwäche zahlreiche Risikofaktoren, die das Auftreten einer nosokomialen Infektion begünstigen. Das Spektrum der verursachenden Erreger variiert mit der Art der Infektion, der Region und dem Krankenhaus.

> ❯ Pro Jahr infizieren sich in Deutschland 500.000 Menschen mit multiresistenten Bakterien. Die Deutsche Gesellschaft für Krankenhaushygiene schätzt, dass rund 20.000 Menschen jedes Jahr in Deutschland an den Folgen einer Infektion mit Krankenhausbakterien sterben!

Die Gesamtzahl der nosokomialen Infektionen wird auf 400.000–600.000 pro Jahr geschätzt (Gastmeier und Geffers 2008). Am häufigsten werden – mit 225.000 Infektionen pro Jahr – Wundinfektionen nach Operationen angegeben. Es folgen Infektionen der Harnwege mit 155.000 Fällen pro Jahr und 80.000 tiefe Atemwegsinfektionen, darunter 60.000 Pneumonien. Bei 20.000 Patienten treten die Erreger ins Blut und führen somit zu einer Bakteriämie mit potenzieller Sepsis. Man geht davon aus, dass ca. 30 bis 50 % (!) aller nosokomialen Infektionen durch Einhaltung konsequenter Hygienemaßnahmen verhindert werden könnten.

> ❗ **Cave**
> Im Intensivtransport gilt es daher, durch die Einhaltung der Hygienemaßnahmen die Verbreitung dieser Erreger zu unterbinden, den Transport nicht zur möglichen Quelle nosokomialer Infektionen werden zu lassen sowie eine Ansteckung des Personals zu verhindern.

Zunächst können Infektionen, die keine weiteren Schutz- und Desinfektionsmaßnahmen benötigen, unterschieden werden von solchen, die zusätzliche Schutz- und Desinfektionsmaßnahmen erfordern. Infektionsarten und Schutzmaßnahmen werden in 3 Kategorien unterteilt (◘ Tab. 9.3).

Zu den Infektionen, die außer den Routinemaßnahmen (Händedesinfektion, Einmalhandschuhe) keine besonderen Eigenschutzmaßnahmen während des Transports erfordern, zählen:
- Aspergillose,
- Candidose,
- Creutzfeld-Jakob-Erkrankung,
- Gasbrand,
- Gelbfieber,
- Legionellose,
- Lepra,
- Malaria.

◻ Tab. 9.3	Infektionsarten und empfohlene Schutzmaßnahmen		
Kategorien	**I/IIa**	**IIB**	**III**
Infektionsarten	Kein Anhalt für das Vorliegen einer Infektionskrankheit oder bestehende und bekannte Infektion, deren Übertragung durch die beim Transport üblichen Kontakte unwahrscheinlich ist.	Multiresistente Erreger (MRE) und Erreger, die in erster Linie über Kontakt übertragen werden, z. B. MRSA, VRE, ESBL	Erkrankungen, die durch Tröpfchen oder Luft übertragen werden, z. B. offene Lungentuberkulose, (Menigokokken-)Meningitis, Influenza, SARS
Empfohlene Schutzmaßnahmen	Standardhygienemaßnahmen, keine zusätzlichen Schutzmaßnahmen erforderlich	– Überkittel – Mundschutz (FFP2) – Einmalhandschuhe	**Infektionstransport:** – Overall – Mundschutz (FFP3) – Einmalhandschuhe

Infektionen, die zusätzliche Schutzmaßnahmen erfordern, sind:
- Cholera,
- Diphtherie,
- Hämorrhagisches Fieber,
- Meningoenzephalomyelitis (bei unklarer Ätiologie bzw. durch Enteroviren bedingt),
- Query-Fieber (syn. auch Q-Fieber, Queensland-Fieber, Balkan-Grippe u. a. Bezeichnungen. 2009 erkrankten in den Niederlanden 2300 Menschen an Q-Fieber, wovon 6 starben. Zur Bekämpfung der Ausbreitung war eine Tötung von ca. 40.000 trächtigen Ziegen bis Anfang 2010 vorgesehen!),
- Tollwut,
- Tbc, auch Morbus Koch (soweit ansteckungsfähig),
- Typhus,
- Windpocken,
- generalisierter Herpes zoster.

Die Infektionen sind auch im Abschnitt „Anforderungen der Hygiene an den Krankentransport einschließlich Rettungstransport in Krankenkraftwagen" (1989) in der Richtlinie für die Erkennung, Verhütung und Bekämpfung von Krankenhausinfektionen zusammengefasst.

Bei folgenden Infektionen ist ein erhöhtes Risiko der Übertragung durch den Kontakt mit Körpersekreten, Blut oder infizierten Wunden gegeben, wobei letztere im Intensivtransport durch einen zuvor angelegten Verband keine

Gefahr darstellen sollten. Sie erfordern jedoch besondere Schutzmaßnahmen:
- Cholera, in Deutschland und Österreich *namentlich meldepflichtig* (hierzu zählen der Krankheitsverdacht, die Erkrankung, der Tod, in Deutschland auch der Nachweis des Erregers. In der Schweiz sind erkrankte, infizierte und exponierte Personen identifizierbar zu melden),
- Enteritis, pathogene Escherichia coli, Campylobacter, Shigellen, Salmonellen,
- Enterovirus-Infektionen, z. B. ECHO-Virus, Coxsackie-Virus,
- Hepatitis A, B, C, D, E bzw. ungeklärt,
- Herpes simplex (nur bei ausgedehntem Befall) bzw. Herpes zoster,
- HIV-Infektion bzw. AIDS-Erkrankung,
- Keratoconjunctivitis epidemica, auch „Augengrippe" genannt (*Meldepflicht* besteht allerdings nur beim direkten Nachweis von Adenoviren im Auge oder gehäuftem Auftreten),
- Kryptosporidose,
- Mononukleose,
- Typhus/Paratyphus,
- Poliomyelitis (Kinderlähmung; im Kongo im Oktober 2010 ausgebrochen),
- Staphylokokken-/Streptokokken-Infektionen (nur bei großflächigen Hautinfektionen),
- Tollwut,
- Yersinien-Infektion.

Aufgrund des höheren Kontaminationsrisikos müssen bei diesen Patienten dichte Handschuhe sowie Haube und Überkittel getragen werden. Wegen der engen räumlichen Verhältnisse im ITW oder ITH ist das Tragen eines Mundschutzes als Schutz vor Tröpfcheninfektionen dringend zu empfehlen. Darüber hinaus ist bei all den Erregern, die auch über die Schleimhäute übertragen werden können, das Tragen einer Schutzbrille bzw. eines Mundschutzes mit Visier erforderlich.

9.6.2 Methicillin- bzw. Oxacillin-resistente Staphylokokken (MRSA/ORSA)

In den letzten zwei Jahrzehnten hat der vermehrte Gebrauch von Antibiotika bei der Behandlung von bakteriellen Infektionen zu einer besorgniserregenden Zunahme von multiresistenten Erregern geführt. Dabei steht der Einsatz von Breitspektrumantibiotika in direkter Wechselbeziehung mit der Zunahme von multiresistenten Erregern. Bei Patienten, die z. B. aus Pflegeheimen kommen, lassen sich bei bis zu 25 % Methicillin- bzw. Oxacillin-resistente Staphylokokken nachweisen. Der Anteil nosokomialer Infektionen an der Gesamtheit der in Deutschland beobachteten Fälle von MRSA- und ESBL-Infektionen (Extended Spectrum Beta-Lactamase) liegt mittlerweile bei ca. 20–30 %, für VRE (Vancomycin-resistente Enterokokken) beträgt er über 70 %. Dies lässt die Zahl der kombinierten Infektions-/Intensivtransporte stark ansteigen!

Angesichts der Verunsicherung, die solche Transporte noch immer verursachen, sei darauf hingewiesen, dass diese Keime gegenüber Desinfektionsmitteln nicht widerstandsfähiger sind als sensible Keime.

> ❯ Die Multiresistenz bezieht sich lediglich auf die Resistenz gegenüber verschiedenen Antibiotika und beruht auf einer Veränderung der Erbinformation des Keims. Die Wirkung der Desinfektion bleibt also bestehen (Wolf 2006).

Die Präventionsmaßnahmen beginnen vor Betreten des Patientenzimmers. Hierzu gehören das Anlegen der persönlichen Schutzausrüstung – bestehend aus Haube, Mundschutz (OP-Mundschutz FFP2), Überkittel und Handschuhen. Das Tragen von Ganzkörperschutzanzügen/Overalls ist nicht erforderlich. Grundsätzlich gilt, dass diese Schutzausrüstung von allen Mitarbeitern mit Patientenkontakt zu tragen ist. Die Zahl der Mitarbeiter ist jedoch auf das erforderliche Minimum zu beschränken, ohne dass hierdurch aber die Patientenversorgung gefährdet wird.

Auch der Patient selbst bedarf einer Vorbereitung, die zuvor von der abgebenden Station getroffen werden sollte. Das MRSA-Netzwerk Marzahn-Hellersdorf (Berlin) hat hierzu eigens eine Richtlinie für den Krankentransport publiziert, die in der vorliegenden modifizierten Form (Punkte a, e, f) auch im Intensivtransport angewendet werden kann:

- a. Zur Vorbereitung, sollte, sofern es die Versorgungspriorität zulässt, eine antiseptische Ganzwaschung, inkl. einer Haarwäsche erfolgen (Thierbach 2005).
- b. Der Patient trägt frisch gewaschene Körperwäsche.
- c. Es werden frisch gewaschene Bettwäsche bzw. Laken verwendet.
- d. Wunden wurden frisch verbunden.
- e. Spontan atmende Patienten, bei denen die Atemwege besiedelt sind und die O_2-Zufuhr es zulässt, tragen einen Mund-Nasen-Schutz.
- f. Zu bedenken ist, dass beatmete Patienten, bei denen die Atemwege besiedelt sind, die Umluft durch ihre Exspirationsluft kontaminieren, da bei den derzeitigen Notfall- und Transportrespiratoren kein Exspirationsschenkel im Beatmungssystem existiert. Zumindest theoretisch besteht die Gefahr der Gerätekontamination, da zusätzlich Raumluft angesaugt wird, wenn die Beatmung nicht mit 100 % F_iO_2 betrieben wird (Herstellerangaben beachten!).
- g. Der Patient hat eine hygienische Händedesinfektion durchgeführt.

- h. Der Übergabebogen des MRSA-Netzwerkes ist ausgefüllt und übergeben.
- i. Die Zieleinrichtung ist über den MRSA-Status des Patienten informiert.

9.6.3 Vancomycin-resistente Enterokokken (VRE)

Besorgniserregend ist auch das zunehmende Auftreten von Vancomycin-resistenten Enterokokken, von denen erstmals 1988 berichtet wurde. Die Resistenz tritt am häufigsten beim *Enterococcus faecium* auf. Die Infektion hiermit kann einen schweren Verlauf nehmen, da sie nur mit wenigen Reserveantibiotika behandelt werden kann. Durch Screening-Untersuchungen und Isolierungsmaßnahmen soll eine Weiterverbreitung verhindert werden. Eine Besiedlung mit VRE dauert aufgrund fehlender Sanierungsmöglichkeiten Monate bis Jahre an (Univeritätsklinikum Heidelberg).

Bei Patienten mit Besiedlung oder Infektion mit VRE werden beim Kranken- oder Intensivtransport die gleichen Hygienemaßnahmen angewendet wie bei MRSA (EUREGIO MRSA-net).

9.6.4 Extended Spectrum β-Lactamasen (ESBL)

ESBL sind Enzyme, die von zahlreichen Bakterien gebildet werden. Sie spalten den β-Lactam-Ring, ein gemeinsamer struktureller Bestandteil der β-Lactam-Antibiotika. Somit verhindern sie die Wirksamkeit dieser Antibiotika und spielen deshalb eine wichtige Rolle bei der Resistenzbildung der Bakterien.

9.6.5 Enterohämorrhagische Escherichia coli (EHEC)

EHEC-Keime sind eine besonders gefährliche Form des Darmbakteriums Escherichia coli. Das natürliche Reservoir der Bakterien ist der Darm von Wiederkäuern. Die Keime können durch rohes Fleisch und rohe Milch, aber auch von Mensch zu Mensch übertragen werden. Sie wurden in Kindertagesstätten, Altenheimen und Krankenhäusern nachgewiesen. Bereits etwa 100 Bakterien können für eine Ansteckung genügen.

Eine EHEC-Infektion führt zu Durchfällen, die auch blutig sein können. Weitere Symptome sind Übelkeit, Erbrechen und zunehmende Bauchschmerzen. Das Robert Koch-Institut hat seit Einführung der Meldepflicht 2001 in Deutschland jährlich zwischen 800 und 1200 EHEC-Erkrankungen registriert. Eine gezielte Antibiotikatherapie ist nicht erfolgversprechend, da auch hier bereits Resistenzen bekannt sind. Daher erfolgt die Behandlung symptomorientiert. Die Komplikationen wie das hämolytische-urämische Syndrom (HUS) und die thrombotisch-thrombozytopenische Purpura (TTP) müssen unter intensivmedizinischen Gegebenheiten, u. a. durch Hämofiltration, behandelt werden.

Da derzeit keine eigenen Vorgaben zum Umgang mit EHEC-Patienten für den Kranken-/Intensivtransport existieren, müssen die Maßnahmen zur Verhinderung der Weiterverbreitung in Krankenhäusern angewendet werden. Diese beruhen auf 3 Säulen:

- strikte Einhaltung der Händehygiene,
- Isolierung der Patienten und
- gezielte Desinfektion aller Handkontaktflächen (Robert Koch-Institut).

> **Praxistipp**
>
> Für Maßnahmen zum Eigenschutz muss nach derzeitigem Kenntnisstand der Übertragungswege (Schmierinfektion) auf die Verfahrensweisen wie bei MRSA und VRE hingewiesen werden!

9.6.6 Noroviren

Die Prognose der durch Noroviren ausgelösten Durchfallerkrankungen ist als gut einzustufen.

Trotzdem können sie aber gerade bei Kindern und älteren Patienten durch Dehydratation zu ernsthaften Krankheitszuständen führen. Aufgrund ihrer hohen Kontagiosität und ihrer extremen Resistenz gegenüber Umwelteinflüssen und Desinfektionsmitteln ist eine Ausbreitung der Infektion gerade durch den Krankentransport wahrscheinlich.

Aus diesem Grund sind die notwendigen Hygienemaßnahmen konsequent einzuhalten. Hierzu zählen das Tragen von Kittel, Haube, Mund-Nasen-Schutz (FFP2) und Handschuhen sowie eine konsequente Hände- und Fahrzeugdesinfektion. Der spontan atmende Patient sollte ebenfalls einen Mund-Nasen-Schutz (FFP2) tragen. Gemäß dem Infektionsschutzgesetz dürfen Personen, die im Lebensmittelbereich oder in Gemeinschaftseinrichtungen tätig sind, sowie Kinder unter 6 Jahren, die an einer Durchfallerkrankung durch Noroviren erkrankt oder dessen verdächtig sind, ihrer Tätigkeit nicht nachgehen bzw. eine Gemeinschaftseinrichtung nicht besuchen. Bereits der Krankheitsverdacht muss, wie auch die diagnostizierte Erkrankung, dem Arbeitgeber bzw. der Leitung der Einrichtung gemeldet werden. Nach dem Infektionsschutzgesetz § 6 und § 7 ist der Nachweis der akuten Infektion namentlich meldepflichtig.

9.6.7 Infektionen mit hochkontagiösen lebensbedrohlichen Keimen

Das Auftreten tropischer Infektionskrankheiten kann in Deutschland zu Recht als selten bezeichnet werden. Immer wieder sind aber Einzelfälle von Infektionen mit hochkontagiösen, lebensbedrohlichen Erkrankungen bekannt, die in den Medien und z. T. auch in der Fachpresse kursieren. Ursache ist hier vor allem der steigende Flugverkehr im Zeitalter des Massentourismus in der globalisierten Welt.

Zu diesen Infektionen zählen:
- virusbedingtes hämorrhagisches Fieber (Lassa-, Ebola-, Marburg-Virus-Erkrankungen),
- Milzbrand, insbesondere Lungenmilzbrand,
- Pest, insbesondere Lungenpest (noch heute in den USA 10–20 Fälle/Jahr),
- Pockenerkrankungen, insbesondere die sogenannten „Säugerpocken" wie Kuhpocken, Affen-, Katzen- und Kamelpocken,
- SARS (Severe Acute Respiratory Syndrome, schweres akutes respiratorisches Syndrom).

Die Therapie dieser Erkrankungen muss in speziellen Behandlungszentren mit sog. Sonderisolier- oder Hochisolierstationen unter strengen Kautelen des Arbeitsschutzes und der Hygiene erfolgen. In Deutschland stehen momentan 8 Zentren zur Verfügung. Die Sonderisolierstation der Infektiologischen Klinik der Berliner Charité ist mit 22 Betten (Charité Universitätsmidzin Berlin) die größte Isolierstation. Im Belegungsfall werden die Stationen abgesperrt, die Versorgung erfolgt über spezielle zentrale Schleusenbereiche. In den Zimmern, ebenfalls mit Schleusen ausgestattet, herrscht ein leichter Unterdruck. Abfall und Abwässer werden getrennt entsorgt, beispielsweise autoklaviert.

Bei Verdacht des Auftretens einer solchen Erkrankung empfiehlt sich die unmittelbare Kontaktaufnahme mit einem Kompetenzzentrum zur weiteren Planung des Vorgehens. Die Verlegung eines solchen Patienten stellt hohe Anforderungen an alle Beteiligten und kann in der Regel von einem herkömmlichen Intensivtransportstandort nicht durchgeführt werden. Die Behandlungszentren sind üblicherweise in der Lage, ein Transportfahrzeug samt einem erfahrenen Team und notwendiger Ausrüstung zu stellen.

> **!** **Cave**
> Der Transport dieser Patienten erfolgt immer bodengebunden, da die anschließend notwendige Formaldehydbegasung des ITH aus Gründen der Flugsicherheit nicht möglich ist!

❷ Kontrollfragen zu ▶ Abschn. 9.6

- **Frage 9.17:** Welche Ziele verfolgt der Eigenschutz?
- **Frage 9.18:** Welche Ziele haben die Hygienemaßnahmen im Intensivtransport nosokomial infizierter Patienten?
- **Frage 9.19:** Worauf bezieht sich die Multiresistenz verschiedener Erreger?
- **Frage 9.20:** Wieviele EHEC-Erkrankungen gibt es in Deutschland seit der Einführung der Meldepflicht 2001?

Literatur

Adams HA, Flemming A, Schulze K (Hrsg) (2008) Kursbuch Intensivtransport, 5. Aufl. Lehmanns Media, Berlin

Anforderungen der Hygiene an den Krankentransport einschließlich Rettungstransport in Krankenkraftwagen (1989) Anlage zu Ziffer 4.5.3 der Richtlinie für die Erkennung, Verhütung und Bekämpfung von Krankenhausinfektionen. Bundesgesundheitsbl 32:169–170

Charité Universitätsmedizin Berlin, Medizinische Klinik für Gastroenterologie, Infektiologie und Rheumatologie. http://gastro.charite.de/index.php?id=16887

Ellinger K, Denz C et al (2010) Intensivtransport. Deutscher Ärzte-Verlag, Köln, S 2

EUREGIO MRSA-net. www.mrsa-net.org/pdf/Krankentransport-MRSA10–06.pdf

Gastmeier P, Geffers C (2008) Nosokomiale Infektionen in Deutschland: Wie viele gibt es wirklich? Eine Schätzung für das Jahr 2006. Dtsch Med Wochenschr 133:1111–1115

Hecker U, Tremml A, Schmack B (2015) Takt- und Kraftlos – Wenn das Herz Unterstützung braucht. retten! 1:50

Larsen R (2016) Anästhesie und Intensivmedizin für die Fachpflege, 9. Aufl. Springer, Heidelberg, S 291

Larsen R, Ziegenfuß T (2013) Beatmung – Grundlagen und Praxis, 5. Aufl. Springer, Berlin/Heidelberg/New York

Pier T et al (2005) Kardiale Unterstützungssysteme. Kardiotechnik 4: 108 [im Internet: http://www.dgfkt.de/content/kardiotechnikoriginalausgaben/405/kt405pier.pdf]

Sack F-U (2014) Aktueller Stand der mechanischen Unterstützungssysteme bei Herzinsuffizienz. Notfall Rettungsmedizin 6:304–312

Schwab S, Krieger D, Müllges W, Hamann G, Hacke W (1999) Neurologische Intensivmedizin. Springer, Berlin/Heidelberg/New York

Thierbach A (2005) Praxisleitfaden Interhospitaltransfer, Bd 261. Stumpf und Kossendey, Edewecht

Universitätsklinikum Heidelberg. www.klinikum.uni-heidelberg.de/fileadmin/inst_hygiene/med_mikrobiologie/download/MB-VRE.pdf

Wolf A (2006) Hygieneleitfaden für den Rettungsdienst, 3. Aufl. Stumpf und Kossendey, Edewecht, S 39

Hygiene

Uwe Hecker und Andreas Tremml

© Springer-Verlag GmbH Deutschland 2018
U. Hecker, C. Schramm (Hrsg.), *Praxis des Intensivtransports*,
https://doi.org/10.1007/978-3-662-54379-5_10

Zum Einstieg

Hygiene ist der Teil der medizinischen Wissenschaften, der sich mit der Erhaltung der Gesundheit und der Verhütung von Krankheiten befasst. Neben den patientennahen Maßnahmen, die bereits in ► Kap. 9 beschrieben wurden, zählen auch vor- und nachbereitende Aufgaben dazu, die nicht nur dem Eigenschutz dienen, sondern auch die Verhinderung der Ausbreitung und der Kontamination zum Ziel haben.

Hinzu kommt in Zeiten von hohen Qualitätsstandards und einer dazugehörigen Qualitätssicherung aber auch die wirtschaftliche Verantwortung bzw. das Bewusstsein für Effizienz, ohne dass dabei die Patientensicherheit gefährdet werden darf. Hierzu sind die berufsgenossenschaftlichen Vorgaben, wie das Erstellen eines verbindlichen Hygieneplans und die Einhaltung der technischen Regeln für den Umgang mit biologischen Arbeitsstoffen (TRBA), sowie die arbeitsmedizinischen Vorschriften streng einzuhalten. Eine jährliche Hygieneunterweisung muss hierzu allen Mitarbeiten – auch Praktikanten und Auszubildenden – angeboten werden!

10.1 Maßnahmen des Eigenschutzes und der Arbeitssicherheit

Ziele der persönlichen Hygiene sind neben einem sauberen und gepflegten Erscheinungsbild des Mitarbeiters, welches mit zu einem professionellen Auftreten gehört, die Erhaltung der eigenen Gesundheit und Vermeidung berufsbedingter Krankheiten. Hierzu zählen auch die arbeitsmedizinischen Vorsorgeuntersuchungen, welche der Früherkennung bzw. Vorbeugung von arbeitsbedingten Erkrankungen oder Berufskrankheiten dienen.

Gemäß dem Arbeitsschutzgesetz ist jeder Arbeitgeber zur gesundheitlichen Fürsorge gegenüber seinen Mitarbeitern verpflichtet. Die Vorschriften der G-42-Tätigkeiten mit Infektionsgefährdung (Betriebsärztlicher Dienst der Universität Würzburg) gelten für Mitarbeiter in Einrichtungen der Human-, Zahn- oder Veteri-

närmedizin. Dieser berufsgenossenschaftliche Untersuchungsgrundsatz gibt Anhaltspunkte für arbeitsmedizinische Vorsorgeuntersuchungen bei beruflichem Kontakt mit Erregern, die zu Infektionskrankheiten führen können. Daher gilt er auch für Laborpersonal mit möglichem Kontakt zu Infektionserregern, ebenso für Auszubildende, Schüler und Studenten mit möglichem Kontakt zu bestimmten Krankheitserregern.

- **Untersuchungsfristen**
- Einstellungsuntersuchung,
- 1. Nachuntersuchung in der Regel nach 12 Monaten,
- Jede weitere Nachuntersuchung in der Regel alle 3 Jahre,
- Letzte Nachuntersuchung: bei Beendigung einer Tätigkeit mit Infektionsgefährdung,
- Spezielle nachgehende Untersuchungen nur nach einer Tätigkeit in biotechnischen und/oder gentechnischen Laboratorien.

- **Untersuchungsprogramm**
- Anamnese der Vorgeschichte,
- Erheben des aktuellen Impfstatus bzw. Impftiter, ggf. Impfauffrischungen bzw. Impfungen besonders gegen Hepatitis A und B sowie typische Kinderkrankheiten,
- Körperliche Untersuchung,
- Urinstatus,
- Blutstatus nach jeweils geltendem Standard,
- Hepatitis-B-Serologie,
- Hepatitis-C-Serologie,
- HIV-Serologie,
- Tuberkulintest.

- **Beratung zum Schutz vor Infektionen**
- Allgemeine Hygienemaßnahmen,
- Informationen über mögliche Übertragungswege,
- persönliche Schutzausrüstung (z. B. Hautschutz, Handschuhe, Augen- und Mundschutz, usw.).

- Nachuntersuchungen
- Erste Nachuntersuchung nach 1 Jahr, weitere Nachuntersuchungen alle 3 Jahre.

Hinzu kommen die allgemein geltenden Maßnahmen für den Rettungsdienst. Dazu gehören z. B. der tägliche oder bei sichtbarer Verschmutzung indizierte Wechsel der Arbeitskleidung sowie das mindestens wöchentliche Wechseln der Einsatzjacke. Eine hygienische Händedesinfektion bei Dienstantritt sowie mindestens nach jedem Transport und bei Dienstende ist obligat.

10.1.1 Maßnahmen des Personals vor einem Infektionstransport

Die Leitstelle trägt eine besondere Mitverantwortung bezüglich des Eigenschutzes der eingesetzten Mitarbeiter im Intensivtransport. Sie ist angewiesen, bereits bei Entgegennahme eines Transportauftrages nach potenziell ansteckenden Krankheiten zu fragen und dies zu dokumentieren. Sowohl der Verdacht als auch das Vorhandensein einer tatsächlichen Infektion muss zwingend an die ausführende Fahrzeugbesatzung weitergegeben werden. Bei unklaren Infektionskrankheiten oder -erregern sollte bereits zu diesem Zeitpunkt der Desinfektor bzw. der Hygienebeauftragte informiert werden.

Vor Antritt der Fahrt

Bei Dienstantritt ist das Fahrzeug auf Vollständigkeit zu überprüfen, insbesondere auf das Vorhandensein entsprechender Schutzkleidung, die im Bedarfsfall vor einem Intensivtransport angelegt wird. Diese ist idealerweise als Set zusammengepackt und besteht aus:
- Schutzanzug (Overall oder Schutzkittel knöchellang, je nach Infektionsgrad),
- Mund-Nasen-Schutz (FFP2/FFP3 je nach Erreger und Gefährdung),
- Einmalhandschuhe (passend!), wenn möglich mit langen Stulpen
- Kopfhaube,
- Schutzbrille mit seitlichem Spritzschutz,

- Überziehschuhe (insbesondere bei Transporten von Isolierstationen und anderen hoch aseptisch arbeitenden Krankenhausabteilungen, z. B. OP),
- Entsorgungsbeutel.

Aus Gründen der Arbeitssicherheit sollten
- nur eingewiesene Personen Infektionsfahrten durchführen,
- keine Praktikanten den Transport begleiten, es sei denn, es handelt sich um Auszubildende zum NotSan/RS/RH, die unter der Verantwortung eines Praxisanleiters arbeiten,
- Erkrankung/Erreger, Übertragungswege/Trägerschaft bekannt sein,
- offen liegende Materialien in verschließbare Schubladen und Schränke gelegt, entbehrliche Gegenstände im Krankenraum entfernt werden,
- offen zugängliche Geräte, z. B. Respirator/EKG-Defibrillatoreinheit, bei aerogener Infektionsübertragung mit einer Einmalschutzhaube abgedeckt werden (dies ist obligat!),
- möglichst Einmalbettwäsche sowie viele Einmalmaterialien (Beatmungsmasken, -beutel, -schläuche, etc.) Verwendung finden. Dies minimiert Fehler und Kosten, die durch die Aufbereitung entstehen können.

Aus Gründen der Wirtschaftlichkeit sind Überlegungen gerechtfertigt, das Fahrzeug zuvor abzurüsten, um im Falle einer Kontamination den materiellen Schaden so gering wie möglich zu halten. Bei Intensivtransporten sollte dies jedoch mit äußerster Vorsicht und unter Rücksprache mit dem transportbegleitenden Arzt geschehen. Es erfolgt kein Abrüsten unterhalb der Mindestausstattung, die Sicherheit des Patienten überwiegt die wirtschaftlichen Interessen!

 Cave
Das Entfernen von Geräten/Gegenständen aus der Halterung im Patientenraum und das ungesicherte Aufbewahren dieser im Fahrerraum sind aus Sicherheitsgründen nicht gestattet.

Im Falle eines Unfalls oder einer Vollbremsung während der Einsatzfahrt verwandeln sich diese zu unberechenbaren Geschossen!

Patientenübernahme und Transport

Die Schutzkleidung ist vor Betreten des Patientenzimmers anzulegen, ihre Auswahl richtet sich nach der Art der Infektionskrankheit und deren Übertragungsweg. Der Patient ist über die Schutzmaßnahmen zu informieren, insbesondere darüber, dass dies dem Schutz des Personals dient und nicht etwa aus Ekel oder im Sinne einer Abwertung des Patienten erfolgt.

Nach Verbringen des Patienten in das Einsatzfahrzeug zieht der Fahrzeugführer die benutzte Schutzkleidung aus und entsorgt diese in einem luftdichten Plastiksack im Krankenraum. Anschließend wird eine hygienische Händedesinfektion durchgeführt, um eine Kontamination der Fahrerkabine zu unterbinden. Die Trennscheibe zum Fahrerraum bleibt während des Transports geschlossen. Die Kommunikation mit dem Beifahrer, der den Patienten betreut, erfolgt über eine Gegensprechanlage. Lüftungsanlagen und Klimageräte dürfen nicht im Umluftbetrieb benutzt, sondern müssen auf Frischluft umgestellt werden.

Bei Ankunft am Zielort bleibt der Patient und das begleitende Team zunächst im Fahrzeug, und der Fahrer klärt mit den Einweisungspapieren, wo der Patient aufgenommen wird. Zum Ausladen zieht er sich eine neue Garnitur Schutzkleidung über. Der Patient wird zur Zielstation gebracht. Dort erfolgt die Übergabe an den Arzt und das Pflegepersonal. Eventuell können hier auch die ersten verbrauchten Einmalmaterialien entsorgt werden.

Nach dem Transport

- Nach Beendigung des Einsatzauftrages erfolgt die direkte Anfahrt zur an die Rettungswache angegliederten Desinfektionshalle, wo das Fahrzeug einer Schlussdesinfektion gemäß dem aktuellen Hygiene- und Desinfektionsplan unterzogen wird. Die Einhaltung der Desinfektionsmaßnahmen ist Aufgabe des Personals

sowie des Betreibers und unterliegt deren Verantwortung. Sie kann nicht an den transportbegleitenden Arzt oder Notarzt delegiert werden. Bei allen Zweifeln oder Fragen sollten die Desinfektoren und Hygienebeauftragten dem Personal fachkundig zur Seite stehen.

🛑 Cave

Als Abschluss der Desinfektion wird der Zeitpunkt des Ablaufs der Einwirkzeit definiert. Bis dahin darf kein weiterer Patient transportiert werden. Ereignet sich auf der Rückfahrt ein externer Notfall, so ist außerhalb des Fahrzeuges Hilfe zu leisten und ein anderes Fahrzeug zum Transport anzufordern. Es darf kein Patient transportiert werden!

Besonderheiten beim Infektionstransport mit einem beatmeten Patienten

Bei allen Beatmungspatienten ist ein tubusnaher Bakterienfilter einzusetzen. Dieser dient gleichzeitig der passiven Atemgasklimatisierung.

Die Beatmung erfolgt in Abhängigkeit vom Respiratortyp:

Notfall- und Transportrespiratoren beziehen ihr Beatmungsgas im Airmix-Modus. Bei Einstellung einer inspiratorischen Sauerstoffkonzentration unter 100 % setzt sich dieses in der Regel aus der unmittelbaren Umgebungsluft sowie dem zum Erreichen der eingestellten Sauerstoffkonzentration noch erforderlichen Anteil an reinem Sauerstoff zusammen. Bei diesen Geräten ist kein Exspirationsschenkel vorhanden, sodass die Ausatemluft direkt in die Umgebung gelangt und damit theoretisch wieder angesaugt werden kann. Es kommt zur Kontamination des Beatmungsgerätes.

Da dieser Gerätetyp Mechanismen enthält, die auf kleinstem Raum untergebracht sind, ist es dem Rettungsdienstpersonal nicht möglich, Patienteneinheiten und Ventilsteuerungen selbst aufzubereiten. Das Gerät muss zur Wartung und Wiederinbetriebnahme dem Hersteller zugeführt werden!

Moderne Intensivrespiratoren hingegen sind anders: Hier können die Patienteneinheiten oder Ventilsteuerungen selbst ausgetauscht und der Aufbereitung und Sterilisation zugeführt werden. Zudem arbeiten diese Geräte außer mit Sauerstoff auch zusätzlich mit Druckluft aus einer Flasche, sodass bei jeder Inspiration Frischgas verwendet wird. Eine Kontamination des Beatmungsgeräts auf diesem Weg ist ausgeschlossen.

10.1.2 Kontamination eines Mitarbeiters

Auch bei größter Sorgfalt ist die Kontamination eines Mitarbeiters im Rahmen der beruflichen Tätigkeit nicht immer auszuschließen. Bereits bei einem begründeten Verdacht sollten daher folgende Schritte unternommen werden:
- Entkleiden der getragen Dienstkleidung und Versorgung dieser in einen luftdichten Plastiksack,
- erneute hygienische Desinfektion von Händen und Unterarmen (um eine Kontamination der Leibwäsche zu verhindern),
- Entkleiden der Leibwäsche,
- Dekontamination durch Waschen oder Duschen mit Haarwäsche,
- umgehende Vorstellung beim D-Arzt (Durchgangsarzt) und Meldung an den Vorgesetzten.

10.1.3 Ungeschützter Transport

Sollte ein ungeschützter Infektionstransport durchgeführt worden sein, ist unverzüglich ein Arzt mit D-Arzt-Berechtigung aufzusuchen! Dieser erhebt den momentanen Status des betroffenen Mitarbeiters gemäß der Vorschriften der Berufsgenossenschaften und entscheidet über die weitere Arbeitsfähigkeit bzw. Arbeitsunfähigkeit des betroffenen Mitarbeiters. Er legt auch das Intervall der Wiedervorstellung und der erneuten Kontrolle fest, um eine durch den zurückliegenden Transport ausgelöste Infektion ausschließen zu können. D-Ärzte findet man üblicherweise in chirurgischen Ambulanzen von Kliniken oder Arztpraxen. Dies ist nicht der Aufgabenbereich eines Betriebsarztes!

10.1.4 Vorgehen bei Nadelstichverletzung

Trotz aller Vorsichtsmaßnahmen kann es durch Unachtsamkeit oder hektisches Arbeiten im engen Patientenraum zu einer Verletzung eines Mitarbeiters mit kontaminierten Kanülen oder Skalpellen kommen. Daher sind bei Stich- und Schnittverletzungen folgende Maßnahmen anzuraten (Bundesanstalt für Arbeitsschutz und Arbeitsmedizin – BAuA):
- Forcierung der Blutung der Wunde – soweit möglich – und hautverträgliche Desinfektion,
- bei Blut-/Körperflüssigkeit auf vorgeschädigter oder ekzematöser Haut: Abspülen unter fließendem Wasser und hautverträgliche Desinfektion,
- bei Blut-/Körperflüssigkeit auf intakter Haut: Abspülen unter fließendem Wasser und hautverträgliche Desinfektion,
- bei Blut-/Körperflüssigkeit auf Schleimhäuten: Spülung mit einem schleimhautverträglichen Desinfektionsmittel.

> Die Asservierung von Patientenblut zur Diagnostik sollte z. B. bei Verdacht auf HIV oder aktive Virushepatitis erfolgen. Hierzu ist die Einwilligung des Patienten erforderlich! Ein D-Arzt sollte zur Dokumentation und Meldung des Unfalls an die Berufsgenossenschaft aufgesucht werden. Dieser klärt auch die Notwendigkeit einer Postexpositionsprophylaxe (PEP).

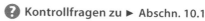 **Kontrollfragen zu ► Abschn. 10.1**
- **Frage 10.1:** Wie ist nach dem Transport vorzugehen: Sollte die Besatzung Hilfe leisten?
- **Frage 10.2:** Wie ist bei Nadelstichverletzungen vorzugehen?

10.2 Aufbereitung und Wiederinbetriebnahme des Einsatzfahrzeugs

Desinfektionen können unterschiedlich durchgeführt werden. Die Sprühdesinfektion sollte nur schwer zugänglichen Stellen vorbehalten bleiben. Routineverfahren ist die Scheuer-/Wischdesinfektion, die nahezu für alle Oberflächen geeignet ist. Jedoch gilt auch hier besondere Vorsicht, da nicht alle in Rettungsfahrzeugen verarbeiteten Materialien die verwendeten Desinfektionsmitteln vertragen.

Grundsätzlich ist zur Fahrzeug- und Instrumentendesinfektion chemischen Desinfektionsmitteln der Vorzug zu geben. Alkoholische Desinfektionsmittel desinfizieren zwar schnell und hinterlassen keine Rückstände, allerdings greifen sie häufig Kunststoffoberflächen an. Darüber hinaus ist ihr Wirkspektrum nicht so groß, sie töten keine unbehüllten Viren (z. B. Norovirus) und keine Sporen (Tbc, Gasbrand) ab!

ⓘ Cave
Alkoholische Desinfektionsmittel sollten keinesfalls als Flächendesinfektionsmittel im Fahrzeug eingesetzt werden, da gerade in geschlossenen Räumen erhöhte Brand- und Explosionsgefahr besteht! Außerdem wirken sie im vernebelten bzw. verdampften Zustand reizend auf Schleimhäute.

Das häufig beobachtete Tränken der Trage mit alkoholischen Desinfektionsmitteln sollte unbedingt außerhalb des Fahrzeugs erfolgen! Auch hier ist chemischen Desinfektionsmitteln der Vorzug zu geben, da sie das Material schonen.

10.2.1 Desinfektionsmittelwirkung

Desinfektionsmittel erreichen durch Denaturierung der Proteine von Mikroorganismen (Zerstörung der Zellmembran, Denaturierung des Zytoplasmas) ihre Wirkung. Desinfektion bedeutet eine Verringerung der Ausgangskeimzahl auf 10^{-5}, also um 99,999 %. Die Keimzahl ist nach der Desinfektion auf ein Maß verringert, welches keine Krankheiten mehr auslösen kann.

Bakterien und Pilze werden abgetötet, Viren werden inaktiviert.

10.2.2 Ansetzen von Desinfektionslösungen

Für das Ansetzen von Desinfektionsmittel gelten folgende Richtlinien:
— Verwenden Sie nur zugelassene Desinfektionsmittel (Deutsche Gesellschaft für Hygiene und Mikrobiologie, DGHM-Liste)!
— Beachten Sie unbedingt die Herstellerhinweise. Benutzen Sie Schutzkleidung (Schürze, Brille und Gummihandschuhe – keine Einmalhandschuhe)!
— Beachten Sie die Herstelleranweisung und benutzen Sie die Dosierhilfen!
— Beachten Sie die vom Hersteller angegebenen Stand- und Einwirkzeiten genau!
— Entfernen Sie ggf. grobe organische Verschmutzungen direkt nach Gebrauch mit Zellstoff; legen Sie Instrumente sofort ein, dabei müssen diese geöffnet oder in Einzelteile zerlegt werden; Beatmungsschläuche sind luftblasenfrei einzutauchen und Hohlräume durchzuspülen!
— Spülen Sie Instrumente anschließend gründlich mit Wasser ab! Entfernen Sie grobe Verunreinigungen zuvor mit einer Bürste oder einem Schwamm, erst dann erfolgt die Desinfektion.

Berechnung der Konzentration des Desinfektionsmittels
Zur Berechnung der Konzentration ist wie folgt vorzugehen:

$$\frac{\text{Gesamtmenge in ml} \times \text{Konzentration in\%}}{100} = \text{Konzentratmenge in ml}$$

$$\text{Gesamtmenge in ml} - \text{Konzentratmenge in ml} = \text{Wassermenge}$$

Rechenbeispiel:

Sie setzen 4 Liter einer 2%igen Lösung an:

$$\frac{4000 \; ml \times 2\%}{100} = 80 \; ml \; \text{Konzentrat}$$

$$4000 \; ml - 80 \; ml = 3920 \; ml \; \text{Wasser}$$

Sicherer ist es jedoch, auf fertige Desinfektionsmittel aus mikroprozessorgesteuerten Automaten zurückzugreifen. Hierdurch werden Rechen- und Konzentrationsfehler durch Anwendung der „Pi-mal-Daumen-Methode" vermieden. Andere erforderliche Konzentrationen können vom Desinfektor ausgegeben werden und sollten sich wenn nötig unter anderem an den jeweils gültigen Empfehlungen des Robert Koch-Instituts (RKI) orientieren. Die Anwendung dieser Automaten zeigte auf einigen Rettungswachen auch einen deutlichen Rückgang des Desinfektionsmittelverbrauchs, was einen nicht zu unterschätzenden wirtschaftlichen Aspekt darstellen kann.

Bei der Durchführung hat sich das Zwei-Eimer-System bewährt. Hierzu wird ein roter Eimer mit frischer Desinfektionslösung nur zum Eintauchen des Lappens benutzt. Ein blauer Eimer mit schmutziger Desinfektionslösung wird zum Auswaschen und Auswringen des Lappens benutzt. Bei Bedarf wird die Desinfektionslösung beider Eimer gewechselt. Beim Auftragen ist darauf zu achten, dass die Flächen einen Feuchtigkeitsfilm aufweisen. Die benutzten Lappen sind umgehend der Desinfektionswäsche zuzuführen.

Für kleinere Flächen (Arbeitsfläche im RTW, Trage etc.) haben sich auch verschließbare Eimer mit Einmalvliestüchern bewährt. Diese werden zuvor mit dem Desinfektionsmittel und Vliestüchern gefüllt, sodass stets frische Tücher zur Verfügung stehen. Gemäß den Vorgaben des jeweiligen Herstellers ist darauf zu achten, dass diese ggf. in regelmäßigen Abständen erneuert werden müssen, um die volle Wirkung des verwendeten Desinfektionsmittels zu gewährleisten.

Die Flächendesinfektion kommt sowohl als laufende Desinfektion als auch als Schlussdesinfektion nach einem Infektionstransport zur Anwendung.

10.2.3 Notwendige Desinfektionen

Laufend erforderliche Desinfektionen

— Nach Gebrauch von Kabeln, Tragetüchern, Vakuummatratzen etc.: alle Verschmutzungen sofort entfernen
— Tägliche Aufbereitung des Fahrzeugs bei Dienstende:
  — Trage, Tragestuhl, Betreuerstuhl, Griffe, Schalter
  — Arbeitsflächen (im RTW)
  — Tragetisch
  — Griffe, Hebel, Lenkrad etc. im Führerhaus
  — Fußböden
  — Mülleimer leeren, Verbrauchsmaterial ersetzen
  — Fahrzeug waschen
— Wöchentliche Grundreinigung:
  — einmal alle Flächen und Geräte im Patientenraum
  — Fenster und Spiegel mit Glasreiniger
  — Armaturenbrett von Staub befreien
— Monatliche Routinedesinfektion:
  — alle Oberflächen, Fußböden und Geräte
  — alle Schubladen, Schränke und Koffer
  — Einlegen aller Instrumente, Schläuche etc.

Schlussdesinfektion

— Der Umfang der zu desinfizierenden Flächen richtet sich nach der Art der Infektionskrankheit und deren Übertragungswege!
— Durch die Schlussdesinfektion soll erreicht werden, dass für diesen Bereich eine Infektionsgefährdung für andere Personen oder Patienten ausgeschlossen werden kann.
— Bis zum Abschluss der Desinfektionsarbeiten ist das Betreten anderer Räume verboten!
— Zur Desinfektion ist Schutzkleidung zu tragen!
— Beim Ansetzen des Desinfektionsmittels sind Schutzbrille und feste Handschuhe zu tragen (s. oben).
— Die Aufbereitung des Fahrzeugs richtet sich streng nach Desinfektionsplan.
— Die jeweiligen Betriebsanweisungen zu Desinfektionsarbeiten und Desinfektionsmittel sind zu beachten.

Beispiel MRSA-Transport

Wenn keine aerogene Übertragung durch den Patienten stattgefunden hat, da er einen dicht sitzenden Mundschutz getragen hat und mit einer Einmaldecke zugedeckt wurde, werden nur die Kontaktflächen des Patienten kontaminiert sowie die Touchflächen des Personals. Alle Kontaktflächen des Fahrzeugs, sichere und mögliche Kontaktstellen, die vom Patienten und vom Personal berührt wurden – inkl. Türgriffe (innen und außen) – sind zu desinfizieren (*Teildesinfektion*).

Kann hingegen eine aerogene Übertragung nicht ausgeschlossen werden, etwa weil bei Besiedlung des Nasen-Rachen-Raumes kein Mundschutz getragen wurde oder weil der Patient stark schuppende Haut hat, so sind alle Oberflächen des Fahrzeugs (Decke, Boden, Wände, Ablagen, Schränke, Schubladen, Geräte) einer Desinfektion zu unterziehen (*Volldesinfektion*).

? Kontrollfragen zu ▶ Abschn. 10.2
- **Frage 10.3:** Welche Gefahren drohen beim Umgang mit alkoholischen Desinfektionsmitteln in engen Räumen?
- **Frage 10.4:** Beschreiben Sie die Maßnahmen zur laufenden Desinfektion!

Literatur

Betriebsärztlicher Dienst der Universität Würzburg. www.betriebsarzt.uni-wuerzburg.de/untersuchungen.htm#G42

Bundesanstalt für Arbeitsschutz und Arbeitsmedizin (BAuA). http://www.baua.de/de/Themen-von-A-Z/Biologische-Arbeitsstoffe/TRBA/pdf/TRBA-250.pdf?__blob=publicationFile&v=3

10

Antworten zu den Kontrollfragen

Uwe Hecker, Christoph Schramm, Andreas Tremml, Erik Popp, Wolfgang Springer, Bernd Spengler und Johannes Treutlein

© Springer-Verlag GmbH Deutschland 2018
U. Hecker, C. Schramm (Hrsg.), *Praxis des Intensivtransports*,
https://doi.org/10.1007/978-3-662-54379-5_11

Vielleicht haben Sie, sehr geehrter Leser, nicht nur dieses Buch gelesen, sondern auch bereits an einem Lehrgang zum Thema Intensivtransport teilgenommen. Wir haben uns in diesem Buch bewusst weitgehend an die Vorgaben der DIVI und der BAND im Hinblick auf solche Intensivkurse gehalten und dennoch auch noch andere Themen aufgenommen, die sich in den Vorgaben dieser Kurse nicht finden.

Wir möchten Ihnen mit den nachfolgenden Kontrollfragen daher die Möglichkeit geben, Ihr erworbenes Wissen selbstständig zu reflektieren.

Lösungen zu ▸ Kap. 1: Einführung in den Intensivtransport

Frage 1.1 *Bis wann lassen sich die Spuren des Intensivtransportes in Deutschland zurückverfolgen?*
Bis in die Gründungszeit des SAR-Dienstes 1959.

Frage 1.2 *Wann startete in Deutschland erstmals ein Rettungshubschrauber?*
„Christoph 1" am 1. November 1970, in München durch den ADAC.

Frage 1.3 *Wann fuhr in Deutschland erstmals ein spezieller Rettungswagen für Frühgeborene?*
Im Juni 1974.

Lösungen zu ▸ Abschn. 2.1: Organisation und Einsatztaktik

Frage 2.1 *Welche staatliche Organisationsform hat die BRD?*
Als politische Organisationsform der Bundesrepublik Deutschland ist im Grundgesetz der Föderalismus festgeschrieben.

Frage 2.2 *Nennen Sie 3 Bundesgesetze, die Einfluss auf den Rettungsdienst haben!*
Bürgerliches Gesetzbuch, Strafgesetzbuch, Medizinproduktegesetz.

Frage 2.3 *Für welchen Bereich des Rettungsdienstes gibt es europarechtliche Vorgaben?*

Eine europaweite, einheitliche Regelung für den Rettungsdienst besteht nicht. Lediglich für den Bereich der Luftrettung gibt es bereits europarechtliche Vorgaben, die von den Mitgliedstaaten in nationales Recht umgesetzt worden sind.

Frage 2.4 *Definieren Sie den Begriff „Intensivtransport"!*
Intensivtransport ist die Verlegung intensivpflichtiger Patienten von einer Institution der Erst-, Grund- oder Regelversorgung zu einer weiteren diagnostischen und therapeutischen Versorgung in eine Institution der Schwerpunkt- und/oder Maximalversorgung bzw. eine anderweitig spezialisierte Institution unter Aufrechterhaltung der bereits begonnenen intensivmedizinischen Therapie.

Lösungen zu ▸ Abschn. 2.2: Organisatorische Grundsätze: personelle Faktoren, Kommunikation und Crisis Resource Management (CRM)

Frage 2.5 *Welche Empfehlung gibt die DIVI zur Besetzung eines Transportmittels im Intensivtransport?*
Die Besatzung bei einem Intensivtransport sollte aus einem Notarzt – mit besonderen intensivmedizinischen Kenntnissen (gemäß Empfehlungen der DIVI) und der Zusatzweiterbildung Notfallmedizin/Fachkundenachweis Rettungsdienst – sowie 2 Rettungsassistenten (Notfallsanitäter) mit besonderer intensivmedizinischer Qualifikation bestehen. Ein Rettungsassistent (Notfallsanitäter) ist durch eine Krankenschwester/Krankenpfleger mit besonderen intensivmedizinischen Kenntnissen ersetzbar.

Frage 2.6 *Welche Tätigkeitsbeschreibung regelt das RettAssG in Bezug auf den Intensivtransport?*
Aus dem Rettungsassistentengesetz geht keine Tätigkeitsbeschreibung für den Fachbereich Intensivtransport hervor.

Frage 2.7 *Wann trat das Rettungsassistentengesetz außer Kraft?*
Am 31.12.2014.

Frage 2.8   *Was ist ein Akronym?*

Akronyme sind einfache Schemata oder verkürzte Merksätze, die uns dabei helfen, strukturiert zu arbeiten.

Frage 2.9   *Welche Konsequenz hat das Debriefing auf das Lernen?*

Debriefing bietet uns und unseren Kollegen die Chance, unsere Handlungen selbst zu reflektieren, die Teamarbeit zu bewerten und Fehler und Missverständnisse zu thematisieren. Letztlich bietet Debriefing auch die Chance, das nächste Mal zielgerichteter und kompetenter im Team zu arbeiten.

Debriefing kann ebenfalls genutzt werden, die Personalsituation zu analysieren. Es zählt zu den wichtigsten Lerneffekten.

Frage 2.10   *Aus welchem Bereich wurden viele Strategien zur Patientensicherheit abgeleitet?*

Aus dem Bereich des CRM (Crisis Ressource Management), welches urprünglich in der Luftfahrt entwickelt wurde.

Lösungen zu ▶ Abschn. 2.3: Aspekte der praktischen Abwicklung

Frage 2.11   *Nennen sie die 6 Phasen des Intensivtransports!*

Die 6 Phasen des Intensivtransports sind:
- Phase I: Entscheidung zur Intensivverlegung durch den behandelnden Arzt
- Phase II: Anforderung und Vorbereitung des Transportmittels
- Phase III: Arzt-Arzt-Gespräch
- Phase IV: Übernahme des Patienten in der Quellklinik
- Phase V: Durchführung des Transports
- Phase VI: Übergabe des Patienten in der Zielklinik

Frage 2.12   *Wer trifft die Entscheidung zur Durchführung eines Intensivtransports?*

In der Regel der behandelnde Arzt.

Frage 2.13   *Was ist bezüglich der Mitnahme besonderer medizinischer Geräte zu beachten, sowohl aus logistischer als auch aus personeller Sicht?*

- Die energetische Versorgung muss sichergestellt sein.
- Die Geräte müssen sicher befestigt werden können.
- Es muss mindestens eine eingewiesene Person den Transport begleiten.

Frage 2.14   *Wie könnte ein Intensivtransport dokumentiert werden?*

Mittels eines DIVI-Protokolls.

Frage 2.15   *Welche Maßnahmen sind nach Wechsel des Beatmungsgerätes am Patienten durchzuführen?*
- Auskultation,
- Kapnometrie,
- Blutgasanalyse.

Frage 2.16   *Beschreiben Sie die Vorteile eines innerklinischen Transportteams!*

Die Komplikationsrate ist deutlich geringer. Des Weiteren wird die personelle Besetzung der Intensivstation nicht geschwächt, und die Patientenversorgung ist sichergestellt. Ein weiterer Vorteil ist die Tatsache, dass die Mitarbeiter im Transportdienst auch Kenntnis über die Vorbereitungen bei speziellen Untersuchungen (z. B. MRT, PET-CT) haben, welche nicht alltäglich sind.

Frage 2.17   *Durch welche Personen wird beim innerklinischen Transport ein Patient der Stufe II transportiert?*

Zwei Pflegepersonen (davon mindestens eine mit AN-/Intensiv-Fachpflege-Weiterbildung).

Frage 2.18   *In welche zwei Maßnahmenbereiche lässt sich ein Intensivtransport einteilen?*
- Organisatorische Maßnahmen und
- medizinische Maßnahmen.

Lösungen zu ▶ Kap. 3: Anforderungen und Vorbereitung der Intensivtransportmittel; ▶ Abschn. 3.1: Definitionen – Empfehlungen – Vorschriften

Frage 3.1   *Welche Fahrzeugtypen unterscheidet die DIN EN 1789?*

Nach DIN EN 1789 gibt es folgende Fahrzeugtypen:

- **A1** – Patient Transport Ambulance (für einen Patienten): Krankentransportwagen,
- **A2** – Patient Transport Ambulance (für einen oder mehrere Patienten): Krankentransportwagen,
- **B** – Emergency Ambulance: Mehrzweckfahrzeug/Notfallkrankenwagen,
- **C** – Mobile Intensive Care Unit: Rettungswagen.

Frage 3.2   *Welche Fahrzeuge kommen hiervon für den Intensivtransport in Frage?*

Typ B (Emergency Ambulance) und Typ C (Mobile Intensiv Care Unit).

Frage 3.3   *Welche Ausstattungsmerkmale unterscheiden den Fahrzeug Typ B vom Fahrzeugtyp C?*

Die medizinische Ausstattung lehnt sich an die des Typs B an und wird ergänzt durch: externen Herzschrittmacher, erweiterte tragbare Notfallausrüstung (u. a. mit Infusionen und Zubehör, Intubationsbesteck, Medikamenten, Beatmungsbeutel und Zubehör), Thoraxdrainage, Perikardpunktionssatz, ZVK, PEEP-Ventil, automatisches Beatmungsgerät, Spritzenpumpe.

Frage 3.4   *Wie ist in der Praxis mit dem Problem der Gewichtszuladung umzugehen?*

In der Praxis es zeigt sich, dass die Fahrzeuge deutliche höhere Gewichtsreserven mitbringen müssen als dies vorgeschrieben ist. Dies erscheint bei den Fahrzeugen in der 3,5-t-Klasse schwierig. Fahrzeugen in der 4,6-t-Klasse ist daher der Vorzug zu geben ist, zumal sie auch unter extremer Beladung aufgrund ihrer Zwillingsbereifung ein stabileres Fahrverhalten aufweisen. Es empfiehlt sich deshalb, die Fahrzeuge mit „Patient" und maximaler Ausstattung und Besatzung einmal zu wiegen, bevor sie regulär im Intensivtransport eingesetzt werden!

Lösungen zu ► Abschn. 3.2: Besonderheiten

Frage 3.5   *Welche Mindestanforderungen sind an einen ITW zu stellen?*

Die Anforderungen sind in der DIN-Norm für Intensivtransportwagen (ITW) DIN 75076:2012 geregelt, welche auf der DIN EN 1789 Typ C aufbaut, da die dort vorgehaltenen Geräte als sog. Back-up-Systeme zur Verfügung stehen müssen.

Frage 3.6   *Welche auffallendste Änderung ist beim Fahrzeugtyp Baby-Notarztwagen vorgenommen worden?*

Auffallendste Änderung in der Fahrzeugkonzeption ist, dass die Halterung für den Inkubator quer zu Fahrtrichtung eingebaut ist. Hierdurch soll vermieden werden, dass die Stöße der Hinterachse sich direkt auf den Tragetisch und somit auch auf das Kind übertragen.

Frage 3.7   *Welche Faktoren machen einen Bettentransporter/Schwerlastrettungswagen für den Intensivtransport interessant?*

Aufgrund ihrer hohen Beladekapazität sind solche Fahrzeuge auch im Bereich Intensivtransport interessant, gerade dann, wenn die Platz- oder Zuladungsverhältnisse der anderen eingesetzten Fahrzeuge nicht ausreichen.

Frage 3.8   *Nennen Sie drei wesentliche Ausstattungsmerkmale des ITW im Vergleich zum Fahrzeug des Typs C DIN 1789!*

- Die Intensivtrage (Intensivtransportsystem) muss eine Traglast von mindestens 260 kg haben (150 kg Patientengewicht plus 110 kg medizinische Ausstattung).
- Der ITW muss über eine geeignete Beladehilfe (z. B. Ladebordwand) für die Intensivtrage verfügen.
- Das Monitoring (Wert- und Kurvendarstellung) von 12-Kanal-EKG, SpO2, etCO2, 2-Kanäle IBP, NIBP, Temperatur.
- Mobiles Blutgasanalysegerät (BGA Gerät).
- 6 Spritzenpumpen.
- Zweites, transportables Absauggerät (Backup) gemäß DIN EN ISO 10079-1.
- Die mechanische Festigkeit für Medizingeräte muss in Analogie zur EN 1789 eingehalten werden.
- Stationäre Sauerstoffversorgung: mindestens 4.000 l.

- Mobile Sauerstoffversorgung: mindestens 800 l.
- Kompressorkühlfach im ITW.

Lösungen zu ▶ Abschn. 3.3: Transporttrauma

Frage 3.9 *Welche Faktoren kommen als Ursache für ein Transporttrauma in Frage?*
Ursachen für ein Transporttrauma:
- inadäquate Transportbedingungen,
- Missgeschicke,
- Transportstress,
- Spontanverlauf der Erkrankung.

Frage 3.10 *Welche Voraussetzungen erfordert ein sach- und fachgerechter Transport?*
Eine gewissenhafte Planung, für die – neben einem umfassenden Problembewusstsein – die Kenntnis über die Möglichkeiten des Rettungsdienstes und die Bedürfnisse des Patienten unabdingbare Voraussetzung ist.

Frage 3.11 *Nennen Sie die häufigsten Missgeschicke im Rahmen eines Intensivtransports!*
Häufigste Missgeschicke sind:
- Diskonnektion, Dislokation und Abknicken von Beatmungsschläuchen, Zuleitungen, Sonden und Drainagen,
- Fehlbedienung von medizinischen Geräten, insbesondere dann, wenn diese nur selten für besondere Fälle angewendet werden, z. B. Spritzenpumpen,
- lückenhafte Überwachung – „das EKG machen wir im Auto wieder dran …" –, zu großzügig oder falsch gewählte Alarmgrenzen,
- unterlassene Sicherung von Patient, Personal und Equipment,
- fehlendes Reservematerial wie Handbeatmungsbeutel, Notfallmedikamente, -koffer und Defibrillator, insbesondere beim Transport von oder zur Intensivstation.

Frage 3.12 *Wie können Sie bei Ausfall der nachfolgenden Überwachungsoptionen reagieren, um ein Minimal-Monitoring aufrechtzuerhalten und Fehler zu vermeiden?*

Möglichkeiten beim Ausfall von Überwachungsoptionen:
- Ausfall des EKG: sofortige manuelle Pulskontrolle.
- Ausfall der arteriellen Blutdrucküberwachung: manuelle Blutdruckmessung.
- Ausfall der Kapnometrie: erneute auskultatorische Lagekontrolle des Tubus, ggf. direkte Laryngoskopie.

Lösungen zu ▶ Abschn. 3.4: Lagerung und Sicherung des Patienten

Frage 3.13 *Welche Lagerungen können problemlos im Intensivtransport zur Anwendung kommen?*
Die im Rettungsdienst üblichen Fahrtragen erlauben eine Vielzahl von Lagerungen des Patienten. Meist handelt es sich hier um Oberkörperhochlagerungen in verschiedenen Winkeln (oder stufenlos) sowie um Stufenlagerungen der unteren Extremitäten. Ergänzend können 30°-Seitenlagerungen zur Anwendung kommen, da sie i. d. R. die Anwendung von Sicherheitsgurten noch problemlos erlauben. Diese Position dient der Dekubitusprophylaxe und der Atemtherapie.

Frage 3.14 *Bei welchen Lagerungsarten ist mit Problemen zu rechnen?*
Problematisch dagegen sind Seitenlagerungen von 90° und die Bauchlagerung. Sie erlauben nur schwer eine Sicherung des Patienten, daher sollten sie aufgrund geringer Interventionsmöglichkeiten nur bei speziellen Indikationen Anwendung finden.

Frage 3.15 *Wie erfolgt die Sicherung eines Patienten, wenn dieser in seinem Bett transportiert wird?*
Zunächst muss das Intensivbett mit einer entsprechenden Vorrichtung am Fahrzeugboden fixiert werden. Grundsätzlich erfolgt der Transport entgegen der Fahrtrichtung! Als Mindestsicherheitsstandard für den Bettentransport im ITW sollte der Einsatz des Bauch- und Schultergurtsystems gelten. Darüber hinaus stehen Gurte für die Extremitäten zur

Verfügung. Zusätzlich sollte das Kopfteil des Patientenbettes in erhöhter Position sein, um im Falle eines plötzlichen Bremsmanövers einer Verletzung des Kopfes vorzubeugen.

Frage 3.16   *Was ist beim Transport von Kindern zu beachten?*

Für den Transport von Kindern, die nicht mehr in einem Inkubator transportiert werden können, empfiehlt sich unbedingt der Einsatz eines Kinderrückhaltesystems.

Lösungen zu ▶ Kap. 4: Luftgestützter Intensivtransport, ▶ Abschn. 4.1: Standorte und Statistik

Frage 4.1   *Wie viele Luftrettungszentren gab es 2017 in Deutschland?*

82 Luftrettungszentren, davon 55 vorwiegend als Basis eines Rettungshubschraubers und 16 vorwiegend als Basis eines Intensivtransporthubschraubers und 11 als Dual-Use Standort.

Frage 4.2   *Wie viel Prozent aller Luftrettungseinsätze waren im Jahr 2016 Intensivtransporte?*

24 %, davon 20 % bei Tag und 4 % bei Nacht.

Frage 4.3   *Wie viele Intensivtransporte werden durchschnittlich täglich in Deutschland geflogen?*

Täglich werden in Deutschland im Durchschnitt etwa 40 Intensivtransporte geflogen.

Lösungen zu ▶ Abschn. 4.3: Team

Frage 4.4   *Wie ist die Reichweite eines H 135?*

607 km.

Frage 4.5   *Wie unterscheiden sich Rettungshubschrauber von Intensivtransporthubschraubern?*

Zusätzlich zu den Ausstattungsmerkmalen eines Rettungshubschraubers ist beim Intensivtransporthubschrauber meist Folgendes verfügbar oder kann aufgrund des größeren Platzangebots integriert werden:

- höherer Sauerstoffvorrat von bis zu 6000 l, Druckluft,
- zusätzliche Spritzenpumpen,
- intraaortale Gegenpulsation (IABP),

- extrakorporale Membranoxygenierung (ECMO),
- Herz-Lungen-Maschine (HLM),
- Beatmung mit Stickstoffmonoxid (NO-Beatmung).

Frage 4.6   *Welche Aufgaben kommen einem TC HEMS zu?*

Als Cockpitassistent übernimmt der TC HEMS u. a. den Funksprechverkehr mit den Rettungsleitstellen, bedient das Navigationssystem, beobachtet den Luftraum und spricht den Piloten bei der Landung ein. Als Rettungsassistent übernimmt er u. a. zusammen mit dem Arzt die Patientenversorgung, überwacht die medizinischen Einrichtungen an Bord, dokumentiert Patientendaten für die Abrechnung und sorgt für die Einhaltung von Hygienerichtlinien. Bei Bergungen aus den verschiedenen Gefahrenbereichen wie alpinen Gebieten oder Industrieanalgen übernimmt der TC HEMS die Steuerung der Taue und die Peilung bei Verschütteten.

Lösungen zu ▶ Abschn. 4.4: Praktische Durchführung eines luftgestützten Intensivtransports

Frage 4.7   *Welche besonderen Gesichtspunkte sind beim Arzt-Arzt-Gespräch zu beachten?*

Wichtige Gesichtspunkte des Arzt-Arzt-Gesprächs:
- Indikation des Transports,
- Gewicht (Gewichtsbeschränkung je nach Außentemperatur, Höhe der Landeplätze, Tankfüllung, Leistungsdaten des Hubschraubermusters),

Infektionsstatus (multiresistente Keime?),
- kardiopulmonale Stabilität/Beatmungsparameter,
- Zugangswege (z. B. arterielle Druckmessung),
- Zielklinik und Station, Telefonnummer des Ansprechpartners in der Zielklinik,
- gewünschte Vorbereitungen für den Lufttransport.

Frage 4.8 *Was ist bei der Mitnahme spezieller Geräte (IABP, ECMO, HLM) zu beachten?*

Besondere Geräte wie IABP, HLM und ECMO sind häufig nicht für einen längeren Betrieb ohne Netzanschluss ausgelegt, sodass ein voller Akku vonnöten ist und die Geräte während des Flugs am 220-V-Inverter betrieben werden. Bei der IABP ist auf einen ausreichenden Heliumvorrat zu achten.

Frage 4.9 *Wer übernimmt die Dokumentation des Fluges, wer die Abrechnung und wer die Eingabe der medizinischen Daten?*

Der Pilot dokumentiert den Flug in vorgeschriebener Weise, während TC HEMS und Arzt die Abrechnungsdaten und die medizinischen Daten in das EDV-System eingeben.

Lösungen zu ▶ Kap. 5: Airway- und Beatmungsmanagement, ▶ Abschn. 5.1

Frage 5.1 *Beschreiben Sie die Klassifikation nach Cormack und Lehane!*

Bei der Cormack-Klassifikation wird die Sichtbarkeit von Stimmbändern, hinterer Kommissur und Epiglottis unter direkter Laryngoskopie beurteilt. Diese wird in 4 Grade eingeteilt:
- I: gesamte Stimmritze einsehbar,
- II: Stimmritze teilweise einsehbar (hintere Kommissur),
- III: Stimmritze nicht einsehbar, nur Epiglottis (Kehldeckel) sichtbar,
- IV: auch Epiglottis nicht einsehbar, nur harter Gaumen sichtbar.

Frage 5.2 *Definieren Sie die schwierige Atemwegsfreihaltung und nennen Sie die 5 möglichen Ursachen hierfür!*

Die Definitionen beziehen sich auf klinische Situationen, in denen gut ausgebildete, in alternativen Methoden geschulte anästhesiologische Fachärzte zum Einsatz kommen. Als schwierig gilt die Atemwegsfreihaltung, wenn die gewählte Technik aktuell nicht gelingt. Als Ursachen kommen die schwierige Gesichtsmaskenbeatmung, die schwierige pharyngeale Atemwegsfreihaltung, die schwierige Laryngoskopie, die schwierige tracheale Intubation und die misslungene Intubation infrage.

Frage 5.3 *Nennen Sie die 3 Möglichkeiten der Koniotomie!*

Die Koniotomie ist in 3 Versionen anwendbar:
- perkutan mit einer 2-mm-Kanüle zur Sauerstoffinsufflation bzw. Jetventilation,
- mit einer 4-mm-Kanüle,
- als chirurgische Technik für die Insertion eines Tubus der Größe 6,0 (ID 6 mm).

Frage 5.4 *Nennen Sie 4 alternative Intubationsmethoden!*

Alternative Intubationsmethoden:
- alternative Laryngoskope,
- Intubationslarynxmaske und andere pharyngeale Instrumente zur Intubation,
- Instrumentarium für die fiberoptische Intubation,
- Intubationstracheoskop (Notrohr),
- blinde Intubation,
- digitale Intubation,
- Transillumination (Trachlight).

Frage 5.5 *Nennen Sie Hinweise auf einen erschwerten pharyngealen Atemweg!*

Hinweise auf einen erschwerten pharyngealen Atemweg:
- Mundöffnung (= Distanz zwischen den Schneidezähnen) von 2 cm und weniger,
- Trauma, Narben, Tumoren, lokale Entzündungen von Pharynx und Larynx.

Lösungen zu ▶ Abschn. 5.2: Beatmung des Erwachsenen

Frage 5.6 *Nennen Sie Indikationen zur nichtinvasiven Beatmung (CPAP)!*

Indikationen zur nichtinvasiven Beatmung (CPAP) sind:
- Schlafapnoesyndrom (ambulanter Pflegebereich),
- exazerbierte chronisch obstruktive Lungenerkrankung (COPD),
- akutes kardiogenes Lungenödem,

— akute respiratorische Insuffizienz bei
immunsupprimierten Patienten,
— Entwöhnung vom Respirator bei Patienten
mit COPD.

Frage 5.7 *Welche Komplikationen können beim
endotrachealen Absaugen auftreten?*

Mögliche Komplikationen beim endotra-
chealen Absaugen:
— Blutungen,
— Atelektasenbildung,
— hämodynamische Veränderungen,
— psychischer Stress,
— Verlegung des Tubuslumens durch zähes
Sekret und Borken.

Frage 5.8 *Beschreiben Sie die Durchführung
und das Ziel eines Recruitment-Manövers!*

Die Durchführung eines Recruitment-
Manövers ist eine Ultima-ratio-Maßnahme
mit dem Ziel, eine Wiedereröffnung kollabierter Lungenabschnitte (Atelektasen) zu erreichen und diese anschließend offen zu halten
(„open the lung, and keep the lung open").
Unter akuten, lebensbedrohlichen Hypoxiebedingungen sollte ein Versuch der Wiedereröffnung unternommen werden.

Hierbei kommen im druckkontrollierten
Beatmungsmodus kurzfristig (3–5 Atemzüge)
hohe Inspirationsdrücke (ca. 40–60 mbar)
zum Einsatz. Wichtig ist dabei, dass das inspiratorische Druckplateau den alveolären Öffnungsdruck überschreitet und somit die
kollabierten Abschnitte wiedereröffnet. Im
unmittelbaren Anschluss an die Rekrutierung,
muss – um ein erneutes Kollabieren der Lungenbezirke zu verhindern – ein ausreichend
hoher PEEP (15–25 mbar), dessen Wert oberhalb des Alveolarverschlussdrucks liegt, eingestellt werden.

**Lösungen zu ▸ Abschn. 5.3: Atemwegsma-
nagement bei Kindern**

Frage 5.9 *Wo befindet sich bei Kindern im
Bereich der Atemwege die engste Stelle, und welche Konsequenz hat dies?*

Die engste Stelle im Bereich des Kehlkopfs
und der Luftröhre befindet sich bei Kindern
unterhalb der Stimmbänder im Bereich des
Ringknorpels.

Daher kann bei Kindern unter 6 Jahren
ein Tubus ohne Cuff verwendet werden. In
den letzten Jahren zeigt sich jedoch ein Trend
zur Verwendung von gecufften Tuben ab
einem Alter von etwa 1 Jahr, insbesondere bei
Notfallintubationen von nicht nüchternen
Kindern.

**Lösungen zu ▸ Abschn. 5.3: Atemwegsma-
nagement bei Kindern**

Frage 5.10 *Welche physiologischen Besonderheiten weisen Früh- und Neugeborene im Hinblick auf Sauerstoffverbrauch und -reserven auf?*

Der Sauerstoffverbrauch bezogen auf das
Körpergewicht ist bei Frühgeborenen (8–20 ml/
kg/min) und Termingeborenen (6–8 ml/kg/
min) viel höher als der des Erwachsenen (etwa
3 ml/kg/min). Zusätzlich befinden sich bei
einem Atemstillstand nur geringe Sauerstoffreserven in der Lunge. Dadurch kommt es in
niedrigen Altersklassen bei unzureichender
Ventilation im Vergleich zu Erwachsenen viel
schneller zu einer gefährlichen Hypoxie und
Bradykardie.

Frage 5.11 *Ergänzen Sie die Tabelle (▸ **Tab. 5.8**)!*
Siehe ▢ **Tab. 11.1**.

▢ **Tab. 11.1** Größen verschiedener Absaugkatheter mit Angabe der Endotrachealtuben, in
die sie passen

Absaugka-theter (Größe in Charrière)	Farbe des Ansatzstücks	Tubus ID von-bis (in mm)
6	Hellblau	2,5–3,0
8	Dunkelblau	3,5–4,5
10	Schwarz	5,0–7,0
12–14	Weiß/grün	7,5–8,0

11

Frage 5.12 *Beschreiben Sie die nasale Intubation beim Kind!*

Bei der nasalen Intubation wird der Tubus ohne Widerstand durch das Nasenloch geschoben, bis er im Rachen zu liegen kommt. Zur Erleichterung der Nasenpassage kann in den Tubus ein Absaugkatheter eingeführt werden, der als Leitschiene dient. Wenn der Tubus im Rachenraum liegt, ist unter manuellem Verschluss des Mundes und des anderen Nasenlochs eine Beatmung über den Tubus möglich.

Das Einführen in die Trachea gelingt dann mit einer Magill-Zange. Mit ihr wird die Tubusspitze gefasst und vorsichtig zum Kehlkopfeingang dirigiert. Das Einführen des Tubus erfolgt dann meist durch „Eindrehen", indem die rechte Hand den Tubus an der Nasenspitze fasst und unter vorsichtigem Vorschub in die Trachea dreht.

Kindertuben weisen am distalen Ende meist eine Markierung auf (z. B. etwa 2 cm lange Schwarzfärbung), die gerade so in der Luftröhre verschwinden soll. Diese Tubustiefe ab dem Naseneingang wird markiert oder notiert und der Tubus gut fixiert. Auf jeden Fall muss die richtige Lage wiederholt durch Auskultation überprüft werden.

Frage 5.13 *Ergänzen Sie die Berechnung zur richtigen Tubusgröße!*

Berechnung der Tubusgröße:

$$\text{Tubus-ID ohne Cuff: } 4,5 + \frac{\text{Alter in Jahren}}{4}$$

$$\text{Tubus-ID mit Cuff: } 3,5 + \frac{\text{Alter in Jahren}}{4}$$

Lösungen zu ▶ Abschn. 5.4: Beatmung bei Kindern

Frage 5.14 *Nennen Sie 3 Indikationen, die die Tracheotomie eines Kindes notwendig werden lassen?*

Dazu gehören unter anderem die Notwendigkeit zum regelmäßigen endotrachealen Absaugen, chronisch fortschreitende neuromuskuläre Erkrankungen und Erkrankungen des Larynx.

Frage 5.15 *Wie erfolgt die respiratorische Überwachung eines Kindes? Nennen Sie mindestens 4 Beispiele!*

Verfahren zur respiratorischen Überwachung des Kindes:
- Überprüfung des Hautkolorits (rosig – zyanotisch),
- Atemmechanik (sehr elastischer Thorax bis zum Kleinkindalter, deshalb führt eine vermehrte Atemanstrengung zu Einziehungen am Brustkorb),
- Fluss des Luftstroms bei Spontanatmung (hörbare Verlegung der Atemwege durch Zunge, Sekret, Fremdkörper, Schleimhautschwellung der oberen Atemwege; während des Transports aufgrund der Umgebungsgeräusche nicht erhebbar),
- Atemfrequenz (klinische Beurteilung, abgeleitet vom EKG-Signal oder von der CO_2-Kurve),
- Sauerstoffsättigung (Zielwert 90–96 % bei einem Gestationsalter von weniger als 44 Wochen, sonst bis 100 %, beachte auch die Vorwerte auf der verlegenden Station!),
- Kapnographie (Zielwert 35–40 mmHg oder 4,5–5,0 Vol.-%., bei Frühgeborenen und Neugeborenen physiologisch etwas niedriger, bei zu niedrigen Werten unter anderem an Hyperventilation, Undichtigkeit des Tubus, Kreislaufversagen und Lungenembolie, bei zu hohen Werten an Hypoventilation, unzureichende Narkose denken!),
- Herzfrequenz (ein akuter Abfall der Herzfrequenz unter die altersgerechten Grenzwerte ist sehr häufig durch eine Hypoxie bedingt).

Frage 5.16 *Welche Parameter sind in Hinblick auf die Beatmung vor einem Transport unbedingt zu erfragen?*

Für den Transport sind folgende Parameter zu erfragen:
- Beatmungsmodus (z. B. Pressure Controlled Ventilation),
- inspiratorische Sauerstofffraktion F_iO_2 (z. B. 0,4),
- Beatmungsdrücke inkl. PEEP (z. B. 13 und 4 cmH_2O),
- Beatmungszeiten inkl. Atemfrequenz, Inspirations-Exspirations-Verhältnis oder

Inspirations- und Exspirationszeit (z. B. 40/min, I:E=1:2 oder I-Zeit 0,5 s, E-Zeit 1,0 s),

— Atemzugvolumen oder Atemminutenvolumen (z. B. 28 ml oder 1,12 l/min),

— erreichte Sauerstoffsättigung und letzte Blutgasanalyse.

Frage 5.17 *Welche Punkte überprüfen Sie im Rahmen eines Beatmungsproblems?*

Folgende Schritte sollten bei der Behebung eines respiratorischen Notfalls unternommen werden:

— Als Erstmaßnahme: Erhöhung der inspiratorischen Sauerstoffkonzentration auf 100 %, manuelle Beatmung mit dem Beutel und Auskultation, wenn verfügbar, Beobachtung der Kapnographie,

— Überprüfung der korrekten Tubuslage und ggf. Korrektur,

— Überprüfung des Beatmungsgeräts und dessen Einstellungen,

— Überprüfung der Sauerstoffversorgung,

— bei Verdacht auf Sekretverhalt endotracheales Absaugen,

— Überprüfung der Pulsoxymetrie (diese zeigt oft bei unzureichendem Kontakt Phantasiewerte an, aber: Eine tiefe Sauerstoffsättigung gilt nicht als Artefakt, bis das Gegenteil bewiesen ist!).

Frage 5.18 *Welches Equipment müssen Sie auch beim Transport eines spontan atmenden Kindes vorhalten?*

Bei Transporten mit spontan atmenden Patienten muss stets das adäquate Intubationszubehör mitgeführt werden, da jederzeit mit einer akuten respiratorischen Verschlechterung zu rechnen ist.

Lösungen zu ▶ Kap. 6: Intensivmedizinische Besonderheiten, ▶ Abschn. 6.1: Transportrespiratoren

Frage 6.1 *Welcher energetischen Antriebe stehen für Transportrespiratoren zur Verfügung?*

Für den Antrieb ist Druckgas (meist Sauerstoff) sowie eine Elektrik notwendig, deren Funktion durch Mikroprozessortechnik gesteuert wird.

Frage 6.2 *Wo finden Sie weitere Informationen über die Geräte?*

In der Gebrauchsanleitung und den technischen Sicherheitsblättern.

Lösungen zu ▶ Abschn. 6.2: Intensivrespiratoren

Frage 6.3 *Welche energetische Versorgung muss für den Betrieb von Intensivrespiratoren vorhanden sein?*

Für Intensivbeatmungsgeräte ist ein 220-Volt-Bordnetz (Spannungswandler) erforderlich. Darüber hinaus benötigen sie – um exakte O_2-Konzentrationen liefern zu können – sowohl Druckluft als auch Sauerstoff.

Frage 6.4 *Welches Überwachungsinstrument überprüft die korrekte Tubuslage und darüber hinaus die metabolische Stabilität?*

Die integrierte CO_2-Überwachung dient der Überprüfung der korrekten Intubation sowie der metabolischen Stabilität.

Lösungen zu ▶ Abschn. 6.3: Transportmonitore

Frage 6.5 *Welche Parameter sollte ein Transportmonitor darstellen können?*

Alle Vitalfunktionen des Patienten sollten überwacht werden können. Hierzu zählen EKG, S_pO_2, NIBP, ABP und $etCO_2$.

Frage 6.6 *Welche wesentlichen Merkmale unterscheiden Transportmonitoren von „Bettmonitoren"?*

Das Vorhandensein eines Defibrillators.

Lösungen zu ▶ Abschn. 6.4: Spezielle Monitoringverfahren

Frage 6.7 *Welchen Parameter erhebt das CNAP-Messverfahren?*

Durch CNAP ist es möglich, den Blutdruck des Patienten nichtinvasiv kontinuierlich und mit der gleichen Genauigkeit und Sensibilität zu messen, wie dies auch bei der invasiven Druckmessung geschieht.

Frage 6.8 *Wodurch unterscheidet sich die Masimo-Rainbow-Technologie von der Standardpulsoxymetrie?*

Die Masimo-Rainbow-Technologie nutzt mehr als 7 Wellenlängen und liefert damit zahlreiche zusätzliche Informationen in Echtzeit, was in Notfällen oder im Intensivtransport eine ausschlaggebende Entscheidungshilfe sein kann. Die größte Bedeutung kommt dabei der Messung des Kohlenmonoxids zu.

Lösungen zu ▶ Abschn. 6.5: Spritzenpumpen

Frage 6.9 *Mit welcher Genauigkeit arbeiten moderne Spritzenpumpen?*

Präzisionsspritzenpumpen arbeiten im Förderbereich von 0,1–200,0 ml/h mit einer Genauigkeit der eingestellten Förderrate von ±2 %.

Frage 6.10 *Zum überlappenden Spritzenwechsel: Wieso müssen die Vitalparameter besonders beobachtet werden, und was ist hierfür zwingend erforderlich?*

Einige Patienten reagieren selbst bei kurzzeitiger Therapieunterbrechung sehr sensibel. In diesen Fällen wird ein überlappender Spritzenwechsel nötig. Hierzu legt man die neue Spritze ein und lässt sie anlaufen, während die alte Spritzenpumpe ausgeschlichen wird. Die Vitalparameter müssen besonders beobachtet werden, um den Zeitpunkt des Wirkungseintritts des Medikaments der neuen Spritze nicht zu verpassen und das Medikament nicht in der doppelten Dosierung zu verabreichen. Es empfiehlt sich die ausreichende Mitnahme von Reservespritzenpumpen.

Lösungen zu ▶ Abschn. 6.6: Blutgasanalysegeräte

Frage 6.11 *Welche Laborparameter können Sie mit einer einfachen BGA auswerten?*

pH, pCO_2, pO_2, HCO_3^-, BE, Laktat.

Frage 6.12 *Wieso sollte für die Probenentnahme ein heparinisiertes Röhrchen Verwendung finden?*

Blut gerinnt sofort, wenn es auf körperfremde Oberflächen trifft, daher sollte die Entnahme mit heparinisierten Röhrchen durchgeführt werden.

Lösungen zu ▶ Abschn. 6.7: Intraaortale Ballonpumpe (IABP)

Frage 6.13 *Wofür steht „IABP"?*

Intraaortale Ballonpumpe.

Frage 6.14 *Nennen Sie 4 Trigger-Möglichkeiten der IABP!*

EKG-Trigger, Drucktrigger, interner Trigger, Pacer V/AV, Pacer A.

Frage 6.15 *Welche Kreislaufeffekte ergeben sich durch die IABP?*

Der wesentliche Effekt der intraaortalen Ballongegenpulsation besteht darin, dass die myokardiale Sauerstoffversorgung erhöht und der myokardiale Sauerstoffverbrauch gesenkt wird:

- Das Aufblasen der IABP in der Diastole erhöht den Blutfluss in der oberen Körperhälfte und verbessert dadurch die Koronar- und Gehirnperfusion. Somit wird eine Erhöhung des myokardialen Sauerstoffangebotes erreicht.
- Das aktive Entleeren der IABP verringert den enddiastolischen Aortendruck und reduziert so die Arbeitsbelastung im linken Herzen. Durch diese „Arbeitsverringerung" wird auch eine Senkung des myokardialen O_2-Bedarfs erreicht. Das Herzzeitvolumen wird um bis zu 40 % erhöht.

Lösungen zu ▶ Abschn. 6.8: Mechanische Reanimationshilfen

Frage 6.16 *Welchen Vorteil bietet der Einsatz dieser Reanimationsgeräte für das Personal?*

Die verbesserte Sicherheit des Rettungsdienstpersonals, da das Personal während der Benutzung automatischer Geräte angeschnallt bleiben kann.

Lösungen zu ▶ Abschn. 6.9: ECMO und pECLA

Frage 6.17 *Ab welcher Altersklasse kann eine ECMO zur Anwendung kommen?*

Ab dem Neugeborenenalter.

Frage 6.18 *Welche Indikation begründet die ECMO-Anlage?*

Sie wird angewendet bei Patienten, deren Lungen schwer geschädigt sind (ARDS) und den Gasaustausch nicht mehr im erforderlichen Maß ermöglichen können.

Frage 6.19 *Wodurch unterscheidet sich die ECMO von einer pECLA?*

Beim pECLA („pumpless extracorporal lung assist") handelt es sich um ein arteriovenöses Bypasssystem ohne Pumpaggregat. Hier ist lediglich der mittlere arterielle Druck des Patienten (MAP) für die Blutströmung durch das Gasaustauschmodul verantwortlich.

Lösung zu ▶ Abschn. 6.10: Mobile Herz-Lungen-Maschinen

Frage 6.20 *Wie erfolgt der Antrieb von mobilen Herz-Lungen-Maschinen?*
Per Stromversorgung.

Lösung zu ▶ Abschn. 6.11: Umgang mit Blutprodukten

Frage 6.21 *Welche Informationen gehen aus dem Konservenbegleitschein hervor?*
Aus dem Begleitschein gehen hervor:
- Daten des Empfängers (Nachname, Vorname, Geburtsdatum),
- anfordernde Stelle (z. B. Intensivstation, OP etc.),
- Art des Blutprodukts (EKs, FFPs, TKs etc.),
- Blutgruppe mit Rhesus- und Kell-Status,
- Konservennummer,
- Haltbarkeitsdatum,
- Gültigkeit der Kreuzprobe.

Frage 6.22 *Welcher Test ist vor Ersttransfusion durchzuführen, und was geht aus ihm hervor?*
Ein Bedside-Test muss vor der Ersttransfusion durchgeführt werden. Anhand der Präzipitation (Gerinnselbildung) kann die Blutgruppe zugeordnet werden.

Frage 6.23 *Ein Erythrozytenkonzentrat welcher Blutgruppe kann im lebensbedrohlichen Notfall ohne Kreuzprobe transfundiert werden?*
Die Blutgruppe 0.

Lösungen zu ▶ Kap. 7: Spezielle pflegerische Aspekte im Intensivtransport, ▶ Abschn. 7.1: Beeinflussende Faktoren

Frage 7.1 *Welche Rolle spielen pflegerische Maßnahmen im Bereich der Anästhesie und Intensivpflege?*

Im Bereich der Anästhesie- und Intensivpflege spielen pflegerische Maßnahmen eine wesentliche Rolle für die Erhaltung der Gesundheit und die Verhütung von weiteren Krankheiten und Komplikationen.

Frage 7.2 *Welche Faktoren beeinflussen die Pflege während des Intensivtransportes?*
Bestimmende Faktoren sind:
- Anzahl der Patienten,
- Personal,
- Zeit der Transportdauer,
- materielle und räumliche Möglichkeiten.

Frage 7.3 *Welche Pflegemodelle kennen Sie?*
- Modell der „Aktivitäten des täglichen Lebens" (ATL);
- Modell der „basalen Stimulation".

Frage 7.4 *Welche Patienten profitieren von der basalen Stimulation?*
Zu den typischen Patienten, welche von der basalen Stimulation profitieren, zählen solche mit Schädel-Hirn-Trauma, Hemiplegie, Koma oder apallischem Syndrom (Wachkoma).

Frage 7.5 *Woher stammt das Konzept der basalen Stimulation ursprünglich?*
Aus dem Bereich der Sonderpädagogik.

Lösungen zu ▶ Abschn. 7.2: Aktivitäten des täglichen Lebens

Frage 7.6 *Was sind die ATL?*
Die Aktivitäten des täglichen Lebens (ATL) stellen ein ganzheitliches Pflegemodell dar, welches u. a. in der Alten- und Krankenpflege Anwendung findet. Dabei werden sowohl die Netzwerke berücksichtigt, in denen wir Menschen uns befinden, als auch die Regelkreise und Grundbedürfnisse, welche uns eine Struktur geben und Orientierung anbieten. Die ATL zeigen aber auch die für unsere Arbeit wichtigen Einschränkungen auf, welche ein Intensivpatient erfährt.

Frage 7.7 *Wer etablierte die Aktivitäten des täglichen Lebens im deutschsprachigen Raum?*
    Liliane Juchli.

Lösungen zu ▶ Abschn. 7.2.1: Wach sein und schlafen

Frage 7.8 *Welche Maßnahmen sollten getroffen werden, um die Stressreaktionen des Patienten während des Transportes so gering wie möglich zu halten?*
    Maßnahmen zur Minimierung von Stressreaktionen beim Patienten:
    Alle Geräte (auch Backup-Systeme) müssen vor Transportbeginn auf einwandfreie Funktion, ausreichende Akkukapazität und ausreichende Gasversorgung geprüft werden!
    Der Patient wird über alle durchzuführenden Maßnahmen informiert!
    ▬ Laufende Spritzenpumpen müssen über eine ausreichende Medikamentenreserve verfügen (ggf. vor Transport neue Spritze einlegen).
    ▬ Die Lagerung des Patienten sollte so erfolgen, dass dieser so bequem wie möglich liegt, aber auch so lange wie nötig – der Indikation entsprechend – in dieser Lage verbleiben kann.
    ▬ Spezielle Maßnahmen, wie z. B. das Umlagern eines Tubus, sollten vor Transportbeginn auf der Station gesehen.
    ▬ Erforderlich ist das Anheben der Trage an Schwellen, wie sie sich in Bereichen von Aufzügen, Brandschutztüren oder Fußabtretern in Eingangsbereichen befinden.

Frage 7.9 *Nennen Sie ein Score-System, das zur Beurteilung des Wachheitszustandes dient!*
    Richmond Agitation and Sedation Scale (RASS).

Frage 7.10 *Ergänzen Sie den RASS-Score in der Tabelle (▶ Tab. 7.2)!*
    Siehe ◘ Tab. 11.2.

Frage 7.11 *Welche weiteren (außer denen im Text genannten) Faktoren nehmen Ihrer Meinung nach Einfluss auf den Schlaf-Wach-Rhythmus eines Patienten?*

◘ **Tab. 11.2** Beurteilung des Wachheitszustandes des Patienten anhand des Richmond Agitation Sedation Scale (RASS)

Punkte	Bewertung	Sedierungsgrad
+4	Streitlustig	Offene Streitlust, gewalttätig, Gefahr für das Personal
+3	Sehr agitiert	Zieht oder entfernt Schläuche oder Katheter; aggressiv
+2	Agitiert	Häufige ungezielte Bewegungen, atmet gegen den Respirator
+1	Unruhig	Ängstlich, aber Bewegungen nicht aggressiv oder lebhaft
0	Aufmerksam und ruhig	
−1	Schläfrig	Nicht ganz aufmerksam, aber erwacht anhaltend durch Stimme (>10 sec)
−2	Leichte Sedierung	Erwacht kurz mit Augenkontakt durch Stimme (<10 sec)
−3	Mäßige Sedierung	Bewegung oder Augenöffnung durch Stimme (aber keinen Augenkontakt)
−4	Tiefe Sedierung	Keine Reaktion auf Stimme, aber Bewegung oder Augenöffnung durch körperlichen Reiz
−5	Nicht erweckbar	Keine Reaktion auf Stimme oder körperlichen Reiz

Faktoren, die Einfluss nehmen auf den Schlaf-Wach-Rhythmus eines Patienten:

- Operationen,
- Lagerungsmaßnahmen,
- Durchführen pflegerischer Verordnungen,
- Alarme von Monitoren,
- Geräuschkulisse.

Lösungen zu ▶ Abschn. 7.2.2: Sich waschen und kleiden

Frage 7.12 *Nennen Sie zwei Beispiele zur Durchführung einer „kleinen Pflegerunde"!*
- Intimtoilette,
- Mund-Gesicht-Hände-Pflege.

Frage 7.13 *Welche Probleme kann eine nasal gelegte Magensonde verursachen?*
Sekretabflussstörung, Begünstigung einer Sinusitis.

Frage 7.14 *Wieso sollten Kanistersysteme zur Wasserversorgung in Fahrzeugen nicht zur Anwendung kommen?*
Darauf sollte grundsätzlich verzichtet werden, da sich eine Trinkwasserqualität (mit max. 100 Kolonien bildenden Einheiten/ ml) nicht erreichen lässt.

Frage 7.15 *Welche Produkte stehen zur Mundpflege zur Verfügung?*
Neben handelsüblichen Mundpflegelösungen (z. B. Chlorhexamed oder Lysterine) können im Intensivtransport auch einfach Wasser, NaCl 0,9 % oder Getränke des Patienten zur Anwendung kommen.

Frage 7.16 *Begründen Sie die Wischrichtung bei der Durchführung der Intimtoilette!*
Die Wischrichtung bei der Intimtoilette sollte in Richtung Anus erfolgen, um Harnwegsinfektionen zu vermeiden. Häufigste Ursache für Harnwegs- und Blasenentzündungen sind aufsteigende Bakterien des Verdauungstrakts. Frauen sollte immer von vaginal nach anal gewaschen und abgetrocknet werden.

Lösungen zu ▶ Abschn. 7.2.3: Essen und Trinken

Frage 7.17 *Erklären Sie den Begriff der Nüchternheit eines Intensivpatienten!*
Der Begriff Nüchternheit kann beim Intensivpatienten keinesfalls mit der präoperativen Nahrungskarenz gleichgesetzt werden. Er beschreibt bestenfalls den Zeitpunkt der letzten Nahrungszufuhr über den Gastrointestinaltrakt.

Frage 7.18 *Welche Formen der Ernährung kennen Sie?*
Formen der Ernährung:
- enterale Ernährung über den Magen-Darm-Trakt,
- parenterale Ernährung unter Umgehung des Magen-Darm-Traktes,
- kombinierte Ernährung.

Frage 7.19 *Die Adaption welchen Medikamentes ist bei Veränderungen in der Ernährung notwendig?*
Insulin.

Frage 7.20 *Welche Maßnahmen empfehlen sich vor der Durchführung einer nichtinvasiven Beatmung bzw. Intubation?*
Bei Patienten mit einer liegenden Magensonde oder PEG ist diese im Falle der Intubation oder nichtinvasiven Beatmung zuvor abzusaugen, um das Aspirationsrisiko zu minimieren. Ebenso empfiehlt sich die Verabreichung von Natriumcitrat zur Neutralisierung der Magensäure.

Lösungen zu ▶ Abschn. 7.2.4: Ausscheiden

Frage 7.21 *Welche Drainagesysteme kennen Sie?*
Drainagesysteme:
- transurethrale Katheter,
- suprapubische Katheter,
- Thoraxdrainagen,
- Magensonden,
- Hirndrucksonden,
- Stomata,
- spezielle Wunddrainagen (Vakuumsysteme).

Frage 7.22 *Beschreiben Sie die Wirkweise des Wasserschlossprinzips!*

Das Wasserschlossprinzip beruht auf einem Drei-Flaschen-System. Dabei werden die Flaschen fortlaufend vom Patienten ausgehend nummeriert.

Die Sekretsammelflasche wird demzufolge als „Flasche 1" bezeichnet und steht am dichtesten beim Patienten. Die Drainage erfolgt über ein gekürztes Schlauchstück in die Flasche, welches direkt mit der Drainage verbunden wird. Hierbei ist auf feste Konnektion der Verbindungsstücke zu achten.

Die zweite Flasche ist die Wasserverschlussflasche. Sie dient als Wasserschloss und wirkt wie ein Einwegventil: Sie ermöglicht der Luft während der Inspiration, den Pleuraspalt zu verlassen, verhindert jedoch gleichzeitig, dass diese wieder dahin zurückströmt. Dadurch wird der Unterdruck beibehalten. Um die Funktion zu gewährleisten, muss der Drainageschlauch mindestens 2–3 cm ins Wasser hineinreichen.

Die dritte Flasche ist die Saugkontrollflasche. Sie dient als Sicherheitsvorrichtung und reguliert den Saugdruck auf den Pleuraspalt, ungeachtet der Einstellung an der Saugquelle. Die Flasche enthält Wasser und ein Saugrohr.

Frage 7.23 *Welche Gefahr ist im Umgang mit einer externen Ventrikeldrainage zu beachten?*

Externe Ventrikeldrainagen stellen eine direkte Verbindung zum Liquorraum dar. Gefahren sind dabei das versehentliche Leerlaufen-lassen, ein enormes Infektionsrisiko sowie die versehentliche Applikation von Medikamenten in den Dreiwegehahn. Dieser ist daher besonders zu kennzeichnen.

Frage 7.24 *Nennen Sie die Indikationen zur Anlage eines Enterostomas!*

Die Ursachen und Indikationen zur Anlage eines Stomas sind in der zugrundeliegenden Erkrankung zu suchen; diese sind:
- Karzinome des Abdomens (72 %),
- entzündliche Darmerkrankungen wie Morbus Crohn, Colitis ulcerosa oder Divertikulitis (21 %),
- Komplikationen im Rahmen anderer abdomineller Operationen, Fehlbildungen

des Darmes bei Neugeborenen sowie Unfälle (7 %).

Lösungen zu ▶ Abschn. 7.2.5: Körpertemperatur regeln

Frage 7.25 *Über welches Organ erfolgt die Temperaturregulation?*

Hypothalamus.

Frage 7.26 *Welche Patienten benötigen im Intensivtransport eine besondere Temperaturüberwachung?*

Besondere Temperaturüberwachung benötigen:
- Neugeborene; sie sind noch nicht in der Lage, durch Kältezittern Wärme zu erzeugen und müssen daher zwingend in einem Transportinkubator transportiert werden,
- Babys, wenn diese nicht in einem speziellen Inkubator transportiert werden,
- Kleinkinder und Kinder,
- Verbrennungspatienten,
- Patienten mit großen Hautdefekten anderer Genese (durch Säuren, Laugen),
- unterkühlte Patienten (Ertrinkungsunfälle, Lawinenopfer),
- Patienten unter therapeutischer Hypothermie,
- geriatrische Patienten mit reduziertem Ernährungszustand (Kachexie),
- postoperative Patienten, da hier neben weiteren Faktoren allein eine Körpertemperatur <35 °C zu erheblichen Gerinnungsstörungen führen kann.

Frage 7.27 *Wie beeinflusst die Temperatur die Wirkung von Katecholaminen?*

In der Hypothermie ist die Anprechbarkeit der adrenergen Rezeptoren vermindert. Dies verursacht eine Wirkungsabschwächung von endogenen und exogen zugeführten Katecholaminen mit möglichen negativen Folgen für den Kreislauf.

Frage 7.28 *Welche Auswirkungen hat die Temperatur auf die Gerinnung?*

Da enzymatische Reaktionen temperaturabhängig verlaufen, bedingt ein Temperaturabfall eine Verlangsamung der Gerinnungsaktivierung. Dies kommt bei Temperaturen unter 35 °C zum Tragen. Unter 33 °C ist die Aktivität der Gerinnungsfaktoren um die Hälfte reduziert.

Frage 7.29 *Welche Maßnahmen eignen sich zum Wärmeerhalt?*

Maßnahmen, die dem Wärmeerhalt des Patienten dienen:

- Fahrzeug vorheizen (ggf. Heizung und Standheizung),
- Fahrzeugtüren und Fenster beim Abholen des Patienten geschlossen halten,
- Verwendung von Gold/Silber-Rettungsdecken, wobei die silberne Seite zum Patienten zeigen soll,
- Patienten mit Fahrzeugdecke/Bettdecke zudecken,
- Verwendung vorgewärmter Infusionslösungen,
- Benutzung von Atemgasfiltern am Tubus.

Lösungen zu ▶ Abschn. 7.2.6: Kommunizieren

Frage 7.30 *Welche Umstände des Intensivpatienten beeinträchtigen die Kommunikation?*

Umstände, welche die Kommunikation beeinträchtigen:

- sprachliche Barrieren,
- Veränderungen des Bewusstseins,
- Einschränkungen der Stimmbildung aufgrund neurologischer Erkrankungen oder invasiver Beatmungsmaßnahmen,
- psychische Störungen.

Frage 7.31 *Nennen Sie Beispiele für eine nonverbale Kommunikation!*

- Aufschreiben lassen,
- Augenblinzeln,
- Initialberührung.

Frage 7.32 *Was ist hinsichtlich der Kommunikation mit Kindern zu beachten?*

Kinder sollten geduzt werden – hier empfiehlt es sich, sich ebenfalls mit Vornamen vorzustellen – bei jugendlichen Patienten sollte gefragt werden, wie es ihnen am liebsten ist. In beiden Fällen sind, sofern anwesend, die Eltern miteinzubeziehen.

Lösungen zu ▶ Kap. 8: Ausgewählte Krankheitsbilder und deren Komplikationsmanagement, ▶ Abschn. 8.1: Patienten mit Schädel-Hirn-Trauma oder Polytrauma

Frage 8.1 *Welche Konstellationen können zur Aufnahme des Traumapatienten in eine Klinik niedrigerer Versorgungsstufe und somit zum Sekundärtransport führen?*

Es können folgende Konstellationen auftreten:

- Selbsteinlieferung – „Load-and-go" – durch den Rettungsdienst oder Fehleinschätzung durch den Notarzt vor Ort,
- nach Entscheidung des Notarztes vor Ort zur klinischen Erstversorgung und Stabilisierung – insbesondere bei langen Transportstrecken – Verlegung in ein Traumazentrum bei Nacht,
- im ersten klinischen Intervall (Schockraumphase) zusätzlich aufgetretene oder weitere diagnostizierte Verletzungen,
- im intensivtherapeutischen Verlauf auftretende Komplikationen wie Sepsis etc.,
- planbare Verlegung nach Abschluss der Akutphase in eine unter intensivmedizinischen Bedingungen geführte Rehabilitation.

Frage 8.2 *Welche Kriterien bzw. Prioritäten gelten beim Intensivtransport von Traumapatienten?*

Der traumatologische Notfall unterliegt in der Akutphase des Intensivtransports den gleichen Kriterien wie denen in der präklinischen Notfallmedizin. Die Prioritäten zeigt ▶ Tab. 11.3.

Lösungen zu ▶ Abschn. 8.2: Akutes Koronarsyndrom

☐ **Tab. 11.3** Traumatologische Notfall – ABCDE-Schema

A	„airway maintenance with cervical spine protection" Atemwegssicherung mit Schutz der HWS
B	„breathing and ventilation" Sicherung einer ausreichenden Ventilation
C	„circulation with haemorrhage control" Schockbehandlung und Blutungskontrolle
D	„disability" Orientierende neurologische Statuserhebung
E	„exposure/enviromental control" Entkleidung und Hypothermieschutz

Frage 8.3 *Wie hoch ist der Anteil an Koronarpatienten im Intensivtransport?*

Der Anteil am Gesamtkollektiv aller Intensivtransporte beträgt bis zu 35 %.

Frage 8.4 *Die Kenntnis welcher Laborparameter ist sinnvoll bei akutem Koronarsyndrom?*

Im Labor zeigt sich der Anstieg folgender Enzyme:

— kardiales Troponin T (cTnT) nach 3 h,
— Kreatinkinase (CK), Kreatinkinase Muskel-Hirn-Typ (CK-MB) und Aspartat-Aminotransferase (ASAT, auch als GOT bezeichnet) nach 4–8 h,
— Laktatdehydrogenase (LDH) nach 6–12 h.

Frage 8.5 *Nennen Sie 4 Verfahren zur Reperfusion bei myokardialer Ischämie!*

— Reperfusionstherapie (Lyse),
— PTCA,
— IABP,
— Koronarchirurgie.

Lösungen zu ▶ Abschn. 8.3: Maligne Herzrhythmusstörungen

Frage 8.6 *Wie können Herzrhythmusstörungen eingeteilt werden?*

— Nach der Frequenz (tachykard/bradykard) oder
— nach dem Entstehungsort (supraventrikulär/ventrikulär).

☐ **Tab. 11.4** Einteilung der Aortendissektionen

Typ			
	DeBakey I	DeBakey II	DeBakey III
	Stanford A		Stanford B
	Proximal		Distal

Frage 8.7 Nennen Sie 3 Ursachen, die zu Betriebsstörungen von Schrittmacheraggregaten bzw. ICDs führen können.

— Batterieerschöpfung,
— Elektrodenbruch,
— Störungen der Geräteelektronik.

Frage 8.8 *Welche Störungen können die Beurteilung des EKG auf dem Transport erschweren?*

Fahrbahnunebenheiten (Artefakte), Störungen durch Spannungsfelder, wie z. B. beim Überqueren von Eisenbahnbrücken, Bahnübergängen etc., Fehllage eines zentralen Venenkatheters.

Lösungen zu ▶ Abschn. 8.4: Aneurysmen und Dissektionen der Aorta

Frage 8.9 *Welche Einteilung der Aortendissektionen kennen Sie?*

Die Einteilung der Aortendissektionen zeigt ☐ **Tab. 11.4**.

Frage 8.10 *Welche weiterführende Diagnostik kommt bei der Aortendissektion in der Klinik in Frage?*

— Transösophageale Echokardiographie (TEE),
— Kontrast-CT,
— Magnetresonanztomographie (MRT).

Frage 8.11 *Welche „Maßnahme" hat im Bereich des Komplikationsmanagements bei der Aortendissektion Priorität?*

Der rasche und schonende Transport steht im Vordergrund. Die Ruptur einer Dissektion oder eines Aneurysmas ist unter präklinischen Voraussetzungen in der Regel nicht zu beherrschen. Nur eine rasche operative Versorgung kann den Patienten retten.

Lösungen zu ▶ Abschn. 8.5: Lungenembolie

Frage 8.12 Nennen Sie 6 Ursachen, die zu einer Lungenembolie führen können
Ursachen einer Lungenembolie:

- Embolus,
- Luft (Verletzung zentraler Venen, Caisson-Krankheit),
- Tumorfragmente,
- Fruchtwasser,
- Knochenmark, Fett (traumatisch, Frakturen langer Röhrenknochen),
- septische Embolien.

Frage 8.13 *In welchem Lebensalter liegt der Häufigkeitsgipfel der Lungenembolie?*
Sie kann in jedem Lebensalter auftreten, der Häufigkeitsgipfel liegt jedoch um das 70. Lebensjahr herum.

Frage 8.14 *Welche absoluten oder relativen Kontraindikationen gelten für die Lysetherapie?*

- Absolute Kontraindikationen der Lyse:
  - aktive Blutung,
  - kürzlich stattgefundene intrazerebrale Blutungen;
- Relative Kontraindikationen der Lyse:
  - OP in den letzten 10 Tagen,
  - Apoplex innerhalb der letzten 2 Monate,
  - gastrointestinale Blutung in den letzten 10 Tagen,
  - schweres Trauma in den letzten 15 Tagen,
  - arterieller Hypertonus (systolisch >180 mm Hg oder diastolisch >110 mm Hg).

Frage 8.15 *Was muss bei der Abwägung einer Lysetherapie bedacht werden, wenn Kontraindikationen dagegen bestehen?*
Der Blutungskomplikation bei bereits eingeleiteter Lysetherapie stehen die Ausweitung der Lungenembolie und die Zunahme des Schweregrades gegenüber. Beide spielen für den Patienten eine nicht zu unterschätzende Rolle und können im Extremfall einen letalen Ausgang nehmen. Kommt es auf einem Transport zu Blutungen, bestehen außerklinisch kaum Möglichkeiten, diese zu limitieren. Hingegen besteht bei Patienten mit einer oder mehrerer Kontraindikationen für eine Lysetherapie die Gefahr, dass sich die Lungenembolie in zunehmendem Maße manifestiert und ausweitet.

Lösungen zu ▸ Abschn. 8.6: ARDS (Acute Respiratory Distress Syndrome)

Frage 8.16 *Nennen Sie 4 mögliche Erkrankungen eines Intensivpatienten, die ein Versagen des respiratorischen Systems zur Folge haben können!*
Etwa 75 % der Erkrankungen werden den Ursachen Polytrauma, Pneumonie, Sepsis und Aspiration zugeschrieben.

Frage 8.17 *Nennen Sie die 4 Kriterien des ARDS nach den Berlin-Kriterien von 2011!*
Die Kriterien für das ARDS sind:

- Timing: Auftreten innerhalb einer Woche.
- Radiologie: Beidseitige Infiltrate im Röntgen-Thorax oder in der Computertomographie.
- Ursache: Respiratorisches Versagen ist nicht erklärt durch Herzversagen oder Hypervolämie.
- Oxygenierung: Bei einem positiven endexspiratorischen Druck von >5 cm H2O:
  - mildes ARDS: Horovitz-Quotient 201–300 mm Hg,
  - moderates ARDS: Horovitz-Quotient 100–200 mm Hg,
  - schweres ARDS: Horovitz-Quotient <100 mm Hg.

Frage 8.18 *Nennen Sie jeweils 3 Beispiele für eine direkte und indirekte Lungenschädigung!*
Beispiele für eine Lungenschädigung:

- Direkte Lungenschädigung:
  - Aspiration von Salz-/Süßwasser („Beinaheertrinken") oder Magensaft,
  - Inhalation toxischer Gase (z. B. Rauchgas),
  - Inhalation von hyperbarem Sauerstoff.
- Indirekte Lungenschädigung:
  - Massentransfusion,
  - akute Pankreatitis,
  - Medikamente,
  - Verbrennungen,
  - Schock („Schocklunge").

Frage 8.19 *Nennen Sie die 3 Phasen, die im Verlauf des ARDS auftreten können!*
- Exsudative Phase,
- frühe proliferative Phase,
- späte proliferative Phase.

Frage 8.20 *Welche spezielle Therapie steht für das ARDS zur Verfügung?*

Eine kausale Therapie steht für das ARDS nicht zur Verfügung. Vielmehr gibt es Behandlungsstrategien, die sich positiv auf den Verlauf des ARDS auswirken. Die wichtigsten sind:
- Beatmung und alternative Verfahren: Ein lungenprotektives Beatmungsverfahren wird für die Behandlung des ARDS empfohlen. Dabei erfolgt die Beatmung mit einem Tidalvolumen von 6 ml/kg bezogen auf das ideale Körpergewicht. Dies kann zwar mit einer Hyperkapnie einhergehen, der dann aber mit einer erhöhten Atemfrequenz bis 30/min entgegengewirkt wird.
- Das optimale PEEP-Niveau kann entweder anhand von Messparametern wie der Druck-Volumen-Kurve oder aus einer validierten Tabelle mittels der inspiratorischen Sauerstoffkonzentration $FiO2$ abgeschätzt werden.
- Spontanatmung unter Anwendung moderner Beatmungsverfahren (APRV, BiPAP).
- Bauchlagerung und/oder Rotation.
- Ggf. Inhalation von Stickstoffmonoxid (iNO).
- Ggf. extrakorporale Membranoxygenierung (ECMO).
- Optimierung des Herzzeitvolumens (HZV).
- Gezielte Antibiotikatherapie bei Infektionen.
- Glucocorticoide in der Spätphase.
- Enterale Spezialdiät.

Lösungen zu ▶ Abschn. 8.7: Der schwerbrandverletzte Patient

Frage 8.21 *Bei welchen Indikationen sollten die Patienten grundsätzlich in einem Zentrum aufgenommen werden?*

Folgende Patienten sollten in einem Zentrum aufgenommen werden:
- Patienten mit zweit- und drittgradigen Verbrennungen von mehr als 10 % Körperoberfläche,
- Kinder und alte Patienten mit Verbrennungen von mehr als 10 % Körperoberfläche,
- Verbrennungen im Gesicht, an Händen, an den Füßen und im Genital,
- Inhalationsschäden,
- Verbrennungen durch Strom,
- chemische Schäden der Haut,
- Patienten mit Zusatzverletzungen,
- bewusstlose Brandverletzte.

Frage 8.22 *Welche Faktoren beeinflussen die Verbrennungskrankheit?*

Faktoren, die die Verbrennungskrankheit beeinflussen:
- Verbrennungsbezirk,
- Verbrennungsgrad,
- Lebensalter,
- Begleitverletzungen/-erkrankungen.

Frage 8.23 *Nennen Sie die Anzeichen eines Hypermetabolismus!*

Anzeichen des Hypermetabolismus:
- Tachykardie,
- gesteigerte Ventilation,
- vermehrter O_2-Verbrauch,
- Fieber,
- Gewichtsabnahme.

Frage 8.24 *Welche Besonderheiten gelten hinsichtlich der Fixierung von Zugängen, Sonden und Tubus?*

Die sichere Fixierung von Sonden und Kathetern gestaltet sich aufgrund der geschädigten Haut häufig schwierig. Tubus und Magensonde können bei Gesichtsverbrennungen nicht geklebt, sondern müssen festgebunden werden, intravenöse Katheter (ZVK, Venenverweilkanüle) und arterielle Zugänge müssen häufig angenäht werden, um eine sichere Fixierung zu gewährleisten. EKG-Elektroden können bei Verbrennungen im Bereich des Thorax nicht dort geklebt werden, sondern dies muss an anderer Stelle erfolgen, was sich wiederum auf die Ableitung auswirkt.

Lösungen zu ▶ Kap. 9: Besondere Patientengruppen im Intensivtransport, ▶ Abschn. 9.1: Früh- und Neugeborene als Intensivpatienten

Frage 9.1   *Nennen Sie häufige Indikationen für den Intensivtransport Neu- und Frühgeborener!*

Primärtransporte kommen infolge einer akut lebensbedrohlichen Situation, z. B. einer unerwarteten Frühgeburt in Geburtshäusern, Kreißsälen von Krankenhäusern der Grund- und Regelversorgung oder im Rahmen von Hausgeburten vor. Weiterhin ist bei Früh- und Neugeborenen mit perinataler Asphyxie, Mekoniumaspiration, Atemstörungen und angeborenen Fehlbildungen (z. B. Zwerchfellhernie, Ösophagusatresie, Gastroschisis) häufig eine Verlegungsindikation gegeben.

Sekundärtransporte stellen bei schweren Erkrankungen, wie z. B. Hypoglykämien (häufig Kinder diabetischer Mütter), Neugeboreneninfektionen oder Rhesusinkompatibilitäten eine häufige Einsatzindikation dar. Verlegungen in höher spezialisierte Zentren mit angebundener Kinder- oder Neurochirurgie sind ebenso bei Hydrozephalus, Spina bifida, nekrotisierender Enterokolitis (NEC), Volvolus, Gastroschisis, Omphalocele etc. erforderlich. Hinzu kommen Verlegungen in Schwerpunktzentren für Herz- oder Lungenerkrankungen. Diese erfolgen bei pränatal nicht bekannten angeborenen Herzfehlern oder schweren Lungenerkrankungen.

Frage 9.2   *Stellen Sie stichwortartig den Ablauf eines Neugeborenen-Notfalltransports dar!*

Ablauf eines Notfalltransportes:
- technische Überprüfung der Ausstattung und des medizinischen Zubehörs durch Fachpersonal auf der Intensivstation bei jedem Dienstbeginn,
- Alarmierung des RTW über die RLST durch den Stationskinderarzt,
- Angabe der Station (Übernahme des Teams), Abholort des Kindes (Geburtseinrichtung, peripheres Krankenhaus), Transportart sowie alle für den Transport relevanten Zusatzinformationen,
- Alarmierung des nächsten freien RTW zur Kinderklinik,
- Übernahme des Teams und der Gerätschaften (Transportinkubator, Kindernotfallkoffer) auf der Intensivstation,
- Anfahrt zum Abholort,
- Versorgungsphase des Kindes,
- Übernahme und Transportvorbereitung,
- schonender Rücktransport in die Zielklinik.

Frage 9.3   *Nennen Sie 4 angeborene Herzfehler!*
- Fallot-Tetralogie,
- „double outlet right ventricle" (DORV),
- Transposition der großen Arterien (TGA),
- univentrikuläres Herz,
- Trikuspidalatresie,
- Ebstein-Anomalie,
- Pulmonalatresie,
- Ventrikelseptumdefekt (VSD),
- Vorhofseptumdefekt (ASD),
- Atrioventrikularseptumdefekt AV-Kanal,
- persistierender Ductus arteriosus (PDA),
- Truncus arteriosus communis (je nach Typ),
- totale und partielle Lungenvenenfehlmündung.

Kontrollfragen zu ▶ Abschn. 9.2: Patienten mit kardialen Unterstützungssystemen

Frage 9.4   *Wie können Kunstherzsysteme eingeteilt werden?*
- Einteilung gemäß der technischen Funktion:
  - (pneumatische) Verdrängerpumpen (z. B. BerlinHeart Excor)
  - Axial-, oder Zentrifugalpumpe (z. B. HeartMate II – Fa. ThoraTec, Heartware HVAD, Fa. Heartware.
- Einteilung gemäß der Form der Unterstützung:
  - „left ventricular assist device" (LVAD),
  - „right ventricular assist device" (RVAD),
  - „biventricular assist device" (BIVAD).

Frage 9.5 *Welche Indikationen zur Implantation eines Kunstherzsystems gibt es?*

- Bridge-to-Transplant (BTT) = Überbrückungstherapie, bis ein geeignetes Spenderorgan verfügbar ist.
- Destination-Therapie (DT) = Dauertherapie, wenn eine Transplantation nicht möglich ist oder nicht gewünscht wird.
- Bridge-to-Desicion = Bei unklarer Prognose oder fraglichen neurologischen Ausfällen nach Reanimationen, um Zeit für eine klinische Beurteilung, beispielsweise Entscheidungsfindung, zu haben.
- Bridge-to-Recovery (BTR) = Überbrückungstherapie, wenn ein ausreichendes Erholungspotenzial des Herzens vermutet wird (selten; Beispiel: akute Myokarditis).

Kontrollfragen zu ▶ Abschn. 9.3: Der Patient im Weaning

Frage 9.6 *Definieren Sie den Begriff Weaning!*

Der Begriff „Weaning" bezeichnet die schrittweise Entwöhnung vom Beatmungsgerät, also den Übergang von der Beatmung zur Spontanatmung und Extubation bzw. – im Langzeitverlauf – zur Dekanülierung (Entfernung der Trachealkanüle).

Frage 9.7 *Nennen Sie 3 häufige Indikationen für eine Langzeitbeatmung!*

Die Ursachen einer Langzeitbeatmung sind in der Grunderkrankung des Patienten zu suchen. Besonders häufig sind Patienten mit Polytraumen, Verbrennungen, Hirnblutungen und postoperativ komplikationsbehafteten Krankheitsverläufen anzutreffen. Ebenso nehmen internistische Erkrankungen (nach Reanimationen, Lungenembolien) einen hohen Stellenwert ein.

Frage 9.8 *Welche Weaning-Verfahren gibt es?*

Grundsätzlich werden sowohl das diskontinuierliche Weaning als auch das kontinuierliche Weaning als Konzepte zur Entwöhnung vom Respirator angewandt.

Frage 9.9 *Bezeichnen Sie den richtigen Zeitpunkt für den Beginn des Weanings!*

Auch wenn noch Störungen der Oxygenierung vorliegen können, kann mit der Entwöhnung von der Beatmung begonnen werden. Basis hierfür ist ein p_aO_2 >60 mmHg bei geringem PEEP von 5–8 mbar, ein Atemzeitverhältnis <1:1 (physiologisches I:E = 1:2) und ein F_iO_2 ≤0,4. Während ein p_aO_2 von >60 mmHg als ausreichend angesehen wird, lässt sich ein eindeutiges Kriterium für die Ventilation des spontan atmenden Patienten nicht in gleicher Weise definieren. Die Fähigkeit zur Eigenatmung hängt von vielen Faktoren ab, welche grundsätzlich berücksichtigt werden müssen.

Frage 9.10 *Nennen Sie 4 wichtige Ursachen einer schwierigen Entwöhnung!*

Zu den wichtigsten Ursachen der schwierigen Entwöhnung gehören:

- anhaltendes ventilatorisches Versagen der Atempumpe,
- persistierende schwere Oxygenierungsstörungen,
- anhaltende schwere Herzinsuffizienz,
- psychische Abhängigkeit vom Beatmungsgerät.

Kontrollfragen zu ▶ Abschn. 9.4: Organspender – hirntote und verstorbene Patienten

Frage 9.11 *Welche Bedeutung hat der Hirntod für die Transplantationsmedizin?*

Der Nachweis des Hirntodes als sicheres Todeszeichen ist nicht nur für die Transplantationsmedizin von erheblicher Tragweite, zumal die Hirntätigkeit bekanntlich als eigentlicher Ausdruck des menschlichen Lebens gilt. Mit dem Hirntod und dem Tod ergeben sich ja keineswegs nur Fragen der diagnostischen Sicherheit.

Frage 9.12 *Welche Bedeutung hat der Transport hirntoter Patienten für das Rettungsdienstpersonal?*

Die Bedeutung von Organspendertransporten liegt für das Rettungsdienstpersonal

weniger in der Häufigkeit des Transportaufkommens als vielmehr in der hohen psychischen und emotionalen Belastung, die ein
solcher Transport mit sich bringen kann. Das
Patientenklientel umfasst dabei alle Altersstufen.

Frage 9.13 *Wer kann bei psychischen/emotio-
nalen Belastungen Hilfe leisten?*

Dies ist die Aufgabe von Arbeitgebern, Psychologen und Supervisoren, aber auch jedes
einzelnen Kollegen: dass man nach einem solchen Erlebnis füreinander da ist, das Gespräch
zulässt und auch das gemeinsame Weinen.
Auch Vertreter der Glaubensgemeinschaften
können hier geeignete Ansprechpartner sein.

Kontrollfragen zu ▶ Abschn. 9.5: Hypothermie

Frage 9.14 *Welche Folgen hat eine längere
Zeit einwirkende Hypothermie auf den Patienten?*

Ist die Wärmeabgabe über einen längeren
Zeitraum größer als die Wärmeproduktion,
so ist die Thermoregulation gestört, und
dem Patienten drohen unweigerlich schwere
gesundheitliche Schäden bis hin zum Tod. Bei
lokal einwirkender Kälte kommt es zu Erfrierungen.

Frage 9.15 *Bezeichnen Sie die 3 Grade der
Hypothermie und nennen Sie jeweils ein Beispiel
der klinischen Anwendung!*

Die Grade der Hypothermie fasst
◘ Tab. 11.5 zusammen.

Frage 9.16 *Welche Temperaturmessverfahren
kennen Sie?*
- Axillare Messung,
- sublinguale Messung,
- rektale Messung,
- vesikale Messung,
- Messung mittels Infrarot-Ohrthermometer,
- ösophageale Messung.

Kontrollfragen zu ▶ Abschn. 9.6: Patienten mit Infektionskrankheiten und therapieresistenten Erregern

Frage 9.17 *Welche Ziele verfolgt der Eigenschutz?*

Die Maßnahmen des Eigenschutzes dienen
nicht nur der Hygiene im eigentlichen Sinne,
sondern sind Bestandteil der Arbeitssicherheit,
da Infektionskrankheiten und resistente Erreger eine Gefährdung des Personals darstellen.

Frage 9.18 *Welche Ziele haben die Hygienemaßnahmen im Intensivtransport nosokomial
infizierter Patienten?*

Im Intensivtransport gilt es, durch die Einhaltung der Hygienemaßnahmen die Verbreitung dieser Erreger zu unterbinden, den
Transport nicht zur möglichen Quelle nosokomialer Infektionen werden zu lassen sowie eine
Ansteckung des Personals zu verhindern.

Frage 9.19 *Worauf bezieht sich die Multiresistenz verschiedener Erreger?*

Die Multiresistenz bezieht sich lediglich
auf die Resistenz gegenüber verschiedenen
Antibiotika und beruht auf einer Veränderung

◘ Tab. 11.5 Grade der Hypothermie

Stadium	Körpertemperatur	Klinische Indikationen
Milde Hypothermie	32–35 °C	Gemäß der ILCOR-Leitlinie bei ROSC nach Kammerflimmern 12–24 h bei 32–34 °C, danach Wiedererwärmung um 0,25–0,5 °C/h, Operationen in der Kardiochirurgie
Mittelgradige Hypothermie	28–32 °C	Aortenchirurgie: mit Abklemmen der hirnversorgenden Gefäße der Aorta ascendens bzw. des Aortenbogens
Schwere Hypothermie	Unter 28 °C	16–20 °C: totaler Kreislaufstillstand bei kindlichen herzchirurgischen Interventionen

der Erbinformation oder der Abwehrmaßnahmen des Keims.

Frage 9.20 *Wieviele EHEC-Erkrankungen gibt es in Deutschland seit der Einführung der Meldepflicht 2001?*

Das Robert Koch-Institut hat seit Einführung der Meldepflicht 2001 in Deutschland jährlich zwischen 800 und 1200 EHEC-Erkrankungen registriert.

Lösungen zu ▶ Kap. 10: Hygiene, ▶ Abschn. 10.1: Maßnahmen des Eigenschutzes

Frage 10.1 *Wie ist nach dem Transport vorzugehen: Sollte die Besatzung Hilfe leisten?*

Ereignet sich auf der Rückfahrt ein externer Notfall, so ist außerhalb des Fahrzeuges Hilfe zu leisten und ein anderes Fahrzeug zum Transport anzufordern. Es darf kein Patient transportiert werden!

Frage 10.2 *Wie ist bei Nadelstichverletzungen vorzugehen?*

Vorgehen bei Nadelstichverletzungen:
- Forcierung der Blutung aus der Wunde – soweit möglich – und hautverträgliche Desinfektion,
- bei Blut-/Körperflüssigkeit auf vorgeschädigter oder ekzematöser Haut: Abspülen unter fließendem Wasser und hautverträgliche Desinfektion,
- bei Blut-/Körperflüssigkeit auf intakter Haut: Abspülen unter fließendem Wasser und hautverträgliche Desinfektion,
- bei Blut-/Körperflüssigkeit auf Schleimhäuten: Spülung mit einem schleimhautverträglichen Desinfektionsmittel.

Lösungen zu ▶ Abschn. 10.2: Aufbereitung und Wiederinbetriebnahme des Einsatzfahrzeug

Frage 10.3 *Welche Gefahren drohen beim Umgang mit alkoholischen Desinfektionsmitteln in engen Räumen?*

Alkoholische Desinfektionsmittel sollten keinesfalls als Flächendesinfektionsmittel im Fahrzeug eingesetzt werden, da gerade in geschlossenen Räumen erhöhte Brand- und Explosionsgefahr besteht! Außerdem wirken sie im vernebelten bzw. verdampften Zustand reizend auf Schleimhäute.

Frage 10.4 *Beschreiben Sie die Maßnahmen zur laufenden Desinfektion!*

Zur laufenden Desinfektion zählen:
- Nach Gebrauch von Kabeln, Tragetüchern, Vakuummatratzen etc.: alle Verschmutzungen sofort entfernen.
- Tägliche Aufbereitung des Fahrzeugs bei Dienstende:
  - Trage, Tragestuhl, Betreuerstuhl, Griffe, Schalter,
  - Arbeitsflächen (im RTW),
  - Tragetisch,
  - Griffe, Hebel, Lenkrad etc. im Führerhaus,
  - Fußböden,
  - Mülleimer leeren, Verbrauchsmaterial ersetzen,
  - Fahrzeug waschen.
- Wöchentliche Grundreinigung:
  - einmal alle Flächen und Geräte im Patientenraum,
  - Fenster und Spiegel mit Glasreiniger,
  - Armaturenbrett von Staub befreien.
- Monatliche Routinedesinfektion:
  - alle Oberflächen, Fußböden und Geräte,
  - alle Schubladen, Schränke und Koffer,
  - Einlegen aller Instrumente, Schläuche etc.

Serviceteil

© Springer-Verlag GmbH Deutschland 2018
U. Hecker, C. Schramm (Hrsg.), *Praxis des Intensivtransports*,
https://doi.org/10.1007/978-3-662-54379-5

A Anhang

A1 Kompetenzzentren für Patienten mit besonderen Infektionskrankheiten (Isolierstationen) in alphabetischer Reihenfolge (nach Standort)

- **Berlin**

Medizinische Klinik m. S. Infektiologie
Campus Virchow-Klinikum
Universitätsklinikum Charité
Augustenburger Platz 1
13353 Berlin
Tel.: 030-450-50 (Zentrale) oder -553436
(Intensivstation)
▶ www.charite.de/infektiologie

- **Frankfurt am Main**

Universitätsklinikum
Med. Klinik 2, Abt. f. Infektiologie
Theodor-Stern-Kai 7
60590 Frankfurt am Main
Ärztlicher Dienst:
Tel.: +49 69/6301-4654 oder -5177
Kompetenzzentrum (Amt für Gesundheit Frankfurt):
Tel.: +49 69/441033
Isolierstation:
Tel.: +49 69/6301-83700
▶ www.kgu.de/index.php?id=3120

- **Hamburg**

Bernard-Nocht-Institut für Tropenmedizin
Bernhard-Nocht-Straße 74
20359 Hamburg
Tel.: 040-428181-0 (Zentrale)
▶ www.bni.uni-hamburg.de

- **Leipzig**

Städtisches Krankenhaus St. Georg
Klinik für Infektiologie, Tropenmedizin und Nephrologie
Delitzscher Straße 141
04129 Leipzig
Tel.: 0341-909-0
▶ www.sanktgeorg.de

- **München**

Krankenhaus München Schwabing
Kölner Platz 1
80804 München
Tel.: 089-3068-1 (Zentrale)
▶ www.klinikum-muenchen.de/kliniken-zentren/schwabing/unser-klinikum/

- **Saarbrücken**

Klinikum Saarbrücken
Innere Medizin 1
Winterberg 1
66119 Saarbrücken
Tel.: 0681-963-2525 oder -2316
▶ www.klinikum-saarbruecken.de

- **Stuttgart**

Robert-Bosch-Krankenhaus
Abteilung für Gastroenterologie, Hepatologie und Endokrinologie
Auerbachstraße 110
Tel.: 0711-8101-0 (Zentrale)
▶ www.rbk.de/standorte/robert-bosch-krankenhaus/abteilungen/gastroenterologie-hepatologie-und-endokrinologie/informationen-fuer-patienten-und-angehoerige/pflegestationen/isoliereinheit-fuer-hochkontagioese-patienten.html

- **Würzburg**

Missionsärztliche Klinik gGmbH
Abteilung für Tropenmedizin
Salvatorstraße 7
97067 Würzburg
Tel.: 0931-791-0 (Zentrale)
▶ www.missioklinik.de/tropenmedizin/startseite/

A2 Perfusorenliste Kinder

(■ Tab. 1)

■ Tab. 1	Perfusorenliste Kinder
Medikament	**Darreichungsform/Dosierung**
Alupent Orciprenatinsulfat	6 Amp. Alupent 1 ml/0,5 mg (3 mg) + 44 ml Glukose 5 % Konzentration: 60 µg/ml *Initialdosis:* 0,1 ml/kg/h = 0,1 µg/kg/min
Arterenol Noradrenalin	3 Amp. Arterenol 1 ml/1 mg (3 mg) + 47 ml Glukose 5 % Konzentration: 60 µg/ml *Initialdosis:* 0,1 ml/kg/h = 0,1 µg/kg/min
Brevibloc Esmolol	100 mg Brevibloc (10 ml pur) Konzentration: 10 mg/ml *Initialdosis:* 0,3 ml/kg/h = 50 µg/kg/min
Bronchospasmin Reproterol	10 Amp. Bronchospasmin 1 ml/0,09 mg (10 ml pur) (in 10-ml-Spritze über Ivac-Perfusor) Konzentration: 0,09 mg/ml *Initialdosis:* 0,2 µg/kg/min
Corotrop Milrinon	1 Amp. Corotrop (10 ml/10 mg) + 35 ml Glukose 5 % Konzentration: 222 µg/ml *Initialdosis:* 0,1 ml/kg/h = 0,37 µg/kg/min
Dobutrex Dobutamin	30 ml Dobutrex (150 mg) + 20 ml Glukose 5 % Konzentration: 3 mg/ml = 3000 µg/ml *Initialdosis:* 0,1 ml/kg/h = 5 µg/kg/min
Dopamin Dopamin	12 ml aus Dopamin-Ampullen zu 50 mg/5ml + 38 ml Glukose 5 % Konzentration: 2,4 mg/ml = 2400 µg/ml *Initialdosis:* 0,1 ml/kg/h = 4 µg/kg/min
Minprog Alprostadil	1 Amp. Minprog 1 ml (500 µg) + 9 ml Glukose 5 % Von dieser Mischung 5 ml (250 µg) + 45 ml Glukose 5 % Konzentration: 5 µg/ml *Initialdosis:* 0,6 mg/kg/h = 50 ng/kg/min
Natriumthiosulfat 10 % Natriumthiosulfat	1 Amp. Natriumthiosulfat 10 % (1000 mg) 10 ml pur Konzentration: 100 mg/ml 0,1 ml/h pro 1 ml/h Nipruss (1/10 der Nipruss-Laufgeschwindigkeit)
Nipruss Nitroprussidnatrium	1 Amp. Nipruss 60 mg Trockensubstanz in 4 ml Glukose 5 % lösen; davon 2 ml (30 mg) + 48 ml Glukose 5 % Konzentration: 0,6 mg/ml *Initialdosis:* 0,1 ml/kg/h = 1 µg/kg/min
Suprarenin Adrenalin	3 Amp. Suprarenin 1 ml/1 mg (3 mg) + 47 ml Glukose 5 % Konzentration: 60 µg/ml *Initialdosis:* 0,1 ml/kg/h = 0,1 µg/kg/min

A3 Perfusorenliste Erwachsene

(◘ Tab. 2)

◘ **Tab. 2**   Perfusorenliste Erwachsene

Medikament	Darreichungsform/Dosierung
Adalat Nifedipin	50 ml pur = 5 mg
Arterenol Noradrenalin	10 ml Arterenol (10 mg) + 40 ml NaCl 0,9 %
Alupent Orciprenalinsulfat	30 ml Alupent (15 mg) + 20 ml NaCl 0,9 %
Catapresan Clonidin	10 Amp. Catapresan (1,5 mg) + 40 ml NaCl 0,9 %
Cordarex Amiodaron	6 Amp. Cordarex (900 mg) + 32 ml Glukose 5 %
Corotrop Milrinon	1 Amp. (10 mg) + 40 ml NaCl 0,9 %
Dilzem Diltiazem	4 Amp. Dilzem (100 mg) + 30 ml NaCl 0,9 %
Dobutrex Dobutamin	50 ml pur = 250 mg
Dopamin Dopamin	50 ml pur = 250 mg
Ebrantil Urapidil	4 Amp. Ebrantil (200 mg) + 10 ml NaCl 0,9 %
Euphylin Theophyllin	3 Amp. Euphyllin (600 mg) + 20 ml NaCl 0,9 %
Hydrocortison Hydrocortison	100 mg Hydrocortison in 50 ml Glukose 5 %
Insulin Actrapid	40 IE Insulin in 40 ml NaCl 0,9 %
Isoptin Verapamil	1 Amp. Isoptin (50 mg) + 30 ml NaCl 0,9 %
Kaliumchlorid Kaliumchlorid	50 ml Kaliumchlorid 7,45 %
Lasix Furosemid	2 Amp. Lasix (500 mg) pur
Nitrolingual Glyceroltrinitrat	1 Amp. Nitrolingual (25 mg) + 25 ml NaCl 0,9 %

(Fortsetzung)

◘ Tab. 2 (Fortsetzung)

Medikament	Darreichungsform/Dosierung
Naropin 0,5 % Ropivacain	2 Amp. Naropin (10 mg/ml) + 20 ml NaCl 0,9 %
Natriumthiosulfat 10 % Natriumthiosulfat	2 Amp. Natriusmthiosulfat 10 % (2000 mg) pur
Nipruss Nitroprussidnatrium	1 Amp. Nipruss (60 mg) Trockensubstanz in 50 ml Glukose 5 %
Simdax Levosimendan	1 Amp. Simdax (2,5 mg/ml) auf 50 ml Glukose 5 % nach Schema
Suprarenin Adrenalin	10 ml Suprarenin (10 mg) + 40 ml NaCl 0,9 %
Tracium Atracuriumbesilat	2 Amp. Tracrium (100 mg) + 40 ml NaCl 0,9 %
Xylocain 2 % Lidocain	1 Amp. Xylocain 20 % (5 ml) + 45 ml NaCl 0,9 %

A4 Standortübersicht der Intensivtransportwagen der Bundesrepublik Deutschland

Bundesland	Ort	Betreiber/Klinik	Einsatzzeiten	Telefon	Besonderheiten
Baden-Württemberg[1]	Freiburg	DRK, MHD	Mo.–Fr. 8:00–20:00 h	0711/7007 7777	
	Konstanz	RescueMed GmbH	24 h	0711/7007 7777	Bettentransport möglich
	Mannheim	ASB, DRK, JUH Städt. Klinikum Mannheim	Tgl. 6:00–23:00 h	0711/7007 7777	
	Stuttgart	ASB, DRK, JUH, MHD Katharinenhospital Stuttgart Paracelsus-Krankenhaus Ostfildern-Ruit	Mo.–Fr. 8:00–20:00 h	0711/7007 7777	
	Ulm	ASB Merklingen ASB Ulm DRK Ulm, Universitätsklinikum Ulm Bundeswehrkrankenhaus Ulm	Mo.–Fr. 8:00–20:00 h	0711/7007 7777	
Bayern[2]	Augsburg	BRK Klinikum Ausgburg	Mo.–Fr. 7:00–19:00 h Rufbereitschaft: Mo.–Fr. 19:00–07:00 h Uhr und Fr. 19:00–Mo. 7:00 h		
	Erlangen	BRK Universitätsklinikum Erlangen	24 h		
	München I	ASB Klinikum der Universität München Campus Großhadern			
	München II	ASB			
	Regensburg	ASB Krankenhaus Barmherzige Brüder			
	Würzburg	BRK, JUH Uniklinikum Würzburg			

		Mo.–Fr. 07:00–20:00 h	030/41729800 112	DC Citaro
Berlin[3]	ASB			
Bremen[4]	Berufsfeuerwehr Bremen Krankenhaus St. Joseph Stift	Werktags von 07.00–19.00 h		
Hamburg[5]	Berufsfeuerwehr Hamburg Bundeswehrkrankenhaus			
Hessen[6]				
Darmstadt	ASB, DRK Klinikum Darmstadt	24 h		
Frankfurt a. M.	Berufsfeuerwehr Frankfurt am Main Universitätsklinikum Frankfurt	24 h, nachts in Rufbereit-schaft		
Gießen	Marburger Krankenpflege Team Universitätsklinikum Marburg	24 h		
Marburg	Marburger Krankenpflege Team Universitätsklinikum Marburg	24 h		
Kassel	DRK Klinikum Kassel	24 h	112 oder (0561) 19222	
Mecklenburg-Vorpommern[7]				
Parchim	DRK			
Nieder-sachsen[8]				
Göttingen	Berufsfeuerwehr Göttingen DRK Universitätsklinikum Göttingen (ZARI)	24 h	112 oder 0551/19222	
Hannover	Berufsfeuerwehr Hannover JUH Med. Hochschule Hannover			
Hameln	DRK			
Oldenburg	JUH Klinikum Oldenburg			

(Fortsetzung)

■ (Fortsetzung)

Bundesland	Ort	Betreiber/Klinik	Einsatzzeiten	Telefon	Besonderheiten
Nordrhein-Westfalen	Münster	ASB St. Franziskus-Hospital Münster		0700/19212000	
Rheinland-Pfalz[9]	Kaiserslautern	ASB, DRK Westpfalzklinikum			
	Koblenz	Bundeswehrzentralkrankenhaus	24 h		DC Atego, inkl. 2 (!) Intensivrespiratoren, Ultraschall, Labor und Bronchoskopie
	Ludwigshafen	DRK Berufsgenossenschaftliche Unfallklinik	24 h		Zusätzlich wird ein Schwertransport-RTW (bis 727 kg) bereitgehalten
	Mainz	DRK, MHD Uniklinik Mainz			
	Trier	BF Trier			
Saarland[10]	Saarbrücken	BF Saarbrücken Winterbergkliniken Saarbrücken			Bettentransport möglich
Sachsen				Leitstelle Dresden	
Sachsen-Anhalt[11]	Magdeburg	BF Magdeburg		0180/2338373	
Schleswig-Holstein[12]	Kiel	ASB Universitätsklinikum Schleswig-Holstein Campus Kiel	Montag–Freitag 8:00–18:00 h	0431/19222	
Thüringen[13]	Jena	IVD-Intensivverlegungsdienst Mitteldeutschland gGmbH		01805/607760	
	Nordhausen	IVD-Intensivverlegungsdienst Mitteldeutschland gGmbH		01805/607760	

[1]Quellen: ▶ www.intensivtransport-stuttgart.de, ▶ www.rescuemed-rettungsdienst.com/

[2]Quellen: Fachanalyse zum arztbegleiteten Patiententransport in Bayern, ▶ www.rd-bayern.de/pdf/fachanalysen/fa_arztbegl_patientenr.pdf, ▶ www.brk.de/Schwaben/wir-ueber-uns/intensivtransport/intensivtransport

[3]Quelle: ▶ www.asb-berlin.de/rettungsdienst_berlin_ggmbh/itw.html

[4]Quelle: ▶ www.feuerwehr-bremen.org/index.php?id=340

[5]Quelle: ▶ www.bundeswehrkrankenhaus-hamburg.de/portal/a/hamburg/de/lehre/kooperation/rettung?yw_contentURL=/01DB081000000001/W27A4A7D165INFODE/content.jsp#par2

[6]Quellen: ▶ www.maropictures.com/asb/20100510/content/index.html, ▶ www.rdmh.de/intensivtransport/intensivtransport-in-hessen/intensivtransport-in-hessen.html, ▶ www.rdmh.de/content/Intensivtransport_Giessen_rund_um_die_Uhr.html, ▶ www.drk-kassel.de/rettungsdienst/interhospitaltransfer

[7]Quelle: ▶ www.drk-parchim.de/de/betreuen-helfen/intensivverlegungsdienst/

[8]Quellen: ▶ www.drk-goettingen.de/Rettungsdienst/Fahrzeuge-und-Personal/ITW, ▶ www.johanniter.de/dienstleistungen/im-notfall/personenbefoerderung/intensivtransport/intensivtransport-niedersachsen/standort-oldenburg/print/

[9]Quellen: ▶ www.leitstellen-info.de/nits/NITS_Flyer.pdf,cms.malteser-mainz.de/index.php?id=rettungsdienst, cms.trier.de/stadt-trier/Integrale?-SID=CRAWLER&MODULE=Frontend&ACTION=ViewPage&Page.PK=694

[10]Quellen: ▶ www.rzv-saar.de/rls/itm.php, ▶ www.sadaba.de/GSLT_SRettG.html

[11]Quellen: ▶ www.sachsen-anhalt.de/LPSA/index.php?id=28215, ▶ www.magdeburg.de/media/custom/698_341_1.PDF

[12]Quelle: ▶ www.asb-kiel.org/ITW_Flyer_%20ASB.pdf

[13]Quelle: ▶ www.itw-thueringen.de/

Weiterführende Literatur

Adams HA, Flemming A, Schulze K (Hrsg) (2008) Kursbuch Intensivtransport, 5. Aufl. Lehmanns Media, Berlin

Bender M (2011) CPAP-Therapie im Rettungsdienst – Beatmen ohne Tubus. Rettungs-Magazin 3:73

Brokmann J, Rossaint R (2010) Repetitorium Notfallmedizin, 2. Aufl. Springer, Berlin/Heidelberg/New York

Deutsche Gesellschaft für Anästhesiologie und Intensivmedizin, Berufsverband Deutscher Anästhesisten (2004) Airway Management, Leitlinie der Deutschen Gesellschaft für Anästhesiologie und Intensivmedizin. Entschließungen – Empfehlungen – Vereinbarungen – Leitlinien, 4. Aufl. Anästh Intensivmed 45:302–306

Dönitz S (2010) Neue Farben braucht das Land! – Ein Beitrag zum Fehlermanagement. Rettungsdienst 33:42–45

Ellinger K, Denz C et al (2010) Intensivtransport, 2. Aufl. Deutscher Ärzte-Verlag, Köln

Flake F (2010) Airwaymanagement: Das Airtraq-System. Rettungsdienst 33:36–38

Fresenius M, Heck M (2014) Repetitorium Intensivmedizin, 5. Aufl. Springer, Berlin/Heidelberg/New York

Frömke J (2003) Standardoperationen in der Herzchirurgie. Steinkopff, Darmstadt

Heck M, Fresenius M (2010) Repetitorium Anästhesiologie, 5. Aufl. Springer, Berlin/Heidelberg/New York

Juchli L (1994) Pflege: Praxis und Theorie der Gesundheits- und Krankenpflege, 7. Aufl. Thieme, Stuttgart/New York

Jöhr M (2009) Kinderanästhesie, 7. Aufl. Elsevier/Urban & Fischer, München

Jung W, Andresesen D, Block M et al (2006) Leitlinien zur Implantation von Defibrillatoren. Clin Res Cardiol 95:696–708

Kainz J, Pocivalnik M, Wildner,G et al. (2009) Der Interhospitaltransfer. Das Grazer Modell – 2 Jahre Erfahrung. Notfall Rettungsmed 12:518–522

Koch F, Knipfer E (2003) Klinikleitfaden Intensivpflege, 3. Aufl. Urban & Fischer, München

Koller S. Intensivtransport – Einblick in den bodengebundenen Transport therapie- und intensivpflichtiger Patienten. http://ssl.incentive-med.com/cms/cms/pdf/bibliothek/intensivtransport.pdf

Larsen R, Ziegenfuß T (2013) Beatmung, Grundlagen und Praxis, 5. Aufl. Springer, Berlin/Heidelberg/New York

Larsen R (2017) Anästhesie und Intensivmedizin in der Herz-, Thorax- und Gefäßchirurgie, 9. Aufl. Springer, Berlin/Heidelberg/New York

Madler C, Jauch KW, Werdan K, Siegrist PFG (2005) Das NAW-Buch Akutmedizin in den ersten 24 Stunden, 3. Aufl. Elsevier/Urban & Fischer, München

Meyer VA (2010) Eine mögliche Abgrenzung eines notärztlichen von einem nicht-notärztlichen Rettungseinsatz, und die Formulierung eines wissenschaftlichen Forschungsansatzes als Grundlage für die Ausbildung zum regelkompetenten Rettungsassistenten – auf dem Boden einer EU-weiten Analyse der Rettungsdienstsysteme. Stumpf und Kossendey, Edewecht

Mönc W (1998) Von vorgestern nach übermorgen, 25 Deutsche Rettungsflugwacht e.V. Eine Initiative der Björn Steiger Stiftung e.V. für die Luftrettung. DRF, Filderstadt

Prien T (2009) Empfehlung der DGAI zur farbigen Kennzeichnung von Spritzen. Anästh Intensivmed 5:333–334

Rettberg M von, Thil E, Genzwürker H, Gernoth C, Hinkelbein J (2010) Endotrachealtuben bei Kindern. Publizierte Formeln zur Abschätzung der optimalen Größe. Anästhesist 60:334–342

Roewer N, Thiel H (2010) Taschenatlas der Anästhesie. Thieme, Stuttgart

Schäffler A, Menche N, Bazlen U, Kommerell T (Hrsg) (1997) Pflege heute, 1. Aufl. Urban & Fischer, München/Jena

Schneider T, Wolcke B, Böhmer R (2010) Taschenatlas Notfall und Rettungsmedizin, 4. Aufl. Springer, Heidelberg

Schwab S, Krieger D, Müllges W, Hamann G, Hacke W (1999) Neurologische Intensivmedizin. Springer, Berlin/Heidelberg/New York

Sessler CN, Gosnell MS, Grap MJ, Brophy GM, O'Neal PV, Keane KA, Tesoro EP, Elswick RK (2002) The Richmond Agitation-Sedation Scale: validity and reliability in adult intensive care unit patients. Am J Respir Crit Care Med 166(10):1338–1344

Striebel HW (2009) Anästhesie, Intensivmedizin, Notfallmedizin für Studium und Ausbildung, 7. Aufl. Schattauer, Stuttgart/New York

Struckl D (2010) Interhospitaltransfer – Das Stufenplanmodell Graz. Diplomarbeit zur Erlangung des akademischen Grades Doktor der gesamten Heilkunde (Dr. med. univ.) an der Medizinischen Universität Graz, ausgeführt an der Klin. Abteilung für allgemeine Anästhesie und Intensivmedizin

Thierbach A (2005) Praxisleitfaden Interhospitaltransfer. Stumpf und Kossendey, Edewecht

Ullrich L, Stolecki D et al (2005) Thiemes Intensivpflege und Anästhesie. Thieme, Stuttgart/New York

WHO. The WHO Child Growth Standards. http://www.who.int/childgrowth/standards/en/

Wolf A (2006) Hygieneleitfaden für den Rettungsdienst, 3. Aufl. Stumpf und Kossendey, Edewecht

Stichwortverzeichnis

Ihr Bonus als Käufer dieses Buches

Als Käufer dieses Buches können Sie kostenlos das eBook zum Buch nutzen.
Sie können es dauerhaft in Ihrem persönlichen, digitalen Bücherregal
auf **springer.com** speichern oder auf Ihren PC/Tablet/eReader downloaden.

Gehen Sie bitte wie folgt vor:

1. Gehen Sie zu **springer.com/shop** und suchen Sie das vorliegende Buch
   (am schnellsten über die Eingabe der eISBN).
2. Legen Sie es in den Warenkorb und klicken Sie dann auf:
   zum Einkaufswagen/zur Kasse.
3. Geben Sie den untenstehenden Coupon ein. In der Bestellübersicht wird
   damit das eBook mit 0 Euro ausgewiesen, ist also kostenlos für Sie.
4. Gehen Sie weiter **zur Kasse** und schließen den Vorgang ab.
5. Sie können das eBook nun downloaden und auf einem Gerät Ihrer Wahl lesen.
   Das eBook bleibt dauerhaft in Ihrem digitalen Bücherregal gespeichert.

EBOOK INSIDE

eISBN	978-3-662-54379-5
Ihr persönlicher Coupon	ZxGjJhXY6rdD4a3

Sollte der Coupon fehlen oder nicht funktionieren, senden Sie uns bitte
eine E-Mail mit dem Betreff: **eBook inside** an **customerservice@springer.com**.